HOLISTIC INTEGRATIVE MEDICINE
THEORY & PRACTICE

整合医学
——理论与实践⑦

主　编　樊代明

编　者　（按姓氏笔画排序）

门伟莉　王小波　王　奇

王海鹰　田楠楠　刘运芳

杨志平　海沙尔江·吾守尔

世界图书出版公司

西安北京上海广州

图书在版编目(CIP)数据

整合医学:理论与实践.⑦/樊代明主编. —西安:世
界图书出版西安有限公司,2021.4
ISBN 978 - 7 - 5192 - 8483 - 1

I. ①整… Ⅱ. ①樊… Ⅲ. ①医学—研究 Ⅳ. ①R

中国版本图书馆 CIP 数据核字(2021)第 057383 号

书　　名	**整合医学——理论与实践⑦**
	Zhenghe Yixue　Lilun Yu Shijian
主　　编	樊代明
责任编辑	马可为
装帧设计	新纪元文化传播
出版发行	世界图书出版西安有限公司
地　　址	西安市锦业路1号都市之门 C 座
邮　　编	710065
电　　话	029 - 87214941　029 - 87233647(市场营销部)
	029 - 87234767(总编室)
网　　址	http://www. wpcxa. com
邮　　箱	xast@ wpcxa. com
经　　销	全国各地新华书店
印　　刷	西安雁展印务有限公司
开　　本	787mm × 1092mm　　1/16
印　　张	12.75
字　　数	260 千字
版次印次	2021 年 4 月第 1 版　　2021 年 4 月第 1 次印刷
国际书号	ISBN 978 - 7 - 5192 - 8483 - 1
定　　价	88.00 元

医学投稿　xastyx@163. com ‖ 029 - 87279745　029 - 87284035

☆如有印装错误,请寄回本公司更换☆

  2019 年在西安召开的"中国整合医学大会"的盛况还历历在目，让我们记忆犹新。尽管 2020 年初这场突如其来的新冠肺炎疫情对人类提出了严峻挑战，但英勇的中国人民在党中央和习近平总书记领导下迎难而上，通过艰苦卓绝的战斗，取得了令世人瞩目的胜利，我们的经验正为其他国家所借鉴。

  这场疫情传染之快、传播之广、防治之难、危害之大，令人猝不及防，有人甚至比喻为"第三次世界大战"，此次疫情导致全球经济下滑，多国的社会管理几近停摆，同时也给人类带来深刻的反思。就是这么一个小小的病毒，全世界那么多研究单位拿它无法，全世界那么多药企，推出了很多药品，可一个都无特效，纷纷败下阵来，而疫苗的研究距离真正的成功还有相当长的路要走。除了学界已经列举出的诸多原因之外，我个人认为，可能和人类社会发展到了今天，我们保障健康的工程或者说做法没能迎头跟上有关。比如医学（包括其他科技）的研究和实践分工太细，尽管取得了我们认为了不起的成果，但如不整合起来形成合力，可能会顾此失彼，最终解决不了影响整体健康的问题。这正和社会分工一样，过去我们称司机为师傅，一是车子坏了他会修，二是他熟知所去的地方。现在呢？社会分工到他不会修车，寻找目的地用 GPS 就行了。这样的社会分工细化使人人都成了师傅，但可想而知，如果哪天卫星指挥的 GPS 出现故障，可能会让世界出行的人都找不到回家的路。

  其实医学也和上述所举之例一样，无论是新发突发的传染病，还是现在呈爆发式增长的慢性疾病，涉及的因素很多，因素间的相互关系又很复杂。要解决这样的问题，单个国家或地区的单打独斗将力不从心，单个专业和专家的单打独斗将力不从心，单个技术或方法的单打独斗也将力不从心，甚至单靠医学或医生的单打独斗都将力不从心；我们只有创建整合型的健康服务体系，包括整合型的医学研究体系、医学教育体系、医疗服务体系、医学预防体系和医学管理体系等，才能迎接未来的挑战，才能在实施健康中国伟大战略、呵护人类健康伟大事业中走得更远、走得更快、走得更好。

这一年来，我有过很多思考，也参加过很多次学术讨论，从而写出了几篇有关整合医学的文章，其中反映整合医学研究方法的《医学的反向研究》和反映整合医学未来研究方向的《自然力与医学干预》，着实花了不少工夫。以上文章连同我指导的两个博士后门伟莉和海沙尔江·吾守尔的两篇论文《整合医学教育》和《从整合医学理论看整合药学的发展》，以及《经济参考报》王小波等记者对我的五次采访，汇集成了这本《整合医学——理论与实践⑦》，呈现给同道参考，并请你们不吝批评指正。

樊代明

2020 年 12 月

目录 HOLISTIC INTEGRATIVE MEDICINE
Contents

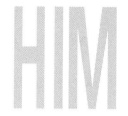

医学的反向研究

◎樊代明

从历史看，现代医学为人类的繁衍和健康做出了不可磨灭、无与伦比的贡献。但是，现代医学研究和实践一味向技术化发展，一味向微观领域深入，由此导致了专业过度分化（Over specialization）、专科过度细化（Over division）和医学知识碎片化（Fragmented knowledge），我们称之为 O_2F_1。O_2F_1 使医学研究技术化的同时，忽略了对人文的重现；O_2F_1 使研究微观化的同时，忽略了对整体的把握。技术化和微观化的医学研究已使医学的初衷和走向出现了偏离，已经引发自身难以解决的难题。为了纠正这种偏离，为了解决这些难题，现代医学首先推出了循证医学，继而推出转化医学，近年又推出精准医学。这些医学模式具有特定的针对性，都有其积极意义，但都是从一个方向或一个角度去纠正偏离、去解决难题。最后结果有可能是从纵偏成了横偏，偏上加偏；一难成了多难，难上加难。要充分认识这个问题，必须先找出现代医学存在的问题。

一、现存问题

1. 基础研究领域的问题

医学基础研究的显著特点是：①研究从宏观不断向微观深入，但微观层面的发现并不能代表整体；②将活体标本拿到体外研究，体外研究结果难以反映体内状况；③使劲在剖析结构上下功夫，但结构研究中的发现不能反映生命功能……这种研究获得的数据很多、结果很多，但对临床诊疗帮助不大。比如在 SCI 刊物发表的海量论文，据统计不到 3% 有使用价值，97% 未见使用价值。有人统计过，10 年前在 *Cell*、*Nature*、*Science* 发表的 101 篇与医学有关的论文，10 年后发现只有 3 篇对医学有用。近 10 年，各种文献报道过 15 万个经基础研究发现的生物靶标，文章发表时都说有潜在应用价值，结果 10 年后被证实有一定价值者不到 50 个。医学本应该以诊疗疾病是否有效为标准，而现在是看谁发了多少论文，看谁的论文被引用得多。开始强调篇数，后来强调点数，即影响因子 Impact Factor。但好多论文是"High Impact Factor, No Impact"，即"高影响因子却没影响"。这种以论文为导向（Paper driven）的医学研究或以论文反映医学发展的研究逐渐与医学的初衷出现了偏离。欧美开始这样做，中国正在这样做，俄罗斯从不这样做，但不能说他们的医疗没水平。

2. 临床实践领域的问题

目前临床实践中主要是专业过度分化和专科过度细划造成的突出问题。医生的知识面窄，只熟悉三级甚至四级亚专科，结果把局部的病灶治好了，但患者却死亡了。据美国、德国、英国及中国 1000 例以上的尸检报告，结果有 25%~35% 临床诊断与之不符合，生前诊断是错的，难说治疗是正确的。治疗不正确，很容易导致医源性死亡。美国 2017 年发布的消息称，对医院里的死因分析显示，第一死因为心脑血管疾病，第二死因为肿瘤，第三死因为医源性死亡，高达 9.5%。中国情况怎样可想而知。2017 年中国患者就诊达 81 亿人次，比 10 年前多了 34 亿人次。医生越来越累，药品越用越多，患者越治越多，疗效越来越差。如不及时加以纠正，这种状况将会越演越烈。

3. 药品应用领域的问题

在药品研发及应用领域，目前一个鲜明的特征是药品越来越多。我老师 92 岁离开了我，他一辈子就用二十几个药品，来回调整就当了一辈子医生。现在的药品，心血管科 200 多个，消化科 100 多个，治肿瘤的药品近 1000 个，仅中国生产肿瘤药的公司就有几百个。药品越多越说明没有好药。这么多药品，疗效怎样呢？美国食品药品监督管理局（FDA）2013 年发布过一个白皮书：在九大类药品中，疗效最好的是抗抑郁的药品，但对 40% 的患者无效；最差的是抗肿瘤药，约对 75% 的患者无效。所以在美国临床药品试验中，抗肿瘤药品只要对 30% 的患者有效就可获批准上市。

面对上述现状，我们医务人员，特别是医生，是不是应该深刻思考我们的能力及义务了。我们都常讲该做什么，但我们是否想过不该做什么；我们都经常欣赏我们做成了什么，但我们一般不去考虑自己没有做成什么。

造成这种现状的根源在哪里？原因是什么？我个人觉得可能和现代医学的发展方向有关。现代医学的理论及研究方法都是基于第一次卫生革命获得的经验。第一次卫生革命，主要针对的是传染病。那时，鼠疫或霍乱可使欧洲一个国家在一周内死亡人数超过全国人口的 1/2 甚至 2/3。当时引入了科学的方法和技术，取得了革命性胜利。但是，传染病是一个病因一个病，一个药品（疫苗）就搞定。这种方法用到体内自生的疾病，也就是现在遇到的慢性疾病中就显得无能为力，甚至是束手无策。比如，抽烟、喝酒、吃肥肉、精神紧张既是冠心病的病因，又是糖尿病、高血压或者肿瘤的病因，某个因素在某一疾病甚至某一患者中的权重，很难说清，甚至计算不出来，只是提供一种可能性。治疗也只是针对一种可能性在治疗。慢性病是多病因、多阶段、多机制发病，是人体功能平衡状态出了问题。这种状况不能靠抗，而是要调，研究策略应与对付传染病有很大不同。

二、潜在原因

第一次卫生革命的胜利及其引入科学技术建立的医学研究技术或方法，一直在促进其后医学的发展，取得了举世瞩目的成绩。但它引起的弊端到今天也显而易见，其局限性越来越突出。在这些方法的建立中，有很多著名的学者。我认为，培根、科赫、笛卡尔三位学者的贡献最大，我很尊敬他们，但也想谈谈他们创立的学说及技术用到当今医学的局限性。

培根指出，科学是万能的，无所不能。其实任何方法技术都有其局限性。科学作为天底下的一种方法学，尽管用得很多，但不是一切问题都能搞定。培根说，知识就是力量。不是团结（整合后）才是力量吗？知识还不是力量，中间还有很多环节，一直到有用才是力量，知识只有通过有机整合才是力量。图书馆里装的全是知识，它不是力量，它只是重量，压迫下一层楼的重量。医学研究的论文数量从 20 世纪初开始，每 10 年成倍甚至成几十倍的增加。这些东西不加以整合其实无用，甚至把医学导入歧途。有学者急于把它用到临床，提出了转化医学的概念，但美国搞了 20 年，结果是收效甚微，进展缓慢，因为大量科学数据很难用于临床。临床要吃的是"熟饭"，可科学研究的数据或结果只是一堆"生米"，有的还可能是"霉米"，甚至根本不是"米"，而是一堆"沙子"而已。

科赫是伟大的医生和细菌学家，霍乱弧菌是他发现的。他提出的病因学三原则一直沿用至今，并成了目前同行评阅论文的标准，不够就得补实验。简单地说，要证实 A－B 之间存在因果关系：①A 和 B 必须同时存在；②有 A 必须引起 B；③把 A 去掉，B 得消失。这种规则对外来病因引起的疾病比如传染病，是正确的。例如结核病是由结核杆菌引起的，它符合科赫三原则：①结核菌杆与结核病同时存在；②有结核杆菌引起结核病；③用链霉素根除结核杆菌，结核病会痊愈。但这种规则用到多病因的慢性病则行不通，比如用到饮酒与高血压的因果关系就不灵了。按科赫三原则套：①饮酒与高血压同时存在，而有很多高血压患者不饮酒；②饮酒引起高血压，有很多饮酒的人一辈子也没有高血压；③禁酒后高血压消失，多少人禁酒后血压依然高，甚至更高。为什么科赫三原则不灵？因为慢性病由多种原因引起，绝非单一因素。解决一个因素，甚至是主要因素，其他因素会出现，甚至演变成为主要因素。科赫三原则的基础是逻辑，逻辑讲的是两个因素一个方向的结果。我们经常把逻辑当成因果。因果含若干逻辑，不止两个因素，而是很多因素；不止一个方向，而是多个方向，甚至是网络。各因素各逻辑间既相互支撑，也可能相互抵消，若干因素或逻辑的总量共同形成了整体结果，所以绝不能把逻辑当成因果。

笛卡尔是哲学家、数学家、物理学家，也是科学研究的方法学家。他将科学研究方法引入医学研究，引发了医学革命，也为医学研究规定了很多清规戒律。老师这样教我，我这样教学生，学生再教徒孙。其中很多是对的，但对医学研究也有三个方面不对。第一，身心二元论。他把心理与身体分开，把灵与肉分开，这对于医学脱离神学走向科学起了重要作用。但从一个人的细胞、组织得到的结果和其在同一个生命体内的结果是一样的吗？显然不一样。身心二元论导致大量脱离了生命、剥夺了生命、离体的细胞或组织学研究来反映生命，通常事与愿违，实事难以求是，求真并不务实。第二，他提出"我思故我在"，对一切事物持普遍怀疑的原则，似乎只有被证实了的才为真理。人的认识是有限的，看不见不等于没有，不等于唯心主义。一个事物的状态，包括一个人的状态，观察者的角度不同，看到的结果通常不同。他的理论导致了目前很多重复性的研究，每每小题大做，很多是细枝末节，大家都去重复证实，其实是抓住了芝麻丢了西瓜。第三，他认为研究人体要像做科学研究一样，把复杂的事物分解到最简单，然后从最简单开始研究，把研究结果加起来就是一个整体。这对科学研究是正确的，就像小孩拼图，把所有局部加起来就是一个整体，但对人体则不然，你把所有局部加起来并不等于一个人体，人的整体一定要有生命。有生命的整体我们叫整体；没有生命的整体，我们叫尸体。反之，一个有生命的整体，随着无限剖分，最后，所有局部都存在，但生命没有了。这就是专业过度分化、专科过度细划、医学知识碎片化导致医生能力越来越局限，把患者当成病灶来治的原因，也是其结果。

三、解决思路

怎样解决上述问题？我们在用现今的顺向方法继续开展医学研究的同时，应该换一种思维，这就是反向医学研究（Reverse medical research）。就像我们开车，要从北京去上海，科学没有高速路，不止一条路，要走走看看；而且没有路标，也没有 GPS，还从来没有人走过。如果你不顾一切，硬着头皮执着地开下去，那很难开到上海，有的能到，但或许只有"3%"（前面说的 3% 的论文有用）的可能性。说不定你转了很多圈，回到了原地，或者开到郑州去了。怎么办？最好的办法是问对面反方向的车，是不是从上海开过来的。是的话，看着对方的反方向开，你肯定能到上海。对我们来说，他们是反向，但对他们来说，我们是反向，互为对照。其实双方都是向前，都是创新。单向的跑车总是片面，只有把两者结合起来、整合起来，才是一种"规"（归），才能体现全面、体现正确。医学上只有用这种方法形成的共识、指南或经验才不致偏颇，才能有用有效，才能持久，闭环式的研究才能得到真理。

我们现在习惯了一种研究方法，对一种病的研究，先发现病因、机制或靶点，然后据其研制药品，其后进入临床试验，最后形成指南推广。但慢性病并没有确切的病因，可有多种机制，还有无数靶点，只抓住一个机制、一个靶点得到的药品，只能解决一个病某类分子某类细胞在某个时段的问题，开始用对某些有效，但很快可能就抗药或失效了。问题出在哪里？出在这种单一的顺向研究方法。因为从机制入手，只抓住了事物的少数因素，解决的是少数问题，而且这样下去是永远解决不完的。如果换一种思维，反过来，从经验到临床，再到机制（或靶点，甚至病因），能研究出来后者更好，研究不出来，只要有效即可，有效不一定有理。比如板蓝根治疗感冒效果很好，但找不到抗病毒的特效成分，这就是我过去说的，"没有药效有疗效，没有药理有道理"。屠呦呦研究员分离出青蒿素获得诺贝尔奖，其实东晋的葛洪已发现青蒿能治疗"打摆子"，但那时根本不知道药物有效成分，也不知道有疟原虫。以后分离出青蒿素，然后依此化学合成了青蒿素，这是一个典型的与顺向医学研究相反的研究方法。再比如很早就有中医大家发现砒霜能治疗血液病，首先是得到经验，那时并没有显微镜，后来才知道急性早幼粒细胞性白血病。那时候没有分子生物学，再后来才知道凋亡机制。又比如用胎粪治疗顽固性腹泻，那时没有显微镜，后来才知道细菌，才知道肠道微生态，才知道难辨梭状芽孢杆菌肠炎会致100%的患者死亡，也才知道正常人体的肠菌移植能使92%的患者痊愈，而且并未清除也无法清除那种高毒性致病菌。还有心律失常，要么快跳（心动过速），要么慢跳（心动过缓），要么乱跳（房颤），要么不跳（死亡）。如果以现代医学抗心律失常的理念，快跳给慢药，慢跳给快药，停跳就复律，用相应的药物去针锋相对，可以解决问题。但如在同一个心脏快跳、慢跳、乱跳及不跳同时出现，而且间断出现，怎么办？这时用通心络或复方丹参滴丸有的患者就可奏效，这两种中药按西医的原理说不清楚机制，但确实能治病。心律失常古来有之，在西医没有引进中国时，不是也在治吗？不过不叫心律失常罢了。

反向医学研究涉及的内容很多，所用的方法应该有所不同，评价结果也有不同。研究从结构到功能的要想想功能到结构；探索从离体到在体的，要想想从在体到离体；挖掘从数据到事实的，可试试从事实到数据；寻找从证据到经验的，可试试从经验到证据；关注从宏观到微观的，可想想从微观到宏观……以上所述，反之亦然，举不胜举，就看你当下从事的路线。如果将自己现在从事的研究路线看成正向研究，你一定要想一下反向的结果，不要只站在自己的立场上，只认为自己的路线才是正确的路线，自己的结果才是正确的结果，其实路线和结果都不是唯一的。

最后举一个例子，为何最近50年世界上出的好药很少？一个药品，世界市场年销售达500亿~600亿美元，可一旦发现其有明显的副作用就立即撤市，这在消化内科有很多案例，比如普瑞博思（西沙必利）、吗丁啉等，在其他科更多。其中很多都是因为抽样与全样本的差别造成的，是抽样误差导致的错误放到大众实践出的问题。我们经常在做前瞻性研究，老认为这种研究科学性强；殊不知，前瞻性研究人为因素更多，把所有因素控制了，只留下两个因素进行研究，所得结果一定是人为结果。抽样就像抓彩球，抓到的机会很少。即便你做了随机处理，但这种处理是在小范围的随机，实际上放到大范围依然是随意，甚至是随便。我当过 20 年临床药品研究基地主任，大约 1000 多种国内外药品是经过我们的试验，最后经我的手签署后报出去的。现在所用的临床试验方法的确存在很大弊端，比如一个治疗溃疡病的药，应该是针对所有溃疡病患者去试用。但按循证医学方法，要先来一个纳入标准，去掉一部分患者；再来一个排除标准，又去掉一部分患者，最后剩下少数符合自己标准的，做出来的结果用除法得到一个平均数，最后落到一个人身上去了。这个人明天还会变化。所以在一个人身上得到的结果，尽管加了标准误或标准差，但拿到上亿人中去用，会遇到数不尽的例外和意外，要么无效，要么有毒。目前全世界的随机对照试验（RCT）研究结果，很少有完全一样且可重复的。《新英格兰医学杂志》曾在同期发表了两篇文章，是对同一个药用同一种方法做的同一种试验，关键是结果完全不同，一个有效，一个没效。请问你信哪一个？为了解决这个问题，数学家想了一个方法叫 Meta-analysis，也叫荟萃分析。怎么分析？比如一个药品文献上有两篇文章报道有效，两篇报道无效，有一篇既有效也没效，怎么办？把患者数加起来，把结果加起来，统一分析，求平均数，偏向右边就有效，偏向左边就无效，这不等于和稀泥吗？再说，一个药品登记注册试验，一般都有 20 个左右，最后只有 2 个组有效，且发表了文章，其他 18 个要么没效，要么杂乱无章。如果把这 18 个没发表的数据加到 2 个发表的中去算，什么结果可想而知。因此，数学对一元的线性的数据是可以算的，但对多元非线性且可变的数据是难算的，多数情况下是人算不如天算。所以，对于医学研究，特别是对慢病的医学研究或药学研究，一定要重新创立研究方法，整合考虑正反双向的结果，才能得出正确的答案。

参考文献

［1］樊代明．医学与科学［J］．医学争鸣，2015，6（2）：1-19.

［2］Makary MA，Daniel M. Medical error—the third leading cause of death in the US［J］．BMJ，2016，353：i2139.

［3］樊代明．医药互为师［J］．医学争鸣，2014，5（1）：1-6.

［4］樊代明．整合医学初探［J］．医学争鸣，2012，3（2）：3-11.

［5］樊代明．HIM，医学发展新时代的必由之路［J］．医学争鸣，2017，8（3）：1-19.

［6］樊代明．整合医学——理论与实践［C］．西安：世界图书出版西安有限公司，2016.

［7］樊代明．整合医学——医学发展新时代［J］．中华医学杂志，2016，96（22）：1713-1718.

［8］樊代明．整合医学之我见［J］．BMJ 中文版，2017，20（10）：547-548.

［9］樊代明．再论医学与科学［J］．医学争鸣，2015，6（6）：1-16.

［10］彭晓霞．Meta-分析的方法学局限性及其适用领域［J］．协和医学杂志，2017，8（6）：381-386.

医学文化的传承

◎ 樊代明

30 多年前，法国总统邀请了 75 位诺贝尔奖得主在巴黎开会，会后发表了一个宣言，其中最后一句话是"To survive, man must go back twenty-five centuries to learn the wisdom of Confucius"，即"人类在 21 世纪要继续生存下去，必须回到 2500 年前孔子那里去汲取智慧"。由此看来，在人类发展的历史长河中，需要文化的传承。而医学是与人类文化同步发展的，医学文化是人类健康的"护身符"和"保障卡"，更需要传承和发展。

一、医学与人类文化

春秋时期，诸侯纷争，连年战乱，周朝衰落，礼制欲坠，民不聊生。未来社会何去何从，在社会剧烈变革下如何看待人性，包括医学如何发展，诸子百家展开了激烈辩论。中国传统思想的最高形态是儒教、道教和佛教。以道教对医学贡献更大，遗憾的是人们常常轻视道教，认为他们闹腾风水、卜卦炼丹是迷信活动。道教主要关注"两体"，即天体和人体，研究这两个宇宙，特别是小宇宙与大宇宙间的联系，主张"天人合一"，小宇宙要向大宇宙借取精华。葛洪就是道教药学家、炼丹师，之后，他的南京同乡陶弘景也是道教医学家；再后来陕西的孙思邈也是道教医学家，他的《千金要方》流传后世。

成吉思汗占领大量疆土后关注两个问题：一是守好疆土，二是长生不老。有人告诉他长生不老归道教管，当时最有名的道医是山东的全真派道长丘处机。成吉思汗问丘处机"怎么管好疆土？"，丘处机答"敬天爱民（不嗜杀人）"。成吉思汗又问"怎么长生不老？"，丘处机答"清心寡欲"。

儒教提出"仁、义、礼、智、信"，突出伦理道德，具有浓厚的人文色彩，其核心思想是"仁"，即以人为本。在两千多年前，中国的贵族阶层享有特权，西方亦如此，古希腊思想家公开宣称"奴隶是会说话的工具"。儒教提出以人为本，这对医学的形成起了重要作用。科学求真，人文讲善，艺术求美。医学是将科学之真、人文之善、艺术之美相整合的学术体系。

古希腊人称两河流域为美索不达米亚（Mesopotamia），即底格里斯河与幼发拉底河流经的地区，也就是现在伊拉克全境和叙利亚及土耳其的部分地区，是人类文明最早诞生的地方。医学发生在那里是在公元前2900—公元前2400年左右，鼎盛期出现在公元前1000年的古巴比伦时期。两河流域的医学认为疾病由两方面原因引起：一是人体冷热等自然原因，可采用"人手"治疗，给予灌肠、膏药等；二是冒犯神灵或道德禁忌，可采用"神手"即巫术治疗。这种原始的认识跟现在的环境病因学和心因病因学很相似。其中把心理因素在致病中的作用提到了很高的高度。

1835年美国传教士伯驾在广州开办了第一所西医院"广州眼科医局"（中山大学孙逸仙纪念医院前身），以后陆续有大量教会医院遍布全国各地。这些医院都秉承仁者爱人、救助病弱的人文精神，医院旁边一般都有教堂，先传教，后医人，一手拿着手术刀，一手举起十字架，医学与人文并举。院名院训都随之而行，院名如博济、仁济、广济、广慈等；院训如北京中央医院（北京大学人民医院前身）的"本仁恕博爱之怀，导聪明精微之智，敦廉洁淳良之行"，不像现在宣传的"开刀不流血"。

人文是一种"以人为本"的理念，文化的最高境界是密切关注人类群体生命的安全和尊严，从而上升为人文。医学人文不是向医学中加入人文，而是从医学中引出人文。很多学习西方的中国人常用医学上的科学主义来代替医学上的人文主义，这会犯极大错误。医学中的科学主义重要，但人文主义更重要。中医与西医很大的差别就在于此。1929年，南京国民政府召开中央卫生委员会议，会上提出过一个议案，要逐步淘汰中医，这显然是错误的。

医学与文学的"血缘"关系不能割舍，在诺贝尔文学奖中，至少有五位作家的作品与医学有关。德国作家托马斯·曼的《魔山》、法国小说家加缪的《鼠疫》、哥伦比亚作家马尔克斯的《霍乱时期的爱情》、苏联作家帕斯捷尔纳克的《日瓦戈医生》、索尔仁尼琴的《癌症楼》，这些作品都以医疗场所为背景，或描写重大疫情下产生的种种匪夷所思的爱情，或围绕医患关系铺陈而成，或以身躯之患隐喻社会痼疾来警醒世人。

中国现代及当代拥有医学背景甚至医生出身的文学家及其作品有很多，包括鲁迅的《药》、冰心的《谈生命》、余华的《第七天》和《河边的错误》、毕淑敏的《红处方》《血玲珑》和《拯救乳房》等。郭沫若先生也是学医出身，当代女作家池莉还曾是一名从事流行病防治工作的医生。

《红楼梦》120回中描写病例114例、中医病案13个、中药127种、方剂45个。书中人物得病的有50多人、100多人次，共患100多个病种，内外妇儿、五官皮肤、精神疾病都有。比如在情志致疾病方面，林黛玉"多愁善感，英年早逝"，王熙凤"机关算尽，反误性命"，贾瑞"拈花惹草，纵欲而终"；而薛宝钗"温婉豁达，笑谈一生"。

医学与文学的共通之处都是为人服务，医学治病救命，文学温心调神。中国文人过去视金钱为粪土，不为五斗米折腰。现在的医疗体制让受过最好教育的中国医生追逐金钱，为五斗米折腰。医学的本质本是"有时是治愈，常常是帮助，总是去安慰"，可现代医学竟丢了"常常是帮助和总是去安慰"，而把人力、财力、精力统统拿去做"有时是治愈"，结果当然适得其反。现代医学缺失了医学最不该缺失的人文关怀，看似正常，却隐患重重、后患无穷。

这里，我们还必须强调，促进医学发展保障民众健康除了医学技术和医学人文外，自然环境和社会环境也是特别重要的因素。大家知道，历史上人口一般都呈稳态增长，但在工业文明前的人口大增，不是由于医学发展，而是由于马铃薯的大规模种植带来的营养改善，还有公共卫生、地下污水处理、干净饮水给人类健康带来的改善。现在，美国尽管用18%的GDP去治病，但美国人均预期寿命是发达国家中最短的，其邻居古巴经济不如美国，但人均寿命比美国长。

中国要发展自己，要对人类做贡献，不是延续工业文明，也不是走西方200多年来走过的路；因为他们这条路自己都难以继续，西方模式消耗了地球上的大量资源，不仅没有解决他们的健康问题，反而造成人与人、国与国、人与自然的尖锐矛盾，最终只实现了少数人的现代化。中国要为人类做最大贡献，就要探索以人的健康和幸福为目标的新型发展方式，这不是回归悠久的农耕文明，而是将其思想升级。这是天人合一的、低成本的、可持续的、能满足大多数人期望的现代化，这就是75个诺贝尔奖得主倡导的返回2500年前孔子时代去找智慧。

二、医学与人类的根本追求

人类的根本追求有两个：一是幸福，一是不朽。幸福在英文是Happy，就是快乐。但在中文中幸福与快乐不同，快乐是主观感受，能用科学仪器测之；而幸福则不能，是抽象概念。

不朽呢？一般人在60岁前不会也没时间去考虑死亡，而且通常还提倡"一不怕苦，二不怕死"。但到60岁退休后就逐渐产生了对死亡的恐惧和焦虑。现代人内心陷入畏死困境，最深刻的原因与现代人不恰当运用现代科技导致的现代性有关。在科技高速发展之前，西方人匍匐在上帝脚下祈祷，东方人跪伏在神龛之前求生。自从科技引入医学后，人类从上帝和神龛的阴影中挺立起来，主张用科技实现生命的长生不老，甚至返老还童。从此，人类越发相信自己不仅可以征服世界上一切非人的事物，可以上天入地、移山填海，可让飞机满天飞、汽车满地跑。一句话，不仅要人定胜天，还可以按自己的意愿改变人类的内在本性，整形可变美丑，变性可换男女，甚至可以用科技增强人类、超越人类，可使自己长生不老。

换言之，可以实现人定胜人。其实万物都有始终，就连太阳系、银河系、宇宙都是如此，所以人也注定只是追求不朽的有死者。追求不朽只是一种最不安分的妄念，人类征服人体外部自然和内在自然的野心当有限度，否则，超过地球生物圈的承载必然受到惨烈的惩罚。但是，当今上述的妄念和野心不仅没有受到限制，反而越演越烈。在这种现代性的心境下，人类已从传统（自然）死亡走向现代（人为）死亡，而且呈现出一种不可逆的态势。表现为如下几个方面。

1. 死亡时间由无知变为有知

传统上，人们将死亡视为生命的自然过程，垂死者和亲友都能自然对待临终，不会将生死的时间界线断然分开，因为死亡的时间既不可预期，也不必预期，"生死由命，富贵在天"。但现代死亡可通过临床检查指标推断死亡前的存活期。疾病到了不可治愈阶段，可根据身体主要器官疾病发展程度推测比较确切的存活时间，其好处是为改变治疗方案和家属准备后事提供帮助，但对垂死者来说会增加临死的恐惧感。死对当事人并不痛苦或不十分痛苦，最大的痛苦是当事人意识到将不可避免地逐渐走向死亡，但自己和他人已完全无法扭转这个结局。这种感觉不仅人有，动物也有。陕北的农舍，楼上住人，楼下养羊。听人说，每到陌生人造访，羊群都会一边叫，一边往后退，而对家人回家，它们不会这样。原来，凡是陌生人来，主人都要宰一只羊待客，所以羊群知道它们中的一只将会面临死亡。这种痛苦有来自机体生理的，更有来自心灵深处的，通常二者纠结在一起引起更大痛苦，从而使当事人无比留恋并往返于过去美好的人生。

2. 死亡地点由家庭转向医院

传统观念认为"家是生处，也是死所"。除意外死亡之外，死亡要善终，要寿终正寝，陪伴和照护垂死者的应该是家属和亲友，他们的责任和贡献是对垂死者的关怀和呵护，就像送家人或友人出远门一样。此时活得长短并不重要，重要的是他们需要安慰和安宁。但现代死亡通常发生在医院病房，甚至监护室内，陪伴和照护垂死者的是医护人员，家属和亲友被严密隔绝，其责任和贡献只是付钱买命，死者感到无比孤独、失落、无助和可怜。死亡是生命旅程的最后阶段，再坚强豁达的人在死亡面前也无法高傲和从容。尽管寿命可借现代先进医疗技术适当延长，但医疗技术终归没有回天之力。

3. 死亡方式从自然死亡发展到技术死亡

自然死亡也称正常死亡，遵循生命生长、壮大、衰老，直至终止的规律，是"天命已近""无疾而终"，或"寿终正寝"。技术死亡是将医学技术介入生命过程，且对死亡产生重要作用，所以死亡鉴定书上常写"医治无效死亡"，按这个逻辑，如医治有效则会长生不老。持这种观点的人认为死亡不是生命的自然终止，而是技术干预失败的结果。在美国不承认"无疾而终"，中国也不承认，总要追溯到一种疾病或多种疾病导致死亡。事实上到目前，技术性死亡已完全取代了自然死亡的概念。我的老师92岁离开了我,他因手术后昏迷成了植物人,躺在病床上两年多,呼吸机用坏了几台,他自己全然不知,灵魂早去了阴曹地府,我们还在他身体上猛下功夫。有人说,自然死亡是文明之死、温驯之死;技术死亡是孤独之死、野蛮之死。

生死是一个关乎个体生命意义及价值的终极问题,不同的看法或解释直接影响人类生存的信念。如何看待生死又是一个关乎社会稳定和谐发展的社会问题,是社会文明程度的重要表征。死亡本来是天经地义、不可避免的,可人们却一直在追求死后的不朽。孔子强调"杀身成仁",孟子主张"舍生取义"。孔子的"杀身成仁"之"仁"侧重以死亡来成就自己的品德,强调以品德名望实现不朽。而孟子的"舍生取义"之"义"更侧重通过死亡追求社会正义公平,强调创造历史功业来实现不朽。从此之后,各种不朽论油然而生。比较多用的有以下几种。①物质性不朽论。该论认为,人体是由物质聚合形成的具有特殊形态的物质体,死亡是人体形态消散而重新回归成另一形式的物质存在,生死不过是物质的聚散。该理论受科学常识"唯物论"或"物质不灭论"的支持。但有人反对,认为宇宙唯物论的建立是无根据而不可能的。②生物性不朽论。该论认为,人虽然都要死,但其有生殖能力和生殖行为,通过生养后代而传宗接代。子生孙,孙生子,子子孙孙,没有穷尽。生物之有死,因为有所生,有生必有死。有的雌性动物完成生育就死亡,也有的雄性动物完成交配后就死亡。如果生物都是老而不死,那这个世界将是禽兽充塞、人满为灾。③社会性不朽论。该论认为,生命的不朽可通过在生时事业的延续来实现,比如在中国通过"立德、立功、立言"来实现个人生命在事业成就上的延续,进而实现不朽。所有生命都得死,唯"立德、立功、立言"才是最适合人类追求不朽的方式。个人只能追求社会文化上的不朽,而不能追求肉体生命的不朽。人应安于有死的宿命论,过好每时每刻,让每一天都有生命意义,生顺死安,天人合一。④精神性不朽论。该论认为,人体虽有死亡,但其现实存在的心之所思、身之所行,则不会最终消亡。人生的所思所行之道,无外乎真善美。天地间的人间之道,浩瀚无穷,不随人的身心之生而存续,也不随人的身心之死而断灭。所以客观永恒的价值事件是人类追求生命不朽之所在。精神不朽包括的内容有很多,比如价值不朽、智慧不朽、伟大人格不朽、大我精神不朽等。

但是,也有人认为物质性或生物性不朽论根本不成立,社会性不朽论答非所问;精神性不朽论尽管不能自圆其说,但越来越能诠释个体生命不朽的内涵,有益于真切满足个体生命不朽的期望及生死安顿。然而,精神性的生命不朽,不是个体精神生命的直接不朽,而是借助轮回性不朽论中的合理要素对个体流转不朽论更深入的辩证。

问题是如果人有灵魂,那有些动物呢?比如蚂蟥,将其身体分裂成多部分,其每一部分都可单独成为一条蚂蟥,也就单独成了一个灵魂,难道是一个灵魂分成了多少个灵魂？

活着的人为了使死去的人实现精神性不朽，创立了不少理念及礼俗。最重要的是宗教理念和丧葬礼俗。

关于宗教理念，比如基督徒认为死亡是前往另一个世界；佛教徒认为死亡是丢弃"臭皮囊"的另一个轮回；儒教徒认为死亡是生死有命，生顺死安。这些理念都倡导对生命的彻悟才能创造高明的生活智慧。

关于丧葬礼俗。过去办丧事大多按传统礼俗进行，只要按传统礼俗办了，社会就认同是善尽孝道。比如一个人在临终前，首先是移铺仪式，即把垂死者的铺移至家之正厅，叫寿终正寝，以完成四种传承，才能安然离去。四种传承是主权传承、财产传承、精神传承和家风传承。死亡时有待侧仪式，亡者的亲属和孝子贤孙们守在其旁，有很多千里迢迢披星戴月赶回家中，意即"奔丧"，这有时会引起亡者的身心反应，通常有回光返照出现。死后有脱穿仪式、守灵仪式、告别仪式，然后是送葬仪式，将亡人的遗体送出安葬，回归天地，入土为安。然后是返主仪式和合炉仪式，返主仪式是把神主牌位（灵魂）迎回家中，合炉仪式是把牌位放到列祖列宗中去，由此完成了一个人的葬礼。遗体要留足够的时间供人瞻仰、哀悼和怀念。在农耕社会是三个月，目前大陆是三、五或七天，台湾是半月。举行完葬礼后孝男孝女要守七个七天，才算丧葬礼俗完毕。其间不能吃肉喝酒，也不能参加娱乐活动。现在社会的存在方式已经变了，人们已逐渐不按传统习俗，而按现代方式办理丧事。社会上认为这也是善尽孝道。因此，过去和现在的不同方式只是社会的顺势要求，而非人性的本质要求，也就是其间只有形式关联，而非本质关联。当代对传统礼俗的挑战是社会背景、科学质疑、性别平等和个人主义等因素使然，这些改变已使现在对善尽孝道的理解从形式和内容上都发生了极大改变。但善尽孝道十分重要，一是对生命的尊重，二是对家庭的维系，三是有益于社会的稳定；而且三者相互影响，因此对其格外重视、尊重和尊崇。

三、中西方传统文化的异同

世界的美分自然美和人体美。西方特别关注人体美，法国卢浮宫中有那么多裸体画，他们充分研究人体，从解剖到性功能，他们编出了多少人性的故事，注重美的人体同时也常伤害人体，但却保护他们的自然美。东方特别关注自然美，中国有那么多漂亮的山水画，关注自然美就去改变自然，所以中国的自然环境遭到破坏，但东方保护人的完整和神秘。我们的裸体画很少，都穿了衣服，从现在开始，我们应该把东西方文化整合起来，形成新的医学文化。

东西方对身体哲学的研究都可分为三个阶段。在认识身体方面，在经验医学时代有相似之处，中医有整体观天人合一，变化观即因人制宜、因地制宜、因时制宜。西方提倡"四元素说"，认为宇宙是由水、气、土、火四个成分组成的。人体的组分与之相同，有"四体液"（血液、黏液、黄胆汁、黑胆汁）满布全身，用以调节人体内的平衡及人体与自然界的平衡。

在医学人文方面，很多学者都认为有肉体生命和精神生命（灵魂）。亚里士多德最先视灵魂为身体的组成部分。希波克拉底认为疾病是肉体症状加心理变化。一直到两千年后，诺贝尔奖得主神经生理学家艾克尔斯（J. C. Ecclls）仍坚持灵魂的存在，并认为灵魂可指导肉体。诺贝尔物理学奖得主维格纳（E. P. Wigner）用量子力学推论灵魂的存在。黑格尔是彻底的灵肉统一论者，笛卡尔和奥古斯丁认为灵魂与肉体是主从关系，肉体不能影响灵魂，但灵魂可以控制肉体。上述理论一直受到哲学界、宗教界和科学界的强烈反对。因此，肉体与灵魂的关系是医学与哲学绵延千年的对话、互动与辩争。

灵与肉的整合从来很难，临终关怀、安宁疗护其实就是自然死亡与技术死亡的整合，是灵肉整合的典范，也是中西方医学文化整合的重要实践。越知死的必然，越惜生的可贵。医生与患者是同一战壕中的战友，共同的敌人是疾病。当医生与患者的相互排斥大于依赖时，就会产生医患矛盾，后者在很大程度上也有中西医学文化的不同这一因素参与其中。

四、中西方医学伦理学的异同

西方医学伦理学基本都以"权利"为切入点。中国的儒教、道教和佛教等传统哲学思想和文化的独到之处是中国哲学对全球医学伦理学最有价值的贡献。一个具有五千年文明的古老民族，能否在新时代重新以崭新的现代姿态屹立于世界民族之林，是对中华民族的最大考验。如果不能在自己的精神资源上重新站立起来，那就根本谈不上伟大复兴。复兴应以民族文化的重建为最基本的出发点和落脚点。任何抛弃民族文化特色的现代化都将在世界发展浪潮中和竞争中丧失自己的身份和地位。

优秀传统文化是伟大祖先留下的珍贵遗产，是中华文明之精华，是古朴智慧的宝库。传统认为，生命伦理学是"舶来品"，因为其发端于美国，所以顺理成章地被认为根源是基督教伦理学。但是，美国历史脉络短浅，美国独立历史才240多年，要和整个人类文明对接，200多年提供的文化积淀显然不够；其次，其文化支撑薄弱，东西方文明对医学伦理学有巨大支撑，仅欧洲就经历了远古、中古、近代和现代的漫长发展，这些文化遗产，美国与之无法相比。鉴于上述原因，美国的医学伦理学难免有"先天不足，后天受限"的局限性。它在自己的文化圈内可畅通无阻，但离开背景文化便会遇到层层阻力。它的驱动力随地域扩展而衰减，也就是难以逾越"文化屏障"。就连美国著名的医学伦理学家恩格尔哈特（H. T. Engelhardt）都认为，美国的医学伦理学有基督教观念世俗化移植的浓郁色彩。德国著名学者萨斯（H. M. Sass）提倡对所有文化传统有计划地进行教育回顾，并均以自身文化遗传为基础，也就是连具有基督教文化背景的学者都认为舶来法则行不通。

美国伦理学重视个人利益，轻视群体利益，是建立在私有经济和私有权益基础上的。它强调个人自主权，很难走向世界。反之，华夏文明源远流长、积淀厚重、内容丰富，汇聚了56个民族的集体智慧。佛教是修心，崇尚一个"净"字。要修到干净，绝非易事。道教是养生，崇尚一个"静"字，要养到安静，也确实很难，以武弘道、道法自然，那是最高境界。儒教是治国，崇尚一个"敬"字，要做到敬，凡事都敬、凡人都敬，更是难上加难。这些宝贵文化遗产经数千年发展而长盛不衰，享有举世公认的历史地位。与某些文明古国中途衰败、文化没落，甚至淡忘母语成为外来语国家形成鲜明对比。

五、科技医学与叙事医学

1982年，丽塔·卡伦（Rita Charon）获得医学博士学位后，她在医院发现底层百姓的痛苦是复合的，不仅有躯体的疾苦，还有生活窘迫、生命困顿。她的父亲乔治·卡伦也是一位医生，他告诉女儿，"卡伦"是一个沉重的姓，在古希腊神话中，"卡伦"是把逝者的灵魂从冥河摆渡到冥府的船夫。从那时起，卡伦就决定再读一个文学博士学位。毕业后她与英语系的斯皮格（Maure Spiegel）共同主编《医学与文学》杂志，开启了她叙事医学的生涯。

卡伦介入文学不是为了文艺欣赏，而是求解医学职业中非技术性的医学问题，特别是技术与人文的断裂。克鲁克山克（F. G. Crookshank）批评说，西医学对疾病本质的认知是片面的，源自盖伦的生理主义。其实疾病并非都是外在化的可量化的实体，而是情感化的可叙述的生命故事。因此，倾力寻找疾病的精准诊断抵消了寻求共情并解除痛苦的努力，甚至在寻求精准诊断过程中增加了患者的痛苦，也许还安慰患者"长痛不如短痛"。比如对已全身扩散转移但原发灶不明的肿瘤患者，明知找到原发灶对治疗已无作用，但医生仍倾尽全力去找原发灶，以便分析出肿瘤扩散的路径，甚至不惜违背"不伤害原则"去满足自己的好奇心和求知欲。

现代医学已经发生了很大转变。比如对急性传染病常以医生为主导，患者只能被动接受；但对慢性非传染性疾病，则患者有更多意见、时间、精力、能力参与诊疗决策。《柳叶刀》杂志主编理查德·霍顿（Richard Horton）说：医疗实践中，医患间有一道认知鸿沟，这是目前医学面临的核心挑战，需要找到一座桥梁把双方对疾病的理解统一起来，这需要新理念、新姿态，而非新知识、新技术。对于疾病，医生的直觉是把复杂事情简单化，而患者是把简单事情复杂化。还原论使医生把疾病故事中非生物学部分全部过滤掉了，结果是牺牲了患者生活的独特性，得到的都是千人一面的疾病，其实世界上没有两个患者的病情相同，这种差异主要不在病理上，而更多是在心理上。尤其是对死亡的认识，医生基本上是唯物主义的认识，坦然接受死亡，把死亡当成技术的失败，是物质（肉体）生命的死亡，而患者通常认为是精神生命的死亡。由于信仰不同，死亡被一些人视为某种神秘的宿命或人为力量的操弄。

单纯技术化的医学是非人性化的医学。医学处置得越发精准，耗尽了医生的时间和精力，耗尽了患者的精神和金钱，结果医生无暇顾及患者的情感困境和灵魂挫折。无疑，生物医学知识、技能、辅助技术的丰富大大提升了医者认识疾病和治疗疾病的能力，但在这样的诊疗过程中人性在被弱化、官僚化、技术化，患者感受越来越苦。他们抱怨自己的身体只是疾病的载体。医生只对技术和费用感兴趣，忽视了患者因疾病产生的痛苦，对其视而不见、充耳不闻。患者的痛苦没有得到应有的认同和抚慰。在这种生理主义下，患者如同一部待修的机器，从一个医院转到另一个医院，从一个科室转到另一个科室，从一个专家转到另一个专家，从一个治疗程序转为另一个治疗程序，问题是这部机器却越修越坏，最后给报废了。

实验医学和循证医学都要复原疾病的"真相"，但最后得到的只是残缺不全的部分"真相"，因为真相总是躲藏在背后。对此，叙事医学是一种有效的补充。在实验医学和循证医学问世之前，叙事曾是复原疾病真相的主要手段。在实验医学和循证医学的鼎盛时期，叙事医学被打入冷宫，这是医学发展中的一个重大失误。比如，阿尔茨海默病（AD）全球目前的发病人数已达 4700 万以上，到 2050 年全球会有 1.4 亿患者。百年前已确定淀粉样蛋白，后又发现 Tau 蛋白可能是病因。21世纪以来，全球的大型药企已投入 2000 多亿美元研究新药，几乎全打水漂。2003年，美国 FDA 拒绝了 244 个 AD 新药申请，只留了 1 个进入复审但也不看好。近年来所有跨国大企业先后撤出了 AD 研究领域。正当实验医学和循证医学按机制因果性研究一筹莫展、陷入黑夜之时，叙事医学按经验因果性研究发现了"真相"苗头，预示着一缕朝阳。

知名神经病学专家、美国洛杉矶大学的布莱德森（Dale Bredeson）按机制因果性思路研究 AD 几十年无果。后来，他用叙事医学方法，从多环节调治 600 余例，疗效不俗。他在 *The End of Alzheimer's* 一书中说，即使设计出试验药能消解淀粉样蛋白和 Tau 蛋白，但病症没改善，有的反而加重。布莱德森醒悟，AD 不是一种病，有 30 多种病因和诱因。如一名患者，无基因缺陷，也无可疑因素，但叙事中得知其兄弟和邻居早年纷纷离世，访问其幼年居住地，曾被化工厂严重污染，发现他有重金属严重超标，经螯合剂治疗后病情得到控制。还有一老年女性，严重失智，病因不明，叙事中发现她中年时喜欢清扫地下室，那里霉变很重，进行针对性治疗后症状改善。美国关于修女的 AD 研究很著名且权威。流行病学家大卫·斯诺顿（D. Snowdon）在 20 世纪 80 年代对 678 名修女进行研究，结果令人惊讶。大脑损伤严重的修女，1/3 生前并不发病；96～100 岁高龄去世者的大脑，40% 几无损伤，结论是，AD 并非老化的必然结果，与淀粉样蛋白和 Tau 蛋白无必然联系。人类大脑有无限潜能，不能只靠病理/实验做结论。而且发现她们 20 多岁时的生活习惯，特别是叙事能力、写作能力与几十年后 AD 的发病有关，且准确率达 90%。

六、医学与科学技术

科学需要求真务实和批判精神，科学需要精微缜密才能显示神奇力量。科学探索未知，促进人类文明发展，已经成为直接造福人类的重要力量。医学研究不同于单纯的自然科学研究，也有异于一般的生命科学研究；不能简单地用还原论或机械论来泛化和解释；即便是基础医学研究，尽管不像临床工作那样直接面对活生生的人，但它直接关系到人类健康和疾病，所以同样需要有温度。100多年来，科技向医学渗透和融合，给医学发展插上了翅膀，不少夺命的传染病得到控制，有些疑难杂症得到明确诊断和有效治疗，人类寿命也大大延长。但是，随着技术至上的理念不断渗透和蔓延，医学发展的目标和方向开始错乱，把重点放到了救治最后阶段的疾病和患者。医学边界日益模糊，医学社会化日益突出，医学被赋予过度使命，经常把危险因素当成病因治疗。医生和患者都过度相信技术，忽略了患者心理的苦痛及医者应有的关怀。

事实上，任何一项科技都有其工具理性和价值理性。如果科技的工具理性在医学中被过度宣扬，就会导致价值理性衰弱。现代医学的困境，就是经济利益驱动下，以工具理性为核心，导致对医学技术的不正当使用。工具理性和价值理性出现分离必然导致医学的科学性和人文性相分离。从医学的起源看，医学的人文属性要先于科学属性。现代医学越进步，离患者却越远，出现主客体的颠倒。医学本是为患者服务的，现代医学却从工具性变成了目的性，技术获得了主体地位，患者却成了客体，出现本末倒置。现代医学逐渐走向医学的科技化，逐渐成了科技化的医学，其导致的后果是专业过度分化 Over specialization、专科过度细划 Over division 和医学知识碎片化 Fragmented knowledge，O_2F_1 使医学和医生只重视病，而忽视了患者。

七、医学与自然规律

人类的进化从古猿人到智人经历了二三百万年，脊柱仍没有完全适应直立行走，十几万年前智人的脑容量已达 1400mL，7万年前智人经历了认知革命，但到今天，人的脑容量没有进一步增加，所以用现有的脑能力去认识浩瀚的世界是无能为力的。另一方面，智人从狩猎采集到农耕文明花了一万年，但从工业革命到近代信息革命只用了一二百年，生活方式在这么短的时间内发生了非常迅速的变化，人类的遗传变异和进化远远跟不上，各种各样的慢性病由此而生。面对现状，人类只能坦然接受，如果不改变生活方式而把健康主要寄托到医药上，把责任算到医生身上，后果可想而知。人类对自身的认识，如同对宇宙的认识一样，只是冰山一角。个人的生命是有限的，从生到死是一个不可逆转的过程，医学的任务只是保护这个过程正常发生，不能把医学的责任及作用扩大化。

要知道，自然无比复杂，且在不断进化，人体及其生命是自然界的重要组成部分。现代人想征服自然的野心源于"独断理性主义信念",即自然规律是永恒不变的,变的是现象,科学每前进一步,自然的隐秘性就少一分,科学将无限逼近对自然奥秘的全面把握。这种理念是彻头彻尾错误的,其实大自然有无限不可预测的新奇性,其中可能性比现实性更加丰富。无论科学多么进步,人类所知其实只是沧海一粟。因此,大自然永远握有惩罚人类错误的无上权能,而失误又是人类活动中永远不可避免的,比如人类曾认为,发现 DNA 就离掌握人体全部奥秘很近了,而且由此可知所有功能和疾病;事实证明,这只是还原论者天真的妄想,人体远非由 DNA 简单决定,人创造的文化不归结为 DNA,人之所以为人的本质在很大程度上是由他创造的文化决定的。

八、医学与生命规律

人的生命是肉体、精神、社会三大属性同时存在,不能简单还原成生物、化学、物理、机械的运动过程,生命是更为重要的知情知意的精神运动过程。在伽利略之前,无论是西方还是东方,都把人的生命视作神秘存在。伽利略说,上帝隐退了世界不会乱套,理性能规范整个世界,包括自然生命。他把数字化、理想化的科学方法用来研究自然,包括人体,并明确主张科学理性终究能把握大量偶然现象背后存在的因果必然性。他认为,人作为生命存在,人的思维意识也不再神秘,同样可以用科学方法研究清楚。这是西方医学的思维基础,其错误根源在于:①人类的认知理性永远是有限的,科学不是万能的;②用物理、化学、生化、信息等各种科技方法研究复杂的生命现象更是局限的,必须保持清醒的头脑,生命运动绝不可能简单地还原成物理、化学或生物运动,虽然我们可以用物理手段诊病,用化学或生物药治病。恩格斯说过,高级运动形式包含着低级运动形式,但不能把高级运动形式还原成低级运动形式。

医学研究的精细程度越高,获得信息的完整程度就越低,整合的难度就越大,不确定性也就越大。当精准到了量子水平,就完全不可确定了。举个例子,到 2003 年美国人类基因组计划结束,联邦政府共投入 38 亿美元,形成了 7960 亿美元的经济产出,带来了 2440 亿美元的收入。显而易见,基因组计划带动了美国的 GDP,投入产出比大致是 1:200,但对人类健康并未发挥多少促进作用,也未见产生多少社会效益,只是让美国人发了财。

现代医学凭借越来越精的技术手段,从器官、组织、细胞、分子、基因各个层面取得了辉煌成绩,过去不能见者见之,过去不能知者知之,过去不能做者做之。问题是医学取得的成绩越大,越发导致生活医学化。现在疾病之所以越治越多,除了专业过度分化、专科过度细划外,和我们把很多不该医学干预的拿来进行医学干预有关。

疾病通常以两种状态存在,即精确(Precision)和模糊(Fuzziness)。精确是非此即彼,是本体论主义上的精确,模糊是亦此亦彼,是医学本体论主义上的模糊。绝大部分急性病属精确状态，但绝大部分慢性病属于模糊状态。后者符合美国哲学家对模糊的定义"模糊是客观事物本身出现几种可能状态，对其不能确定，又不能将其归属某个命题时的状态"。我们对某种疾病的模糊认识，反映了疾病发生发展过程中机体的变化。模糊与精确有时可相互转化，即从精确到模糊，从模糊到精确，从而构成了人类对疾病认识的复杂性和可变性。医学模糊中可能有错误，但不能认为模糊认识就是错误，医学的模糊认识是一个不断走向相对精确的过程。

科学技术向医学的猛烈渗透，不仅可带来生活医学化，还可使医学本身发生异化。异化（Alienation）是指本属于自己的力量，经过发展，在一定条件下反过来成为制约甚至支配自己的力量，结果导致自我迷失。医学异化指通过科技创造的对象物，不是对医学主体及本质的肯定，反之变成压抑束缚医学主体的力量，禁锢医学主体的科学性和创造性，使医学宗旨和发展轨道出现偏离，从而出现物性遮蔽了人性，科学性遮蔽了人文性。导致医学异化的原因有：①医学资本化，当今社会医疗保健及其相关产业成了社会资本的重要组成部分，医学成了资本价值增值的手段。资本的本性是追逐利润，医院想方设法实现利益最大化，医学的资本化对医学的本性是致命的打击；②当下与未来的分离，当下的医学知识十分局限，事实上对未来并不了解，但每每想着未来的事情，未来的不确定性诱发当下的盲目追求；③工具理性与价值理性分离，工具理性是计算功利的理性，价值理性是以人为本的理性。

九、医学与社会影响

生物医学研究想把患者还原成一系列带有详细表型的精准分子，临床实践试图把这些分子化后的碎片恢复成一个整体，结果皆因这个工程太复杂而以失败告终。比如人类基因组计划完成了，但为人类提供的有关疾病的信息极为有限。因为只有屈指可数的疾病是单基因造成的。疾病表型是遗传与环境因素共同作用的结果，而且环境通常更为重要。大数据和人工智能相整合对这种相互作用的筛选，形成了网络学研究，必将为整合医学的全面发展提供支撑。网络学研究认为生物医学还原论忽视了人类疾病的病因学、病理生理学，特别是临床治疗和预后等多种关键因素。对此，临床学家、社会学家的观点与基础研究者、系统生物学家、生物信息学家所持的观点截然不同。辩论中一方根本不理睬另一方。

还原论可以追溯到笛卡尔的唯物论和德谟克里特的原子论。但现代科学正式提及还原论是 1949 年内格尔（E. Nagel）发表的论文，即《自然科学中还原的意义》。还原是用一个领域更为基础的工具对另一领域进行阐释，比如用物理学原理阐释生物学现象。对此，有两个问题一直争论不休：一是一门科学能否还原另一门科学；二是有无独立的知识领域其性质不可还原。医学早期的观念是把疾病与患者分开，还原论倡导对疾病的病变进行逐级还原，随着分析越细化、越精准，医学阐释和干预的效果就会不断增加。这种概念自然导致人们的想法和期望就是每一种疾病都含有单一特殊的靶点,只要针对这一靶点就可设计专一、强大、有针对性的疗法将其治愈。支持这一理论最典型的例子是结核病:发现结核病/痨(消耗性疾病)→发现病变结核球→发现干酪样坏死→发现结核分枝杆菌→发现蛋白衍生物卡介苗→发现链霉素将结核病治愈。

但是,把结核病治疗取得的成果完全归结为还原论在当时受到强烈批评,社会医学和细胞病理学的奠基人魏尔啸(Rudoff Virchow)认为,不能将结核病病因单一理解为在单纯培养基中找到了结核分枝杆菌,如果对导致结核的社会决定因素不加以同等关注,仅靠医学科学不能减轻人类的痛苦。病理学家杜博斯(Rene' Dubos)认为,1882年几乎所有城市人口都暴露于结核,但与结核接触不是死亡或幸存的决定因素。还原论忽视了结核发病与死亡间的社会决定因素,如营养、职业、社会地理学因素等。人口统计学家麦克翁(Thomas Mckeown)根据英格兰和威尔士的死亡率统计发现,结核死亡率并没有因结核杆菌的发现及结核疗养院、卡介苗、链霉素的出现而有显著下降。生物医学还原论提出的临床或公共卫生意义明显言过其实,死亡率下降主要是营养和经济发展的作用。他们指出,生物学将事物对象化(客观化)却未改善患者的治疗和护理。因而,19世纪后期和20世纪初,许多医学家指出,以局部治疗为主的诊断和治疗取得的任何进步,都无法弥补忽视患者作为一个完整个体而造成的失误。生物网络有一个特性叫"涌现"(Emergence),即很多小实体相互作用产生更大实体,大实体可以展现产生它的很多小实体不具备的特性,其行为不能根据还原论对其组分的理解来预测。对于还原论,我们不能像"稻草人谬误"那样,即曲解对方的论点,然后对之进行攻击,并宣称推翻了对方的论点。

西方对疾病的认识,先从患者以整体论开始,将这个人分解为病理单元(还原论),然后对其进行重新组合或重构,试图将其恢复为患者的整体。这项工作不仅艰巨、复杂、耗时、耗钱,而且很难说就能成功。了解了基因组变异就能以一种线性还原论方法找到疾病的易感性,从而设计个体化治疗方案,媒体和从事基因组研究的学者们一直在宣传这种概念;其实这是一种"神话",因为发现单一基因变异很难准确预测出复杂的病理表型。即便是镰状细胞性贫血这种典型的单基因病也会有几种表型,从完全表现正常,到轻度贫血,到再障危象和脑卒中。

总之,医学与人类文化同步发展,息息相关,她不仅辅佐人类对生命安全的追求,更能保障人类对生命重要性的认识及尊严的捍卫。当然中西方不同的文化背景、不同的医学伦理学对各自的医学文化有不同的影响。只有认真地探讨医学与科学技术、医学与自然规律、医学与生命规律、医学与社会影响之间的关系,才能为传承和重塑未来适应全球、适应人类的医学文化做出贡献。

参考文献

［1］顾犇．关于诺贝尔与孔夫子的一些说明［J］．中国文化研究，2002，10（4）：147－148.

［2］秦伯益．医学和文学的交汇点［J］．中国医学人文，2018，4（7）：7－8.

［3］何仁富，汪丽华．人的不朽渴望与生死安顿——唐君毅对不朽论的辨正及完善不朽论的设想［J］．中国医学伦理学，2018，31（5）：560－567.

［4］朱明，戴琪．从四行体液学说之衰落试论中西传统医学学派的不同特点［J］．北京针灸骨伤学院学报，2000，7（2）：10－15.

［5］郭照江．耕耘好我们的风水宝地——加强对传统文化中生命伦理智慧的发掘与提炼［J］．中国医学伦理学，2018，31（8）：955－959，961.

［6］Rita Charon. Rita Charon［J］. The Lancet，2004，363（9406）：404.

［7］Dale Bredeson. The End of Alzheimer's：The First Program to Prevent and Reverse Cognitive Decline［M］. New York：Avery，2017.

［8］樊代明．医学的反向研究［J］．医学争鸣，2018，9（6）：1－4.

［9］Arabella Simpkin，Richard Schwartzstein. Tolerating Uncertainty—The Next Medical Revolution？［J］. New England Journal of Medicine，2016，375（18）：1713－1715.

［10］Thomas McKeown. The Role of Medicine［M］. London：Nuffield Provincial Hospitals Trust，1967.

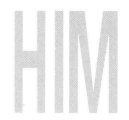

医学文化的重塑

◎樊代明

在《医学文化的传承》一文中，我着重从医学与人类文化、中西方文化异同、医学与科学技术等方面论述了医学的发展及其对人类和社会进步的贡献。本文将重点讨论医学革命及医学思维等相关内容。

一、医学革命

16 世纪以哥白尼的《天体运行论》为代表，拉开了"天文学革命"的序幕。由此促进了 17 世纪以牛顿为领袖的物理学、数学领域的近代科学革命。在牛顿之前的科学家多研究物质，从他开始不仅研究物，而且研究理，所以叫物理。物理最突出的表现为力，力是看不见、摸不着、离不开的，是功能表现。力本身虽然看不见，但其作用的结果或效果看得见、算得出、用得上，这就像在医学中患者的精、气、神，精（如血脂、血糖）是可以测出来的，但气、神难以量化，可它是生命的本质表现。

17 世纪的科学革命促进了 18 世纪以拉瓦锡为代表的"化学革命"，以及 19 世纪、20 世纪开始爆发的相对论、量子力学的"新物理学革命"。恩格斯总结了 19 世纪的三大发现，即迈尔、焦耳和亥姆霍兹等科学家发现的"能量转换和守恒定律"，施莱登和施旺提出的"细胞学说"，以及达尔文的"进化论"。其实 19 世纪还有"电磁学理论""元素周期律""孟德尔遗传定律""热力学第一定律"等重大发现。

由上可见，天文学革命对科学革命的影响是巨大的、深刻的，是有目共睹、达成共识的。但对医学革命的影响却十分有限，甚至对医学革命的提法和用词都很少。早期的医学革命主要由帕拉塞尔苏斯①、安德烈·维萨里②、威廉·哈维③和赫尔蒙特④等学者发起并走向成熟。他们受到科学革命的影响，分别在疾病的预防、诊断、治疗以及人体解剖、生理等方面获得了新发现。通过他们不懈的努力，最终将医学的基础奠定在科学实验和科学发现的基础上，彻底与以希波克拉底、盖伦为核心的古希腊、古罗马的医学学说分道扬镳，从过去过分注重体液理论即"四体液说"，并把其视为所有医学知识的基础，转变为一切基于科学实验、科学发现的，将人体物理化、数学化、化学化的新医学。

此后，人类经历了两次较大的卫生革命。

第一次卫生革命主要是缘于新发突发烈性传染病的肆虐。从 1800—1950 年，前 50 年主要发生在欧洲，主要有天花、霍乱、斑疹伤寒、伤寒大流行，比如霍乱致数十万人死亡。继后发生在美洲，主要有霍乱、疟疾、黄热病，纽约每天有数百人死于黄热病。再其后发生在我国，主要疾病有鼠疫、血吸虫病、黑热病、结核病、天花、伤寒、疟疾、麻风、钩虫病、破伤风，年死亡 1400 余万人，那时中国人的人均寿命还不到 40 岁。细菌学、微生物学、消毒学、免疫学、公共卫生等学科相继诞生，涌现了大量科学家，如施莱登、施旺、巴斯德、多马克、魏尔啸、科赫、弗莱明等，其中巴斯德和科赫是战胜传染病的关键代表人物。

但是，17 世纪巨大的医学革命却因科学革命的突起而被忽视，人们甚至认为医学革命只是科学革命的一部分。比如英国 17 世纪著名的生理学家和医生威廉·哈维（William Harvey）发现血液循环规律，奠定了近代早期生理学的基础，但很多人常不将其视为医学的重大贡献，而认为是对科学革命的贡献。人们通常将医学看作是科学的分支，把很简单的研究路径引入复杂的医学研究，认为对医学的关注和研究充其量是为科学革命找到更多案例和事件而已。正因如此，也就是从那时起，医学本身的独特性和医学发展的特殊性被长期忽视，科学技术向医学的渗透影响了医学人文的发展。

世界上不管哪个民族，最早的文化可能都是巫术文化，早期科学萌芽与巫术有不解之缘，主持祭典的巫师是人类历史上第一批学识广博的"文化人"，巫师的职责决定了他们的知识结构是"百科全书式的科学文化"。中国古诗词所传递出的意境和文化韵味常常令人回味无穷，如"大漠孤烟直，长河落日圆"，从科学上讲是地球围着太阳转，诗中描写的事实是错的，但其抒发的文化却是对的。一直到文艺复兴之前学者与工匠都分得很清楚，到了 15～17 世纪，这个局面发生了根本转变，学者与工匠发生密切接触，创立了近代科技体系。医学也逐渐向技术发展，出现了医学与人文的分离，医学技术化也越演越烈。

---

① 中世纪瑞士医生、炼金术士、占星师
② 16 世纪比利时医生、解剖学家
③ 17 世纪英国著名的生理学家和医生
④ 17 世纪比利时化学家、生理学家、医学家

第二次卫生革命从 20 世纪 30 年代开始，现代医学开始发端，特别是传染病得到了有效控制后，慢性病如心脑血管病、肿瘤的发病率不断上升，因此医学把主战场转向了人体体内，驶入了与既往几千年以群体卫生和预防为主相反的方向（或称医学发展时代），而且进入人体后，又从系统、器官、组织、细胞、分子，从宏观到微观，再从微观到更微观，开启了前所未有的个体诊断和治疗的新时代。遗憾的是，在慢性病没有找到病因或病根，于是越发向微观推进，过去通过这种方法，人类在传染病中找到了看不见的病因，所以认为慢性病在人体内也有看不见的病因，于是不遗余力地找下去。这样做的结果是，发表了大量论文，但离患者、离解决临床诊疗越来越远。不少学者认为，医学确实创造了奇迹，但并不令人满意，甚至令人反感或怀疑。2000 年，医史学家罗伊·波特在《剑桥医学史》的开篇中写道："在西方世界，人们从来没活得这么长，也从没活得这么健康，医学也从没这么成绩斐然，但与之矛盾的是，医学也从没像今天这样招致强烈的怀疑和不满。"

目前我们已迎来了第二次卫生革命，面临的主要疾病谱及其病因都发生了非常广泛、非常深刻、非常复杂、非常急骤的变化。目前见到的主要是慢性病（约 87%），如心脑血管病、肿瘤等，其病因主要有四大方面，其中生活行为方式因素约占 60%，环境因素约占 18%，人类生物因素占 10%，健康制度因素只占 10%。用第一次卫生革命建立的方法来应对第二次卫生革命的任务是难以奏效的，前者用的是一分为二的思想，即机制因果性；而后者需要合二为一，即经验因果性。很多慢性病的病因并不清楚，大多数还停留在假说阶段。所以，大量的药品研究出来是针对假说的，又怎么能用去治病，又怎么能治愈疾病呢？我曾经说过，"有病就要治，病是治好的"这两句话要改，因为它不全对，它是夸大了医学的作用，夸大了医生的能力。你把自己一百多斤的宝贵生命全交给了医学和医生，你自己去哪里了？世界上的疾病 1/3 不治也好，1/3 治也不好，1/3 治了才好。心理治疗、营养治疗、运动治疗、康复治疗……在民间对不治也好的 1/3 无限放大，对治也不好的 1/3 无限缩小，两个无限相加或相乘就成了心理师、营养师、运动师、康复师甚至护理师才干的施展空间和发力所在，当然有时也给神汉巫婆带来了机会。医生呢？除了尽力去解决治了才好的 1/3 外，当然也可参与另 2/3 之中去寻找自己的位置和机会，但这种努力（医生）有时被点赞，有时被中伤，甚至有时被杀戮。

人们一直信奉"不断在微观下寻找病因，再针对病因治疗使人类获得健康"这一思路，并以结核病作为成功例子开展研究和实践，且对此津津乐道。其实并非如此。1976 年英国医学社会学家托马斯·麦克翁（Thomas Mckeown）在《医学的作用》一书中分析到，英国在 1838—1970 年这 130 年间，结核病死亡率一直在下降，其间发生了对结核病乃至医学产生重大影响的三个事件，即发现结核杆菌、发明了链霉素和卡介苗，每一项或三项合并对结核病的治疗和防控都起了重要作用，但事实上这种作用只是局部的和短暂的，结果呢？结核杆菌变异了，链霉素耐药了，卡介苗无效了，真正改变结核患者预后并使死亡率下降的是卫生、营养和生活行为的改善，具体一点是处理人粪尿、选择水源、加热食品及清洗、检疫、隔离患者和掩埋尸体。直到 20 世纪中叶，世界范围内传染病得到控制无不是由于后面的社会学管理措施作为主要贡献。所以克里斯蒂安·巴纳德（Christiaan Barnard）①说："真正对人类健康有贡献的是抽水马桶的发明者，是压力泵的发明者，是首先用塑胶布做房屋地基防潮的建筑业者，水管匠、铁匠、水泥匠对人类健康所做的贡献，比所有外科医生加起来的还要多。"美国医疗技术先进，可平均寿命不及一些经济尚不很发达的国家，比如古巴，后者的医疗技术比美国差，但平均寿命更长。伊凡·伊里奇（Ivan Illich）②说："健康是人类对抗疼痛、疾病和死亡的能力，科技可以帮忙，但要发动一场消灭疼痛、疾病和死亡的神圣战争，现代医学已经走得太过了，这样会把患者变成消费者和修理的机器，摧毁了人自身维持健康的能力。"我把这种能力叫"自然力"。任何与疾病预防、治疗效果和预后判断无关的行为都叫过度诊疗，这种类型的"关口前移"虽不是主观的谋财害命，却也是客观的劳民伤财。现代医学出了问题，不是她的衰落，而是她的昌盛，科学的理论及技术是中性的，技术本不是目的，目的是由人来决定的。这里所指的参与决策的人一方面是企业家和医生，另一方面是患者和政治家，显然前者是支持现行医学的做法的，后者是反对的。因此，有学者指出：医学太注重科技，而医学实践大部分决定应该服从于伦理和道德。所以，科学引入医学使其强大昌盛，但医学要走向正途、避免歧途，需靠人文来帮助。医学具有科学与文化的双重属性，医学和医生用科学方法能让我们活，但不一定能让我们活得好，有时是生不如死。自古学问有雅俗之分，时下医学界把科学当成"阳春白雪"，而把文化当成"下里巴人"。我倒认为"下里巴人"才是仙，"仙"是站在山上的人；"阳春白雪"都是俗，"俗"是站在山谷的人。都是人，为何不一样？只是站位不同而已，所以《易传》称"形而上者谓之道"，道是哲学；"形而下者谓之器"，器是科学。我们可以这样理解，"形而中者为医"，医生上要通道，下要达器，既懂哲学又懂科学才是上医。上医大道至简，化古奥为通俗，化抽象为具体，化枯燥为生动。

疾病发生是一个连续过程，诊治疾病通常是规定一个合适的"起点"。降低起点会增加患病人数，其实，由此诊断出来的很多"病"无须治疗，是可自愈的，而不是治愈的。提高起点会减少患病人数，但若起点提得太高，会延误诊疗，增加死亡率。现代医学的进步实质上是一直在降低起点，从而极大地增加了患病人数。举两个例子，一个是高血压与心血管病。70 多年的研究证明，心血管病的风险随血压升高而升高，二者是持续的直线关系，但没有天然客观的切点，因而高

---

① 南非外科医生，完成了人类首例心脏移植
② 奥地利哲学家，也是集神学、哲学、社会学及历史学研究者多种角色于一身的学者

血压就是一个相对主观、人为决定的切点，切点下移，就要修订诊断标准，这个标准一下降，就可能会导致大量的"正常人"成了患者，医学就要对其进行干预。2000年我国进行了中国居民营养与健康状况调查，而后修订了高血糖、高血脂及高血压的标准，结果使"三种疾病发病率增加了约100%"。降低这个起点正确不正确，谁说了算，涉及大量因素。有人说，科学说了算，那么谁在掌控科学？科学本身是没有目的的，而从事或掌握科学的是人，人绝对是有目的的。另一个例子是癌症。癌症发生也是一个连续的过程，从基因突变→癌前病变→早癌→晚期癌症→转移→死亡。各阶段的死亡率是不同的，过去由于诊断水平有限，诊断出来的都是晚期，死亡几达100%。由此，人们将诊疗起点一再降低，也叫关口前移，叫早防早诊早治，结果诊断出大量肿瘤患者。这取决于仪器的灵敏度，灵敏度越高，早诊率越高，但要早到什么程度合适呢？有人说要早到出现一个癌细胞时，如果是这样，那每一个人都是癌症患者，因为每一个人体内都有癌细胞。一个不容忽视的现象是，现在早诊率提高了，早治率提高了，死亡率下降了，可肿瘤死亡的绝对人数变化不大。

人总是要患病的，人总是要死的，其诊疗与否应取决于本人，但现在患者依赖医生，医生又依赖设备。结果是什么呢？一方面，一个毫无任何不适表现的人，设备会为他诊断出来疾病，比如癌症，然后立即住院手术治疗，继之化疗或放疗，最后不久就死到了医院。如果不诊不治结果会怎样呢？另一方面，一个身体有严重表现的人，仪器设备诊断没病，比如抑郁症，不进行干预，可能很快就跳楼自杀身亡。举一个综合的例子，高血压患者5年内发生心血管事件的概率为10%，那该不该治疗呢？一般抗高血压的药物可把心血管事件的风险降到7%，即5年内100个高血压受治患者中，3人因治疗而避免心肌梗死或脑卒中，而那97%的人是白吃药，这恰似赌博，胜算仅3%。这么小的成功率，为何100个人全去吃药呢？因为他们都争取自己是那三个中的一个。最近《英国医学杂志》报道，高血压患者吃血管紧张素转化酶抑制剂这类降压药，肺癌发生率增高，5年发生率更高。很多高血压患者不知道，也没去关注吃药后肺癌发生增加的问题。

技术主导会使医学走向歧途：①技术导致医学全面技术化，技术渗透到医学的各个方面，技术就是医学，医学发展就是技术发展，医学的其他方面被忽视；②医学技术成了一种独立的力量，甚至独立于医学宗旨，成为医学的发展目标；③技术主宰医学，医疗建制视技术需要而设定，技术决定其规模的品质和走向，而且成为考核指标；④医学理性受制于技术，医学研究的目标、医生的理想情操、人类对健康的追求都被技术化消融和化解。

比如多年前，上海某医院为显示该院技术先进，将未经国家药监局审批的由德国两个公司生产的人工心脏装置引入该院，先后为多名无心脏移植适应证的患者做了人工心脏置换术。愿做的患者，承诺提供其孩子的教育生活费用，且每月再补助全家一定的生活费。尽管术后患者生活能力大不如前，但还要承担术后存活良好的宣传。在关于宣布该项手术成功的新闻发布会上，当记者提问时，有个患者回答说"生不如死"。其实在所做的9例中，7例已死于脑部并发症，存活期只有1~15个月，仅存的2例，1例已成植物人，另1例就是那个"生不如死"的患者。

分析上述技术主导化或主体化的负面效应果很多：①医患关系全面物化，医患关系严重异化，临床医学变成了临技医学；②医方责任模糊化，医院像一个庞大的机器，医生只是其中一个螺丝钉，医生对患者承担的巨大责任被这个机器取代；③医学目的与手段相互转换，手段成了目的，患者崇拜医生，医生崇拜机器（技术），患者最终崇拜技术，医生变相"失业"；④医生只知用技术对人体进行无限制的干预（过度治疗），医学处于生命的有限性和技术无限性的矛盾之中，有时善恶难分，甚至将其推至由善而恶（收红包现象）的境地；⑤人体与生命的碎片化，技术产生的问题又用新技术去解决，无限制细分产生无穷无尽的问题，人的碎片化被科学家视为成就，其实在成就背后是人性的消失；⑥技术主体化将生物医学引向极端，突显了其中的不足，使医学成为片面、畸形的医学；⑦技术主体化带来医疗费用的飞速上涨，给医学的公平性和可持续发展带来很大困难。

技术化把医学主体（人）的生命健康变成了客体，变成了实现某种目标的手段；而本身的客体（技术）却成了主体，这样必然导致医学宗旨的异化，技术与道德出现断裂。其实人只是大自然的一小部分，甚至是微不足道的小部分，但我们却把大自然看成我们斗争的对象。科技只是天底下一种方法手段或技术，我们却把一切方法手段和技术，甚至智慧都归属为科技，然后把自身有限的人看成第一因素，然后用战无不胜的科技，去彻底征服自然，实际上是做不到的，只是一种妄念和野心。

医学技术化使我们都期望诊断治疗水平越来越高，但实际诊疗结果却事与愿违。比如我们查阅了1912—1989年来自美国、欧洲及我国一些大型医疗系统的临床诊断总结，与尸检结果不符率很高，达到20%~45%。

医学技术化有时对治疗效果的提升也不明显。20世纪80年代以前，业内普遍认为，心肌梗死患者常规用抗心律失常药可使死亡率下降30%，但后来的随机、对照、多中心国际化研究证实，常规用抗心律失常药治疗后死亡率均高于对照组，甚至猝死率明显增高。

二、医学异化

医学化（Medicalization）指医学有特殊知识和特殊技能，从而使医学具备了特殊权力，并用其创造专业概念、规定疾病标准、定义疾病概念、制定治疗指南并加以干预。美国学者康纳德（Peter Conrad）指出，医学化是"用医学语言描述问题，用医学术语定义问题，用医学框架解释问题，用医学方法处理问题"。医生得到权利和经济利益，但患者并未得到健康效益，甚至使民众失去了健康。

医学化包括：①将正常生命过程看成医学问题，怀孕生子不是病，但现在孕始孕终频繁看医生；②将衰老看成疾病，并与老年病混同，扩大医疗干预；③将社会和个人问题完全看成医学问题，如社交恐惧症、网络成瘾症等；④将致病风险看成疾病，如对血糖、血脂、血压的生理性偏高，或微量元素偏高或偏低进行干预；⑤将相对的"罕见病"当成流行病普查，如梅毒、艾滋病等；⑥将轻症视为重症前兆；⑦制造假性病症，如老化、无聊、脱发、眼袋、雀斑、白发，甚至长得丑都算。正常生命过程中的生老病死，很容易被当成新疾病，并进行治疗，从而形成医学化。

医学化的形成包括六个层面的原因：①医生和科学家是始作俑者；②媒体煽动放大；③政治家参与；④公众无辨别力；⑤医药器械业追逐利润最大化；⑥诸多社会商业投机推进。有人形象地讲，21世纪一个"健康人永远消失"的运动正在悄然兴起。新的检查方法不断问世，导致"新的疾病"被不断发现，人类已被各种"新疾病"所包围。如一半的小学生被诊断为"注意力缺乏"或"多动症""自闭症"；40~70岁的人群，一半被诊断为性功能障碍。生活医学化导致生命自然变化和正常行为方式被无端扭曲成病态，健康恐惧时刻笼罩民众的心灵，医学技术成了健康的威胁者之一。其结果：一是劳民，不适当的医学干预引致不必要的医学伤害和副作用；二是伤财，医学化浪费大量的医疗资源，美国每年数万亿美元的医疗费中，约1/3是多余或浪费，我国过度用药及过度医疗造成的医疗资源浪费达20%~30%。世界卫生组织前总干事陈冯富珍说，中国医疗业有"三过"现象，一是过大医院，二是过度医疗，三是过细诊疗。医学化恨不得把所有人都变成患者，恨不得把患者所有的钱都收到医院。医学化最严重的弊端是导致医学商业化，把健康当成商品，健康可用金钱购买。有人还说，金钱就是健康，由此形成了错误健康观念和错误健康行为的恶性循环。

生活医学化是社会医学化的一种形式。形成社会医学化的基础是医学社会化。医学社会化和社会医学化是社会发展的两个不同阶段。第一阶段，医学逐渐形成一种巨大力量并向社会渗透和扩展，并逐渐得到社会、政治、经济的支持，逐渐形成了医学社会化。第二阶段，医学的能力、要求和标准逐渐被社会接受，加之社会生产力和文明程度的明显提高，医学进步不仅有力地解决了各种医学问题，而且有力地解决了很多社会问题，逐渐成为决定社会发展的核心力量之一，从而逐渐形成了社会医学化。社会医学化是社会发展的必然趋势，只有真正实现了社会医学化，医学才能履行防病治病、维护人类健康的使命。很多发达国家科技很先进，实现了医学社会化，但忽视了社会道德，医学人文缺乏，即使用再多的钱，也解决不了医学的问题，难以实现社会医学化。

我国的医学社会化还处于初级阶段，医学技术与医学人文与先进水平相比都存有很大差距，医学技术在应用过程中还存在很多不当现象，导致生活医学化的发生，其原因有：①人们把科技当成了一种信仰和迷信，误认为科技可解决一切健康问题；②人们认为医学是万能的，其实医学本身有局限性，不能解决健康的所有问题；③人们认为医学渗透到生活中只会有益于健康，其实用医学操纵生活以牟利是背离医学宗旨的，可能会引起健康恐慌。过度的健康普查是医学化的典型例子，比如血糖、血脂、血压等指标，单纯某一数据或指标的偏高或偏低并不代表有某种疾病，德国 30 ~ 39 岁人群中，68% 的男性和 56% 的女性，血胆固醇都超过正常范围，而 50 ~ 59 岁人群中，男性和女性的胆固醇超过正常范围者分别达82% 和 93%，但他们并非都是患者。正常人体是一个有机体，由各种因素共同组成，这些因素通常相互交织，正是这种"混沌"状态决定了整体的稳定状态，如对机体内部相互交织的某一或某些因素加以干预，不仅无益反而有害。

三、中西方思维不同对医学的影响

思维和存在的关系是哲学最基本又是最重大的问题。批判性思维是一种应用范围最广、最有力、最佳的思维方式。美国学者彼德·法乔恩（Peter Facione）说，美国高等教育受全球青睐，甚至让人恐惧的原因之一，是教授批判性思维的潜力或能力。国际医学教育研究所（IIME）把批判性思维列为"全球医学教育最低基本要求"的七个领域之一。

当一个问题无法被公式化或程式化的方法解决时，就需要批判性思维。显然，绝大部分医学研究和临床问题都属于这个范畴。人类具有反思本性，但批判性思维必须建立在良好判断的基础上，使用恰当的评估标准对事物的真实价值进行判断和思考。要做到：①理性自主，要独立自主思考，避免任性、偏执、感情用事；②逻辑完整，要有缜密的逻辑，以免误入歧途，特别是在某种混沌状态下要用完整逻辑理出清晰脉络；③适应伦理，要理由充分，符合伦理，防止急功近利、投机取巧。

多学科诊疗（MDT）是面对复杂患者时，过去本该自己会的，现在由于学科分化自己不会了，就把很多科的人请来，应用精准医学的方法，人人都说自己重要，强调一个点，其实这个点在整体状态中无关紧要，或只是局部的、瞬时的重要。把全部措施都用到患者身上，局部都起到了作用，但整体并没达到效果，讨论到最后学术上要考虑面面俱到，面子上要考虑"一团和气"。一点搞不定搞另外一点，一点复一点，一点何其多，哪个能搞定，谁都不好说。患者接受的是过度治疗，病情反而加重，甚至死亡。事实上，从单一角度考虑，过度强调精准的治疗可能是引起过度治疗的根本原因。

西方文化是以转换为特点的线性更替，总是后浪覆盖前浪。东方文化是以扩延为特点的非线性平行进步，保持绵延不绝。中国文化强调在继承基础上的创新。创新不是背叛，不是剥离，也不能再造。比如养生，老子"清静无为"，庄子"顺乎自然"，孔子"仁者寿""智者寿"；苏东坡说"宁可食无肉，不可居无竹，无肉使人瘦，无竹使人俗"，郑板桥说"布衣暖，菜根香，诗书滋味长"。

四、从医学与科学的异同看研究思维的选择

（一）显性知识与隐性知识

人类存在两类知识，即显性知识和隐性知识（Tacit knowledge）。两种知识系统有时相互独立，但通常难以截然分开。美国著名学者多罗西·伦纳德·巴顿（Dorothy Leonard Barton）指出，在人类知识构成中，显性知识（言传知识）只占20%，隐性知识（意会知识）占达80%。中医不仅是形而下，也是形而上的学问，是"技"与"道"的整合。具有隐性知识特征，中医学是一座伟大而卓越的隐性知识宝库。

中医本身的人文内涵与中医人本身成长发展中的经验积累决定了中医知识体系中蕴藏着大量"只可意会，不可言传，心中了了，纸上难明"的隐性知识。这些知识来自历代医家对生命过程和外部世界的感知、分析和总结，是以直觉、预感和洞察方式获得的，对其进行正确的理解、继承和转移有赖于对其结构维度的深入研究。

《后汉书·方术列传·郭玉》中记载"医者，意也"，指出传统中医知识有"只可意会，难以言传"的特性。这种意会性特征常使现代人产生玄妙、神奇、不可理解的感觉，有些人由此得出"中医不科学"的结论，加之国人将"科学"二字理解为"正确""真理"，所以"中医不科学"就被误解为"中医不正确""中医不是真理"的概念。中医的意会性知识是指中医传统认知中能够感知，但不能被充分表达，必须通过意会领悟、关联思维，甚至要联系具体情境才能理解的知识。

隐性知识是能意识到，但难以用符号表达，难以编码，难以言传，但有助于目标达成的知识，学习这种技能唯一的方法是领悟和练习。中医的意会性知识与隐性知识的概念有很多相似性，但也有不同。隐性知识是从静态视域与显性知识比较而言。中医的意会性知识是从动态视域，从语意关联的意义表达和情境的交互关联来加以理解和体验。

对中医意会性知识和隐性知识怎样理解、继承和有效转移呢？同一种隐性知识对不同民族、不同语言、不同时限、不同思想、不同思维方式有深刻影响，人类思想总是比语言能表达的要多。这就是孔子说的"书不尽言，言不尽意"，怎么办？"圣人立象以尽意"，也就是当文字有局限性不能充分表达语言，语言有局限性不能充分表达思想时，就可用"以象表意"的方法，即以情境表达思想。三国时期经济学家王弼说"夫象者，出意者也；言者，名象者也，尽意莫若象，尽象莫若言"。情境是思想的表现，语言是情境的彰显。表达思想没有比情境更好的办法，解释情境没有比语言更详尽的手段。但是"存言者，非得象者也；存象者，非得意者也"，亦即认识事物的过程要理解语言和情境背后的意义，得到思想后就应该忘记作为理解媒介的语言和情境，不必再拘泥于这些工具，如果一直拘泥于

此不能超越，那就是还没有"得意"，还没有得到真正的思想。

中医知识是东方哲学理论指导下的一种智慧性知识体系。它不能用形态学方法表达，也不能用实验科学来证明，对这种意会性知识需要医生发挥理解力、想象力和创造力来认识。数千年来中医医生在医疗实践中积累的大量临床经验填补了哲学思想与临床实践之间的鸿沟，成为经典文献知识到技能操作之间的桥梁。在大量填沟搭桥过程中又不断证实、完善、丰富，确立了意会性知识的重要性、合理性和正确性。中医学经验性知识是中医医家在长期医学实践中形成的知识和技能，有很强的总结性、概括性、指导性、借鉴性、通用性和文学性。它来源于医学实践，发展的生命力又依赖于不断的医学实践。

中医学是一门难以用简单的科学理论解释，难以用简单的科学方法证实的复杂的学问。有经验的中医医生能调用大量的意会性知识，并与自己的实践经验相整合，从而形成独特的知识体系。初学者因临床经验不足，无法将显性知识融会贯通，无法有效转化显性知识，也无法调用显性知识形成自己的意会性知识。中医的经验知识不是个人独创的，而是继承前人经验、结合临床实践加以总结提高的医学知识体系。

现代医学用的是还原论的因果思维，只是一种形而下的平面思维结构。这种机制因果性思维对显性疾病、有明确病因的疾病（如传染病），诊断明确、疗效显著、预防有方，但对慢性复杂性非传染性疾病却无能为力。中医学是形而上的垂直思维，是经验因果性思维，以患者为导向，强调整体观，辨证施治，核心观点是"审证求因"，而不只针对疾病，它以治愈患者为目标。使用中医学意会性知识，通常是无意识、不自觉的，其传承也是以一种"润物细无声"的方法，而不是强求、强灌、强考、强用。

（二）研究的逻辑性与因果性

人类习惯了用逻辑思维考虑问题，因为它简单、明了、准确。但是逻辑一般是两个因素，比如 A 因素到 B 因素，是朝着一个方向或单方向的思维和结果，而且只是在很短时间内的结果，所以无论放到何时何地都是正确的、不变的，放之四海而皆准。但两个因素单一方向这种状态在自然界和社会中是很少存在的。很少有这种孤立状态独立存在，有时是人为的。比如科学研究常常是人为地从自然或社会中抽出来的这种状态。这种状态表现出的结果和规律一定是在某些条件甚至是大量条件限定下的稳态，非 A 即 B。但它通常受到周围多种或很多因素的影响，条件一变逻辑就会变。因果是大量逻辑关系共同较量的结果，其中含有大量的不同因子，有各自不同的方向，所以因果通常是不稳定的，会相互转变。从逻辑到因果之间，通常存在各因子间大量的相关关系。事实上，现代的医学研究就是从逻辑开始，但要回答的是因果关系。所以，我们必须认真全面地考虑从逻辑到因果间大量的相关关系。这种相关关系，有时有规律，但更多是无规律而言。里面充满了各种因素，我们称之为多样性或无限多（Diversity）；这些因素还会发生变化，我们称之为变态状或无穷变（Dynamics）。这种无限多和无穷变所构成的混沌状态，可以用因果去总结，但很难用逻辑去解释或解决。从这种混沌状态我们可以总结出一些常理、规律，但通常会发现大量常理和规律之外的例外和意外。从这个意义上讲，能分析这种状态并总结出道理的叫科学研究，难以处理但能总结出经验的叫医学。进而，能认识和处理这些常规常律的医生是一般医生，但能处理例外和意外的医生，我们称之为名医。

（三）研究的前瞻性和回顾性

医学十分复杂，疾病特别是慢性病，由多病因所致，且因时、因地、因人而变化，有多阶段表现。医学研究的目的是想从生理到病理过程中寻找一套规律，从而为医生诊疗疾病提供帮助。目前的医学研究主要有两类，即前瞻性研究和回顾性研究。

前瞻性研究是研究者从杂乱无章的大量因素中找出几个自己认为最有兴趣、最有意义的因素，作为原因去研究结果，显然，条件时间都是已知的、可控的。回顾性研究是已经得到了结果，然后反过来去回顾影响结果的最重要因素。显然，前瞻性研究是向前走，而回顾性研究是回头看。过去做研究生时，听老师说前瞻性研究更科学，当时误解为更正确、更可靠，现在看来不对。应该是前瞻性更遵从科学的规范，所以更科学；但回顾性研究主要总结经验，经验是经历了的检验的东西，更符合医学的要求，所以更医学。前瞻性研究是人为的试（实）验，而回顾性研究获得的是为人的经验。前瞻性研究得到的只是结果，而回顾性研究得到的是效果。前瞻性研究是从机制到效果，回顾性研究是从效果到机制。二者的特点可以总结如下（表1）。

表1　前瞻性研究与回顾性研究比较

研究项目	前瞻性研究	回顾性研究
病因	单病因	多病因
阶段	单阶段，直接致病	多阶段，间接致病
目标	结果	效果
方式	人为的试（实）验	为人的经验
特点	更科学	更医学
范围	抽样	全样
对象	虚拟世界	真实世界

前瞻性研究通常采用随机性方法，随机性研究能否揭示事物的因果关系，对此人们一直存在争议。由于医学研究的对象复杂多变，抽样人群大小、抽样实施者的经验及素质、抽样时间选择及长短等多种因素都将影响结果的代表性和正确性。由于所得结果经常被实际效果否定，所以随机性导致的正确性常常遭到否定，

即便是统计学规定的随机性抽样方法，其实也是在小范围、小样本的随机，范围和样本扩大就成了随意，再扩大就成了随便。奥地利物理学家安东·塞林格（Anton Zeilinger）在 *Nature* 杂志说过："宇宙基本是不可预测且是开放的，绝不是因果相关的对象。"人是因果网络的一部分，自身无法逃脱因果关系。但科学家通常使自己与实验对象分离开来，假设自己独立于自然现象以方便管控，假设自己是外在的操纵者，可以通过人为的实验达到自己的主观目的，这样做，在大科学或在医学的世界中无立足之地。

认识世界有两种资源：一是经验，知道违反常规对己有害是学习来的；一是机制，是通过研究来的。基于因果性学习到的经验并不需要深入研究机制。比如人类几千年前就知道食用毒蘑菇对人体有害，但其准确的机制还是近一二十年才研究出来，除非这种毒性有别的用处，其实不需研究，只要知道毒蘑菇不能吃就是了。

医学研究领域，大部分依靠统计技术在临床试验和流行病学领域发挥作用，研究者只要临床经验的数据，而不需要参考机制知识就可得出结论，这种统计的模糊性，正是统计技术显现的先进性。

（四）记忆的内隐性与外显性

人的本能发自内心深处，即边缘系统和大脑皮层的"记忆"。人类的记忆可分为内隐性记忆和外显性记忆。内隐性记忆受边缘系统调控，如恐惧、怕黑，人皆如此，而且是随进化而来，不知不觉形成。比如怕黑，原因是原始社会，人类是白天从事生产生活劳作，很多伤人的野兽或其他动物则是在夜间行动，人与动物活动规律不一样是因为视杆细胞和视锥细胞不同。一直到了现代社会，人类依然认为黑夜潜藏危险，对黑暗的恐惧已刻在遗传基因中，所以也称遗传记忆或内隐性记忆。

外显性记忆来自大脑皮层。比如每年车辆导致成千上万人死亡，但我们依然搭车，并不害怕。被一些蜘蛛和蛇咬伤并不致命，但多数人十分害怕这类动物，女性更是；这是几百万年前被蜘蛛和蛇咬后有人丧命，人体产生了记忆。就一个人来说，过去是"一朝被蛇咬，十年怕井绳"，其实对整个人类来说，是一朝被蛇咬，几百万年怕井绳。其实第一次被咬，没有大脑皮层参与，叫内隐性记忆，第二次或以后更多次就有大脑皮层参与，叫外显性记忆。怕的不是蛇，蛇当然也怕，那是隐性记忆，关键是怕井绳，后者是显性记忆使然。

婴儿一出生就会吃奶，其实吞咽涉及十对神经、几十块肌肉的联合协调运动，这种先天本能是内隐性记忆。如果右脑被破坏，则婴儿不会吃奶，但破坏左脑则不受影响，这也是内隐性记忆。

精神性疾病多为外显性记忆出了问题，导致意识与行动的分裂。巴甫洛夫认为，健康人大脑皮层如果出现两个兴奋灶，一个必将抑制另一个，使之不产生功能。但精神疾病患者不是，要么两个都强，呈躁狂状态；要么两个都弱，呈抑郁状态。一个灶不能抑制另一个灶，于是出现精神病态：要么多动，要么少动，要么乱动，要么不动。

无论是内隐性记忆还是外显性记忆，都随人类进化发展而来。本质上讲，进化首先是为繁殖后代，同时也是为了生存。鲑鱼能穿越浩瀚的海洋准确游回它出生的地方，产卵后父母双双死亡，小宝宝出生后顺流游回大海，数年长大后又演绎同样一幕。所以，动物和人一样，都有定向系统，位于边缘系统。但人多了一个皮层，所以比动物的定向力更强，男性又比女性强，所以女人容易被骗，还经常说，怎么受伤的总是我，其实是边缘系统和皮层有差别。为什么？是因为原始社会男性出去狩猎，要知回路，不然会被饿死或被动物吃掉，所以凡是深山探险或驴友单独行动，女性迷路要比男性多。

与成人比，儿童的双记忆系统都是天生比较单纯的，因为成人的外显性记忆已有增强，所以对儿童的诱导性问诊可以导致孩子的双记忆紊乱，如加以相应治疗，往往适得其反。

其实，从中世纪到现在几百年对精神病的治疗事实上多数都是针对记忆而为。有的针对内隐性，有的针对外显性，也有的是针对双记忆系统（表2）。

表2　不同时期精神病的治疗方法

时间	治疗方法
中世纪	驱魔疗法
1917 年	用疟原虫接种治疗神经梅毒导致的麻痹性痴呆，获 1927 年诺贝尔奖
1930 年	电休克治疗，对海马的不可逆损伤产生永久性记忆消退
1935 年	前额叶白质切除，获 1949 年诺贝尔奖
1950 年	氯丙嗪（开始是罗纳·普朗克公司合成了异丙嗪，发生其有让患者平静、放松的功效，后合成氯丙嗪治疗精神病）

以后人们发现启发记忆、调动潜意识记忆对治疗疾病甚至改变人生具有重要作用。比如人一定要有利导思维，不要弊导思维。同样是半杯水，有人说还有半杯，是利导思维诱发的正能量；但有人说只剩半杯，是弊导思维导致的负能量。又比如，同样是带刺的玫瑰，利导思维是刺中有花，但弊导思维则是花中有刺。医生可用利导思维启发记忆，给患者治疗。比如当一个患者遇到几乎难以克服的困难，且处于孤独、无助、无援状态时，利导的办法是对他说，即使全世界都抛弃了你，请记住，你心中还有一个深爱你的自己。当然我们也可以利用周围环境来启发人类的记忆，从而激发本能，比如穿红球衣的运动队易败，因为红颜色激发了对方的激情及斗志。又比如，一些非洲国家日照时间长，那里的人精神分裂症多，而抑郁症很少；所以非洲人移居中国，抑郁症不会增多，因有内隐性记忆，但精神病会减少，因外显性记忆被一定程度地抑制了。

要认识判断人类内隐性记忆和外显性记忆，并用之诊断及治疗疾病其实并不简单，是一项非常复杂的工作。心理学家大卫·罗森汉（David Rosenhan）1972 年组织了一支 7 人（男 4 女 3）加自己共 8 人的研究小组。他们假扮精神病患者，到美国各州医院求诊。他们事先对自己进行简单培训，不洗澡、不剃须、不刷牙，穿戴邋遢。结果 7 人被诊断为精神分裂症，1 人为双相型情感障碍，还接受了为期 7～52 天的住院治疗。住院期间没有一个医生护士发现他们是正常人，倒是有些精神病患者认为他们不是疯子，是记者或研究人员，专门来院做调查的，这成了精神病患者在打假。这个报告发表在 Science 上，标题是"精神病病房的正常人"。文章发表后，3 个研究机构向罗森汉挑战，宣称 3 个月内任由罗森汉派假精神病患者，他们都能诊断出来。罗森汉果断应战，宣布随后 3 个月派 1 名或多名假患者前往住院。结果 3 个月中这 3 家医院共接诊 193 名患者，他们诊断出 42 名假患者，其实罗森汉并未派去一人。

（五）研究的正向性与反向性

由于医学本身的复杂性，且与医学以外的领域明确相关，所以不能局限在一个专科思考问题，要跳出专科讲医学，跳出医学讲科学，跳出科学讲哲学，应用哲学的思维来探求未知。还要跳出科学讲社会，依靠社会促科学，不仅需要博大精深，而且需要宁静致远。只有把上述学问整合起来，只有把世界装在心中，我们才能置身于世界之中。

我们都十分信奉科学，而且习惯于用单元思维、线性思维、同质思维、稳态思维去思考问题、解释问题和解决问题。但是医学是多元的，不好用单元思维去认识；生命是非线性的，难以用线性思维去探知；患者是异质的，不宜用同质思维去对待；病情是动态的，不能用稳态思维去诊治。

所谓反向研究，并不反对已有的研究方法及结论，而是以其为基础、为对照，对其对面或反面进行探索，以求完整与完美。反向研究对一个事物，既要考虑前，也要考虑后。不仅前与后，而且左与右、上与下、顺时针和逆时针都要研究，还要对已取得的成果进行再研究，所以要思前想后、左顾右盼、上下联动、顺逆比较、温故知新，并加入时间变化因素等才能全面正确理解生命、生理、病理，最后直至健康。反向研究为的是追求全面、完整和真实。完整性是生命存在的必备条件。爱因斯坦说过："理论物理学家必须极其严格控制自己的主题范围，即经验领域里最简单的事件。对所有更为复杂的事件企图以理论物理学所要求的精密性和逻辑上的完备性将其重演，这超越了人类理智所能及的范围。高度的纯粹性、明晰性和确定性会以牺牲完整性为代价。"固然，西医获得了高度的纯粹性、明晰性和精准性，却付出了完整性的代价。中医获得了完整性，却忽视了高度的纯粹性、明晰性和精准性。简言之，如果中医和西医都在自己的发展方向上走极端，那么西医获得了科学，可能失去了医学；而中医获得了医学，可能会失去科学。要解决这个问题，必须对所有因素和思维进行整合，才有可能获得真知、真见、真果。阿波罗宇宙飞船当年获得成功是因为整合了 124 所大学 2 万多家科研机构和公司、45 万科技人员的集体智慧。这种整合其实就是正反研究的整体整合。医学研究人员每年在 2 万种生物医学杂志发表超过 200 万篇论文，而在促进人类健康方面并不明显，其实就是各自抓住一点，无限发挥。每一点都独自走得很深，但离整体越远，其实都是些碎片化且作用不大的知识，形成不了力量。

2011 年拜耳医药公司对 67 篇论文做过重复研究，能完全重复的仅 21%，部分重复的为 11%，不能重复的达 65%，还有 3% 为实验无效或不适于重复。这么多论文，如果再过一二十年不能证实有用，只能说是垃圾。对同一个患者，不同思维的医生诊治结果是不一样的。线性思维的医生对不同患者的同一种病开出全世界同一种可怕的处方，而非线性思维的医生则开出的是不同的安全有效的处方。对同一个人，有病推论可加剧疾病诊断扩大化，从而加剧过度诊疗；无病推论可避免疾病的诊断扩大化，从而减少过度诊疗。

我们现在研究某种疾病发病的危险因素，通常是去探求每一种危险因素的贡献率，但一个疾病有若干危险因素，这些因素的贡献率加起来远大于 100%，甚至达 1000%。同样，我们用各种方法去预防和抑制这些因素，抑制率高达 100%，甚至 1000%。可是疾病的发生率下降不明显，或者原地不动，甚至死亡率还有增高，因为抑制措施导致了其他疾病的发生及死亡。这说明我们只是考虑到了部分因素，甚至真正的病因我们还没找到。我们找到的 A～D 因素并不完全，如果还要研究 E～Z，作为病因的贡献率将是无穷大，可死亡率的控制却是无限小。所以，这么多因素的真实致病性和叠加致病性值得认真研究，这就需要新的研究方法，其中反向医学研究是重要的方法，因为原来的方法已经不能奏效了。比如，所有抗癌药，不仅要对癌有效，其实对所有器官都是有影响的，只是对心脏的毒性更加受到重视。反之，很多心血管药现在发现有抗癌作用，而且效果比现有的抗癌药还好。很多抗癌药可能只对 25% 的患者有效，75% 无效，但 100% 对人体有毒性。对此，临床医生有两难：药量小了无效，药量大了有毒。目前临床用药，一方面，世界上很难研究出好的抗癌药；另一方面，我们又有大量肿瘤患者要用药。肿瘤在分子水平是多个靶点或无数靶点，针对一个靶或几个靶只是杯水车薪，而且肿瘤的靶还是移动靶，随时间变化，这就是靶向药有时开始有效后无效，个别时候开始无效后有效的缘故，所以设计抗癌药不应该只针对一个靶点，而应全景设计。最近 50 年，研究成功的好药甚少，怎么办？能否一药多用、老药新用呢？这种情况已初显成效（表3）。

科学上的有些概念和技术用到医学上常有偏差，因为科学的研究对象是物，医学是人，物和人不一样。一台机器某个螺丝松了，机器不转了，拧紧螺丝就好了；但一个人得了病，医生给他治不好，他自己可能自愈。而且用现在已知的科学知识很难全面解释未知的人体。很多科学的研究方法用到医学中有局限性，包括研究方法、统计方法和分析方法，因为医学是多元的、非线性的、异质的、动态的。比如现代科学方法研究新药及其药理学多是采用研究抗生素的方法，大家

表3　一药多用与老药新用

药名	初始应用	新发现
西罗莫司	免疫抑制剂，用于器官移植	治疗自身免疫淋巴细胞增生综合征（ALPS）
沙利度胺	妊娠呕吐	治疗白血病和麻风
阿司匹林	解热、镇痛，用于感冒发热、关节肌肉痛等；目前更多用于抗血小板聚集	治疗结肠癌
青蒿素	疟疾	抗肿瘤
二甲双胍	糖尿病	防治乳腺癌
普萘洛尔	降血压	治疗血管瘤

知道抗生素抗菌不抗人（体），细菌是外来品，跟人体不一样。但慢性病是人体自身的改变，所以治疗慢性病的多数药品是既抗病又抗人。因此，针对外来病沿用抗生素的概念和办法，很难为慢性病所使用。现在的药物研究，一味地追求作用靶点，研发的药物不仅对整体治疗无效，还可能有害。只有把从无数靶点与疾病间关系的研究中获得的海量信息加以选择并合理整合，才能治疗和治愈疾病。

时下大家对人工智能引入医学表现得很热，热得有点过头。人工智能引入医学解决了很多问题，IBM 大中华区总裁陈黎明常举这个例子，有一个日本患者身体不适，急送日本东京大学医学研究院，诊断为急性白血病，疗效不好，用他们的 Watson 人工智能系统改诊为另一种白血病，结果治疗效果很好。因为计算机能在短期内做大量计算和分析，比如 Watson 可在很短时间内阅读 3469 本医学著作，248 000 篇论文，69 种治疗方案，615 40 种实验数据，106 000 份临床报告，最终给出 3 种最优选的治疗方案，而 1 名医务人员 1 年才能读 200～300 份医疗文献著作。但是我们也必须有反向思维，也不能把人工智能估计过高，有人不如计算机的，但也有计算机不如人的，而且计算机一错就是大错特错，甚至面目全非，失之毫厘，谬以千里；因为人工智能只有智能无智慧，只有智商无情商，只会计算不能算计，只是专才不是通才。

75 位诺贝尔奖得主希望人类回到 2500 年前向孔子汲取智慧，说的不是不要科学研究，也不是不要发展技术。科技发展到今天给人类带来巨大福祉，这是有目共睹的、不可否认的，但科技发现的大量数据和证据，包括形成的知识成果，一定要加以有机整合，才能适应和满足人类的需求。怎么整合？孔子那个时候提出的以人为本、天人合一就是基本思想。当然，当时提出的文化精髓只是宏观的、概念的或是哲学的、文化的，那时没有强大的科学技术及其产生的成果去支撑，好比无米之炊，也像无源之水。现在科技发展有米了、有源了，而且有很多米、大量源，只要用整体观加以有机整合，必将造福于人类继续生存和发展。最后一句话，医学与其他各行各业一样，系统论是人类认识世界的基础，整合观才是人类改造世界的法宝。

参考文献

[1] 顾犇. 关于诺贝尔与孔夫子的一些说明 [J]. 中国文化研究, 2002, 10 (4): 147 – 148.

[2] 王公. 刍议恩格斯的 "19 世纪自然科学的三大发现" [J]. 科学文化评论, 2016, 13 (3): 52 – 57.

[3] Roy Porter 著, 张大庆 译.《剑桥医学史》序言 [J]. 医学与哲学, 2001, 22 (9): 20 – 21.

[4] 唐金陵. 医学的进步与反思 [J]. 中国医学人文, 2017, 3 (11): 8 – 12.

[5] Hicks BM, Filion KB, Yin H, et al. Angiotensin converting enzyme inhibitors and risk of lung cancer: population based cohort study [J]. BMJ, 2018, 363: k4209.

[6] 杜治政. 论医学技术的主体化 [J]. 医学与哲学 (人文社会医学版), 2011, 32 (1): 1 – 4.

[7] 唐文佩, 张大庆. 医学化概念的构建及其演进 [J]. 医学与哲学 (A), 2015, 36 (3): 16 – 20.

[8] 赵士英, 洪晓楠. 显性知识与隐性知识的辩证关系 [J]. 自然辩证法研究, 2001, 17 (10): 20 – 23, 33.

[9] Rosenhan DL. On being sane in insane places [J]. Science, 1973, 179 (4070): 250 – 258.

[10] 樊代明. 医学的反向研究 [J]. 医学争鸣, 2018, 9 (6): 1 – 4.

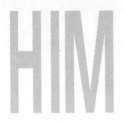

自然力与医学干预

◎樊代明

生命从诞生之时起就产生了与之相适应的自然力（Natural force），并伴随人类的生老病死。

大约40亿年前，地球上开始出现有机大分子，15亿年前出现真核细胞，并出现核膜，以保护遗传物质，即基因。8亿年前海洋出现多核生物。4亿年前海洋生物向陆地移行，从此，植物、昆虫、脊椎类动物等开始在陆地上繁衍。在生命从发生到发展的整个过程中，最大的推动力是其自然力。不同的环境造就了不同的生物，为适应环境变化，不同的生物又在进化过程中不断提升自己的自然力，以保持其持续繁衍和进化，进而又不断改善和增强生物的自然力。如此循环往复，螺旋上升，遵循一条天理——"物竞天择，适者生存"。

一、自然力的组成

自然力是由生命带来的，是生命力的具体体现。人体生命的自然力包括以下7种能力。

（1）自主生成力　即人体的自我组织、自我生成的能力。父母共同给我们一个细胞，经过一分二、二分四，经过大约41代分裂后形成一个人体，个体中包含不同的系统组织，比如呼吸、消化等各个系统，这是人类在长期进化过程中不断自我组织、自我生成的，不受任何外力强加，具有"涌现性"特点。其他动物包括植物也有这种自主生成力。

（2）自相耦合力　人体的器官、组织、细胞、分子之间无须外力作用，彼此具有极强的耦合力，可以巧妙地、不分彼此地整合成整体，共同完成整体的生理功能。

（3）自发修复力　当局部受损并影响整体功能时，人体能够动员整体力量来修复受损的细胞或组织，也可在外力帮助下实现自我修复，以恢复整体正常活动的功能。

（4）自由代谢力　人体始终处于新陈代谢之中，吐故纳新，不断淘汰老化的组织细胞和代谢物，代之以新的组织细胞和必需物质，以维持人体正常活动的功能。

（5）自控平衡力　生命存在的本质中医称之为平衡（Balance），西医叫稳态（Homeostasis）。DNA螺旋结构中的碱基配对就是平衡，如果出现某个碱基的突变或转位，就会导致某个功能紊乱，甚至危及生命。人体通过使体内各种不稳定不断得到平衡来实现整体的稳态。平衡可以说是无所不包，比如体液总量、水电解质、酸碱度，乃至体温的稳定、供氧量的稳定等，都是生命自然力的具体体现。

（6）自我保护力　我们最常想到的是人体的免疫系统，它负责识别和排除非己抗原的生物应答过程。高等动物的免疫器官、免疫细胞、免疫分子共同构成免疫系统并发挥免疫防御、免疫自稳、免疫监视等保护功能，合称免疫力。在日常生活中，为了抵抗各种有害因素的侵袭，人体的自我保护力无处不在，比如呕吐、腹泻可以帮助人体排出摄入的有毒物质，咳嗽有助于排除病原菌……人体这些自然力可以抵抗很多病因侵袭。很多疾病的预防要靠这种力量，有时最佳治疗是不予治疗。

（7）精神统控力　以上6种自然力，在其他动物都具备。但人为万物之灵，具有高级神经系统，其产生的思维、思想、态度对人体自然力具有重要影响，发挥统帅或统控力的作用，这是其他动物很少或不具备的。人类虽然眼不如鹰、鼻不如狗、耳不如蝙蝠、腿不如猿猴，但人类有聪明的大脑，可以将若干自然力整合起来，形成更加强大的自然力。当然，这种自然力的作用既可是正性的，也可是负性的，相互间可以实现心身互动。

人体自然力就是上述7种自然力的总和。当然医学对人体自然力的研究远没有结束，将来无疑还会有更多的自然力被揭示。当下是要研究如何更深入地认识这些自然力的本质及协同关系，并将其作为医学干预的基础和切入点，使之为健康和防治疾病服务。

二、自然力的本质

人体自然力是一个抽象的概念，很难给出一个统一确切的定义。但是人体自然力又是一个确实存在的重要现象（功能），绝对不是违背和超越自然科学规律的"超自然力"，既不是唯心主义宣传的理念，也不是宗教神学描述的对象。希波克拉底指出血液、黏液、黄胆汁和黑胆汁四种体液贯穿于人的全身，在体内自然形成，不断消耗又不停产生，保持一定平衡状态，对健康和疾病起重要作用。而中医的阴阳平衡、五行学说和四体液学说相似，都是以人体的固有属性为基础，建立的一套解释疾病的理论。所以在古代，无论西医还是中医都强调自然力就是内在平衡（Intrinsic balance），而现代医学强调的自然力可能是内部环境的稳定（Homeostasis）。

内环境的平衡（稳定）是自由而独立的生命赖以维持和存在的基础。事实上人体内从来没有某物是绝对稳定、不变和静止不动的。稳定指的是一种条件，是一种可能变化的又相对稳定的条件。人体各部分之间始终处于一种平衡与不平衡状态中。正是这种空间上各成分的既平衡又不平衡，时间上的有时平衡有时又不平衡，将接收到的外界刺激加以消解和平抑，从而形成一种相对的最高层次的平衡，我们称之为超稳态，即基于各子系统不平衡基础上形成的整体平衡，这也是我们过去讲的人间健康学，以此着重强调生命的复杂性。

哲学理论认为，外因是事物发展的必要条件，内因是事物变化的根本，外因通过内因起作用，外因与内因可以相互转化。对体内平衡的含义要正确理解，人体系统与周围环境间存在物质、能量和信息的交换，人体能从周围环境中吸取有序能，并向周围环境中排出自己在代谢中产生的无序能。有序能增加到一定程度会自发地使生命在时间、空间和功能上形成有序的超稳态，这就叫人体的自组织性，从而形成自然力。自然力可以表现在自组织后，也可以表现在自组织过程中，这也是我们过去讲的空间健康学，以此着重强调生命的开放性。

人体的超稳态，包括各子系统的平衡是动态的，是随时间变化而变化的。我们知道，时空是世界万物存在的基本方式，我们通常更多注重空间，而忽略了时间。在古代，人类非常重视人体生命与大自然时间变化的关系。春秋至秦汉时期古人根据测量观察而推算出了二十四节气，并以此作为指导农业生产的时间准绳，千百年来十分有效，被誉为中国第五大发明，2016 年被列入联合国教科文组织人类非物质文化遗产代表作名录。这是对太阳影响下农作物生产规律的总结，具有经验性和人类直观感觉的明见性，但它只适用于中国和北半球中纬度地区。

人类生命也与时间有重要关系，而且不是一成不变的。比如《黄帝内经》中以"月"字构成的理论命题达 208 个，而以"时"为核心词的命题和词语有 400 个。日为阳，月为阴，中医的精髓是阴阳。在认识疾病中，中医更强调"时间 – 机能"变化的重要性，而西医更强调"空间 – 结构"异常的重要性。在疾病治疗上，《黄帝内经》中十分注意时间与疗效间的关系，在中医治疗中最需要耐心等待最佳时间的到来。西医其实也一样，比如试管婴儿强调接种时间与成功率。这也是我们过去讲的时间健康学，以此着重强调生命的动态性。

三、医学干预与自然力的维护

在医学发展的早期，医疗技术很少，医药产品也不多，无论西医还是中医都十分强调人体自然力。《黄帝内经》提出"天人相应、天人合一"的思想，指出医学干预要与人体自身运行的规律相适应，医学治疗要与人体自然力运行的规律相符合。希波克拉底说"自然力是疾病的医生""是自然自己找到的方法"。"自然无师自行，虽然未经教育和训练，但自然所行是正确的"，"疾病的治愈是通过自然力获得的，治疗的目的是帮助自然力"。的确，很多疾病通过人体的自然力可以治愈。比如美国医生开出的处方，约有 1/3 属安慰剂；以色列调查发现，有 6 成左右的受访医生或护理师故意开具安慰剂作为处方，而且发现有效。这些安慰剂之所以治疗疾病有效，可能就是人体自然力导致疾病自愈的体现。

医学干预能否维护人体自然力的平衡，人体自然力能否正面接受医学干预，完全取决于医学干预是维护还是破坏人体处于超稳态的体内平衡。医学作为治病救人的学问，从来都立足于医生如何实施医学干预。医学干预的原则应该是尊重人体自然力，适应人体自然力的要求，依据人体自然力发展的需要和其可能承受的限度，从而支持或维护自然力，而不是不顾自然力，甚至任意损害、抑制和取代自然力。要达到上述目的，必须要有如下观念。

1）正气存内，邪不可干。必须保证体内超稳态的最大不变性，要避免任何破坏或干扰超稳态的医学干预。

2）知己知彼，百战百胜。人体超稳态是由若干子稳态构成的，在不知道超稳态中各子稳态的详细情况时，应尽可能不要施以医学干预，因为牵一发而动全身。人体生命任何一个过程都与其他过程相依相行，打破某一过程会导致其他过程受损，给整体生命造成不良后果。

3）因小失大，得不偿失。人体具有强大的修复功能，要极力保护和促进这种功能。打破人体中的某一过程，可能会打破或中止这种自身修复功能，而这种功能又是任何外界助力无法替代的。这样的医学干预到头来可能是因小失大，得不偿失。医学干预的目的应该是解决那些超稳态运行中难以克服的困难，而不是取代超稳态中能够自我纠错的机制。医学干预是要解决少数子稳态的偏离不断扩大、自我修复机制来不及应对且将危及生命的问题。

4）局部是小，全局为大。对人体子稳态的医学干预必须服从整体超稳态这个全局，医学干预是为了治病，甚至救命，有时对某些给生命带来严重后果的局部自然过程应该进行医学干预甚至破坏，但这种干预甚至破坏必须以尊重和维护全局的自然力为条件。

5）分步实施，各个击破。人体有些简单的疾病是一过性现象，随时间推移可以自愈，无须治疗，比如普通感冒。对复杂性疾病，当一次干预达不到目标，可以将其分成若干小目标，并将其有机衔接起来进行适宜的医学干预，最终实现总目标。比如治疗一般性的高血压，或通常使用激素就是这样。小步渐进式的医学干预是适应自然力的最佳方法，可以避免突击性干预造成超稳态的破坏。

6）扶正祛邪，固本治标。对病因不明的疾病，采取迂回战术。一方面针对疾病对人体机能的损伤，先对受损机能进行调节，恢复机能；另一方面从整体上力图强化康复机制，为机体战胜疾病创造条件。

7）邪之所凑，攻邪扶正。对危重患者的医学干预，不急于治愈，也不放弃治疗，倡导与病共存。要迅速控制子稳态偏离的不断扩大，防止稳态崩溃，消除生命危险状态，然后再去考虑治愈疾病。

8）支持系统，适度使用。人工生命支持系统可用于挽救生命，但要知道，患者体内的超稳态是一个非常复杂的系统，如果发生了根本问题，任何人工支持系统都无法应对和替代。要适当适时使用人工支持系统，忽视或过晚使用可能丧失治疗机会，但过早或过久使用又不利于人体自然力的保护和维持。有些患者救治成功，但病后一蹶不振，长期虚弱，常与此有关。

当然，我们也不能将维护人体自然力绝对化，比如对某些传染病、急性病、严重外伤，医疗干预应尽早发挥作用，不然会错失良机。特别是有些现代医疗技术可使某些患者起死回生，此时当然首先考虑的是救命，然后才是考虑维护和调动人体的自然力。

四、医学干预的利弊和限度

罹患疾病与人体自然力的消长有关，医疗干预的最佳状况是帮助自然力。但现代医学发展突飞猛进，医学研究不断深入，新技术新药物不断涌现，无视自然力抵抗疾病的作用，盲目进行医学干预导致医源性疾病（Iatrogenic diseases）和药源性疾病（Drug-induced diseases）的发生率越来越高。不仅引起高额的医疗支出，而且在伦理上也背离了医学的初衷，结果必然适得其反。

目前危害人类的慢性病，包括癌症，实际上多是机体长期超负荷应激反应造成的稳态失调，是人体整体稳态失调的局部表现。对慢性病治疗一般有两种办法：一是针对疾病，治疗目标是消除病因；二是针对机体的自然力，从调整机体的平衡入手。前者为医学干预，后者是提升自然力。在癌症治疗中，创伤性的人为干预与温和调理促进的自我修复之间从来都是矛盾的。要做到治标不伤本，治本不碍标，理论简单但操作微妙，尺度的把握绝非临床指南文字形成的条条框框所能规定的，需要哲学思辨，既圆又方才能圆满。现代医学通常有一种极端思维：追求特异治疗，消除病原、阻断变异、切除病灶，换掉坏器官、置换坏基因，其背后实际上有一种消除病痛、长生不老的隐念在操纵。在这种隐念影响下，一代又一代拮抗药物生产，一代又一代医疗技术更替，目的是直接对致病因子发起攻击。这种干预主义思想在一定时间内特别是对病因清楚的传染病确实取得了巨大成效，但对非感染性疾病，这种干预后随之而来的是人体内环境遭到破坏，内平衡失调，自然力消退，机体某些功能消失。其实病痛本身也是一种自然力，比如呕吐、腹泻、咳嗽、疼痛，既是病痛的表现，也是一种保护人体的自然力。疾病除了恶，也有善，疾病是生命的组成部分，也是健康的组成部分，我们不能忽略疾病对人体的积极意义，要去追求疾病与自然力的良性互动。

自然力是一把双刃剑，既可抵御外来的侵犯，但本身也可引起疾病，反应过度和反应太弱都不利于身体健康。自然力是有限的，超出了它起稳态作用的限度，就必须进行医学干预。

目前我国除欠发达地区外，对疾病或健康的医疗干预不是过少，而是过多，由此引起的过度医疗已经形成了惯性，比如医生在应用或给患者推荐药品或医疗技术时讲得更多的是其带来的效用，而非副作用。美国威斯康星医学院观察了112例脑动脉狭窄患者，一组用氯吡格雷加阿司匹林治疗，30天内发生中风率仅为10%，而安放支架加药物治疗者中风率达34%。又如《柳叶刀》发表的关于美国的一项调查表明，40%的手术是可以不做的。据统计，全球每年实施2.34亿例手术，有700万例会产生手术并发症，近100万例手术后发生死亡。

又如，20世纪30年代，纽约对1000名11岁儿童进行调查，发现60%被切除了扁桃体，剩下的40%曾被医生要求切除扁桃体，仅70年代美国就有100万儿童被切除了扁桃体，其中60%是不到10岁的儿童。切除扁桃体是当时治疗咽喉痛、发热和扁桃体肿大的良方，可是荷兰学者对300名6岁以下每年有咽喉痛的儿童进行观察发现，做扁桃体切除手术的儿童咽喉痛、支气管炎发生率在6个月内比未做者略低，并无统计学差别，但到2年后就完全无差别。众所周知，扁桃体在人体抵抗力中扮演重要角色，扁桃体切除了将来免疫系统会怎样？扁桃体丧失在家族中是否会遗传下去？这是典型的以医疗干预损害自然力的例子，结果将怎样其实不得而知，真是"天下本无事，庸人自扰之"。

在现代医学形成之前，人是否有病，主要看主观感受，患者拥有自己是否有病的首要发言权。但现在很多情况下，疾病成了仪器检查和化验数据定义下身体的结构异常或功能异常（当然，在一些恶性肿瘤的早期诊断中，仪器检查或检验还是发挥了重要的作用），检查结果成了患者是否有病的主要判官，疾病可以脱离患者的主观感受而存在。

问题是仪器检出的变化是没有症状的异常，是将来可能生病的风险，对现阶段可能只是传统意义上的危险因素，所以对其是否应该进行医学干预争论很大，而且进行医学干预后其作用或效果有多少争论就更大。比如对血压高于140/90mmHg的人给予抗高血压药物治疗，100人10年内只有2人可避免发生心血管事件，有4人吃药依然发病，还有94人即使不吃药也不发病，但这94人可能要服药终身。2000年我国下调了"三高"（高血压、高血脂、高血糖）诊断切点。按2000年计算，"三高"总人数增加了100%；2002—2009年增加的总患病人次数达3.6亿。2010年国家卫生总投入为4800亿元，如果都对他们进行药物治疗，年需新增56%的投入。2017年美国又把高血压诊断切点降到130/80mmHg，如按此标准，中国将陡增3亿高血压患者，明智的是中国没有按美国的意见办。有报道显示，在死于意外或非癌的患者中，如做病理检查，可发现甲状腺癌达36%～100%，女性乳腺癌达7%～39%，前列腺癌达30%～70%。美国的一项检查发现，20～29岁的男性前列腺癌发病率为8%，30～39岁为31%，40～49岁为65%，70～79岁为83%。影像学研究发现，在没有诊断癌症的普通人群中，可疑肺癌结节在吸烟组达 50%，不吸烟组为 15%；可疑肾癌肿块为 23%，可疑肝癌肿块为 15%，可疑甲状腺癌结节为 67%。

这些微小的癌症，有相当大部分为惰性癌症（Indulgent cancer），可以长期稳定不变，甚至终身不引起异常，更不会致死。对这些病例不应该进行医学干预，更不能把干预后的存活时间和生存率算成是医学干预的成绩。如果对这部分人进行干预，不仅花费大量经费，还会给患者带来心理痛苦，更有可能激发癌症进入活跃期，发生转移或对抗癌药耐药，起码会带来治疗后不适、功能变化，甚至其他并发症。韩国从 1993 年开展甲状腺疾病普查，结果甲状腺癌患者持续骤增，到 2011 年的 18 年中增长了 14 倍，但这 18 年中韩国甲状腺癌的死亡人数基本没变（也许死亡率下降了）。

无节制、无限制的医学干预主义会催生"医学疯狂"，会以牺牲人体自然力为代价。科学是认识世界，可以无止境、无禁区，但技术是改造世界，要有止境、要有禁区，医学研究与医学技术之间也应恰同于此。二者的关系是什么？靠什么来把握？医学技术决定前进的速度，医学人文决定前进的方向，方向不正确，速度越快危害越大。

目前发现很多因素对自然力的提升具有重要影响。我们应该去探索、发掘或提高。

（1）心理因素对维护自然力的影响　《黄帝内经》讲道："喜伤心，怒伤肝，思伤脾，忧伤肺，恐伤肾。"大多数功能性疾病在心理健康者的发病率要远低于心理不健康者。同样，同类疾病用同种治疗方法，心理健康者的疗效要远好于心理不健康者。

（2）医学教育对提升自然力的影响　现代医学教育多传授疾病本身的知识，忽视了人体自然力对疾病乃至健康的影响，导致医学生对自然力的认识缺乏。医学生进入临床后总是用医学技术或药品对照指南给患者治病，很多情况下是破坏了人体自然力。

（3）医学研究对提升自然力的影响　现在的医学研究多数是专心致力于对医学干预理论或方法的研究。比如冠心病的防治，每年用几十亿美元的他汀类药物降脂，其实这能否降低发病率和死亡率，能否延长生命，对此争论很大。用抗生素导致耐药，反过来用肠菌移植治疗顽固性腹泻；抗癌药抗癌无效了，反过来用旨在提高人体免疫力的免疫治疗而获成功。这些都是停止对抗性医疗干预反过来提升自然力的成功典范。我们更需要的是将外部医疗干预与体内自然力相整合的医学诊疗技术和知识体系，这就是整体整合医学。以下列举当下最为成功的三个例子。

1）CAR-T 细胞疗法（Chimeric antigen receptor T-cell）。一个完整的 CAR-T 治疗流程分成五个步骤，即分离、修饰、扩增、回输和监控。分离是从患者体内分离免疫 T 细胞（确立了人体自然力，即具有杀灭肿瘤细胞功能的自身 T 细胞在肿瘤治疗中的重要地位）。修饰是将嵌合抗原受体加入分离所获的 T 细胞，随后大量扩增，这三个过程可视为在人工创造的体外环境下，将人为医疗干预手段与自然免疫功能相整合，从而启动和增强人体自身免疫细胞对自身肿瘤的识别和杀伤能力。回输是将扩增后的 CAR-T 细胞回输入患者体内，实施专一性杀灭肿瘤细胞，从而实现了外因转化为内因，外因与内因相互转化、互动的过程。在血液病，也包括某些实体瘤中都取得了显著疗效。

2）粪菌移植（Fecal microbiota transplantation，FMT）。FMT 是将健康人粪便中的功能菌群移植到患者的肠道内，重新建立肠道菌群，实现肠道内或肠道外疾病的治疗。健康人的功能菌群本身是人体的自然力。FMT 这一人为医疗干预先是对健康菌群供者进行严格筛选，然后进行标准化处理，再将其植入患者肠道内。FMT 已在多种疾病中取得了良好疗效，如难辨梭菌感染性肠炎、炎症性肠病等肠道疾病，也包括糖尿病、肝硬化、肿瘤等肠外疾病。我国学者张发明团队 2015 年报道用 FMT 治疗重度克罗恩病合并肠瘘，2017 年何兴祥团队报道用 FMT 治疗癫痫，均获得了意想不到的效果。这些都是我国学者在将医疗干预与人体自然力相整合的临床诊疗中做出的显著成绩。

3）糖尿病。中国糖尿病患病率已从 1980 年的 0.67% 提高至 2015 年的 10.9%，并以 1.1 亿的患病人数居世界首位。尽管治疗糖尿病的新药在不断涌现，治疗糖尿病的指南在不断更新，但无论是发达国家，还是发展中国家（如中国），仅仅依靠医疗干预均未能有效遏制糖尿病的病情演变和发展态势。如何有效防控糖尿病等慢性代谢病，这个问题已超出临床医学范畴，成了急需解决的公共卫生问题。通过倡导健康的生活方式，以扶持人体自然力可能是控制糖尿病发生发展及不良转归更为有效的措施。

我国糖尿病不仅患病率高达 10.9%，更重要的是糖尿病前期在成人中的比率高达 35.7%，如不加以正确、及时的干预，任其向 2 型糖尿病发展，那未来 20 年，我国糖尿病将呈持续爆发性增长。糖尿病前期处于正常人与糖尿病之间，是一个可逆的病理状态，对其干预，可使该人群发生 2 型糖尿病的风险大幅降低。那么用生活方式干预而非医学干预的方法，以扶持人体自然力能否有效呢？我国大庆市从 1986 年开始对糖尿病防治进行了这方面的研究，也是全世界首个证明用生活方式干预能够预防糖尿病的随机分组研究，他们给人群以营养和运动方式指导，包括少吃糖、多吃菜、加强运动等，结果发现通过 6 年的生活方式干预（而非医疗药物），能使糖尿病的发生降低 30%~50%，后期进一步长达 20 年的观察发现，上述干预对糖尿病前期向糖尿病发展具有长期持久的预防作用，但未进行生活方式干预者的前期人群，20 年后有 92% 发生了糖尿病。

美国的研究也发现，通过 3 年少糖、少脂饮食及中等强度运动，可使糖尿病前期向糖尿病发展的风险下降 58%，甚至优于二甲双胍治疗。芬兰、日本、印度的研究也获得了相似结果。而且用非药物治疗的生活方式干预，可持续发挥作用达 7

年以上，但用药物治疗者停药后 17 周则对糖尿病的预防作用消失。我国上海瑞金医院对上海人群的研究也显示，新诊断的糖尿病患者，仅通过饮食控制与运动，3 年内有 61.1% 可控制达标。

综上所述，人体自然力在糖尿病防治中具有重要地位。生活方式改变可以提升人体治疗糖尿病的自然力，反之，糖尿病过度治疗会影响人体自然力。

参考文献

[1] 杜治政. 论医学干预与人体自然力的平衡 [J]. 医学与哲学, 2019, 40 (4): 1 – 6.

[2] 樊代明. HIM, 医学发展新时代的必由之路 [J]. 医学争鸣, 2017, 8 (3): 1 – 19.

[3] 赵韫琦, 赵钢. 论自然力对疾病的影响 [J]. 医学与哲学, 2019, 40 (10): 1 – 4, 9.

[4] 唐金陵, 韩启德. 对现代医学的几点反思 [J]. 医学与哲学, 2019, 40 (1): 1 – 6.

[5] 胡大一. 如何正确评价美国新版高血压指南? [J]. 中华高血压杂志, 2018, 26 (1): 3 – 4.

[6] 樊代明. 整合医学初探 [J]. 医学争鸣, 2012, 3 (2): 3 – 11.

[7] 刘晓航, 许钧杰, 贾馥蔚, 等. CAR – T 治疗中的医疗干预与人体自然力的平衡 [J]. 医学与哲学, 2019, 40 (4): 10 – 12, 28.

[8] 夏文芳, 孔雯, 季湘年. 糖尿病防治中适度医疗干预与人体自然力的协调统一 [J]. 医学与哲学, 2019, 40 (4): 7 – 9, 80.

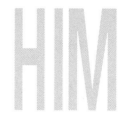

健康主义的兴起与反思

◎樊代明

健康是当今人类最关注的话题，人皆知之，人皆求之。但不一定人皆懂之，也不都人善为之。人类发展至今，当衣食住行等维持生活和生命的必需条件得到基本解决或满足后，身体健康和长寿自然成了人类最关注的问题。有人称，健康是"1"，其他都是"0"，没有健康其他都等于零。不少人甚至主张把人力、物力、财力、精力都要用于健康促进上，这似乎天经地义、无可厚非。但是，如果人为地、片面地、过度地、错误地追求健康，不仅会盲目耗费社会和经济资源，其本身还可能给健康带来极大问题。因为，健康不仅是一个科学问题，也是一个文化问题。对健康的促进一定是因地制宜、因时制宜、因人制宜。

一、健康主义的由来

在 20 世纪中叶之前，威胁人类生命的主要是传染病，人类通过科学方法、改善卫生、寻找病因、研制疫苗和抗生素，在攻克传染病的斗争中取得了巨大成就。现代医学乘科技的东风，靠资本助力，很快跨入医学发展的快车道并进入鼎盛期。但到 20 世纪 70 年代，医学的地位逐渐发生改变，非传染性疾病开始流行，病因和病机发生了根本性变化，用老一套的科技方法显得力不从心，甚至无能为力，又很快使医学的成功变成了难题。1980 年，美国学者克劳福德（Robert Crawford）提出了"健康主义"的概念，英文称 Healthism。其含义是健康靠改变个人生活方式，应由个人负责，应将其作为公民的一种超价值追求。英国学者罗斯（Nikolas Rose）认为，从社会治理观看，健康主义既是大众对社会良好习惯的共同追求，也是个人对完美健康的热切期望。但到 20 世纪 90 年代，捷克学者斯克拉巴尼克（P. Skrabanek）对健康主义提出了反面意见，他指出，健康主义有可能将个体（少数人）的生活习惯演变成国家主张，并依此施行健康教育，敦促民众遵守所谓的

"健康生活方式",甚至形成一种强大的意识形态,成为大众教育的替代品。他甚至担忧健康主义会演变为极端形式,即以健康为由为种族主义和"优生学"找借口。比如20世纪初,有些欧洲国家成立专门机构来认定不宜繁育后代的不健康人,通过立法或授权对其施行强制性绝育,最终演化成纳粹的种族灭绝行动。

二、健康主义形成中的影响因素

(一)健康主义受科学主义的影响

《自然》杂志资深编委亨利·吉(Henry Gee)说过,科学不是关于真理和确定性,而是关注怀疑和不确定性。科学发表的所有东西都只是对现实的近似,将来肯定有人会做出更好的东西(来否定目前的结果)。科学是在选定条件下的创造,比如前瞻性研究,通常是人为地满足"私欲";而医学是在创造过程中的选定,比如回顾性研究,才是为人在探索规律。正如前述,科学是证实,是探索与现实近似的东西;而医学是证伪,是否定与现实近似的东西从而得到更正确的将来。这是纯自然科学或科学与医学的不同。那么什么是科学主义呢?根据《韦氏词典》的定义,科学主义是将自然科学的方法应用于所有研究领域(如哲学、社会学和人文学)并对其有效性过分信任的一种理念。科学主义是对科学方法有效的普遍性、科学理论的正确性、科学的社会应用价值等给予绝对肯定和肆意夸大,同时又贬低和否定其他人文社会学方法的有效性及其对人类社会生活的价值和意义。科学主义是对科学的盲目乐观、盲目崇拜并导致人们产生科学乐观论和万能论,以及轻视人文社会学乃至其他学问的态度。实证主义者认为,科学可以整体涵盖自然、意识和社会的所有领域,任何问题都可以得到科学的解答,而且也应该由科学来解答。有不少科学家相信,社会和伦理问题最终都可以被还原成科学问题且得到解决。当科学作为一种主流文化并被片面推向极端时,很容易被看作是人类唯一正确的文化形式。科学主义试图无限扩大范围,反客为主地侵入和主宰其他领域并赋予自己过多的价值权威,从而导致科学的文化霸权。极端科学主义者完全排斥非科学文化形态存在的价值和意义,认为其不是人类文明发展的必需,只有近现代科学才是衡量一切知识的标准。特别是在推翻了教会和宗教的专制统治之后,用其在社会产生的巨大功用与政治权力相结合,形成了极端科学主义。

健康主义受科学主义的极大影响,片面认为只要检测人体的客观指标就能判别人体是否健康。患病就是正常标准的偏离,而这些标准又只是对人体结构和功能的病理判识,忽视了社会心理因素。只考虑身体的标准化,很可能导致矫枉过正的医疗干预。比如对健康的身体实施外科手术(切除未发炎的阑尾)或对有患病风险的胚胎采取遗传学干预(基因编辑胚胎)。典型例子是2013年美国演员安吉丽娜·朱莉实施预防性乳腺切除的案例,这是彻头彻尾利用健康主义新理念的极端案例。朱莉带有母亲遗传的突变BRCA1基因,有此突变基因者患乳腺癌的概率是81%，患卵巢癌的概率为50%，于是她先做了双乳切除，2015年又做了卵巢切除。结果发现，乳腺全部正常，卵巢只有一个良性肿瘤，但并无癌变迹象。对某些疾病，特别是肿瘤科的疾病，发现有任何变异，不能武断地将其视为发病原因，更不能说就是异常，它可能是人体对环境或身体内部的一种保护性反应。在低级动物中，特别是在体外观察到的一些现象，不能顺理成章地推演成人体的必然结果，比如在斑马鱼的受精卵中发现的现象不一定能作为人体生理或病理变化的根据。因为一个在体外，一个在体内。体内的现象在体外很难复制，因为体内有非常复杂而有效的调节机制参与，就像体外的胃癌细胞不能代表人体内的胃癌一样。胚胎细胞和癌细胞在体外都可以增殖，但在体内却不一样，胚胎细胞在体内能长成为一个个体，癌细胞只能长成一个癌块。胚胎细胞长成胎儿后就停止生长并自动排出体外，而癌细胞长成癌块后不能排出且继续生长。这些现象的发生可能是细胞的本质，但更多是体内的调控使然。所以肿瘤的生物学表现更多是体内调控失常的结果，而胎儿的正常生长和适时分娩更多是体内调控成功的结果。一句话，受精卵不是鱼，癌细胞不是癌。

人们一般认为科学是客观、中立、公平、公正和无私的，从而赋予其至高无上、唯它独尊的权力，把有关人类健康的一切事情都交给它去做。事实上，科学研究的每一个步骤都会受科学家（医学家）社会背景和价值观的影响，所以研究结论及其抽象的知识从根源上就不一定是客观的。400年前培根就说过"人类统治万物的权力是深藏在知识和技术之中的。人的知识和人的力量是合于一体的"。保罗·史塔（Paul Starr）认为，如何利用科学的成果要看世界上各种角色各自的目的。科学的确成功地帮助人类消除了无数饥饿和疾病负担，但它又重新划定了权力世界的格局，导致一部分人用知识和权力控制其产生的庞大组织机构，从而骑压到了另一部分人的身上。因而科技，包括医学科技并不像我们想象和其貌似的那样客观、中立和公正。所以有人讲，凡是由人做的事情都难免有人为因素的参与或干预，如果管理者不加以正确引导和适时适宜的管控，有时科学本身可能成为某些行业或某些人用来控制和剥夺另一些行业或另一些人权益最有效的工具。现代医学的发展已逐渐形成了一个基础理论、技术手段和伦理道德几近完全封闭的独特系统，有时社会管理、资本调控很难介入其中，或显无能为力，因此绝对不要简单认为医学是纯粹理性、客观和中立的。其中，疾病不是非黑即白，有其特殊的灰色地带，疾病的诊断和疗效都有概率性，凡此种种都可为它所用。比如一个抗癌药只对19%的患者有效，但100个人中每个人都想去追求这19%的效果，人人都认为自己是19%中的一员，其实最后更多的是那81%，有些人失败了还能坦然面对，可有些人在人财两空时才追悔莫及，或怒举刀棒杀向医生。实际上，这是科学研究结果和结论在医学应用上的局限性所引发的矛盾现象。

（二）健康主义受技术主义的影响

高新技术应用产业化是健康主义的另一强大推手。21世纪以来，基因测试制造了一个庞大的健康消费新市场。遗憾的是检测到基因并不直接致病，比如 Helix 公司创建的首个线上 DNA 测序商店，只要提供唾液就可进行基因测序，但在花费 1 900 美元后，得到的只是一堆医学价值等于零的数据。目前，健康体检和疾病的检测范围在不断扩大，检查项目不断增多，加之商业利益的介入，健康体检已不再是以保障健康为目的，而是重点考虑资本利益，健康主义的理念已经渗入社会文化领域并转化为民众认可的行为。本意是让人更健康，实际上已引发了健康和道德风险，甚至会导致健康损害。正如前述，肿瘤遗传学研究本意是想去发现与癌症发生有关的"坏基因"，并用基因工程技术将其去除，以减少癌症。结果发现，这些"坏基因"的产物是维持生命正常状态不可缺少的物质。我们做任何事情不只是讲理，还要讲用。讲理是人类从野蛮走向文明的必由之路，对医学讲理，就不能搞"人定胜人"。要尊重客观规律，不能从文明向野蛮时代倒退，我们可以防患于未然，但切记不能治患于未然。

技术主体化导致医学手段与目的的换位。快速发展的现代高新技术已经成了医学的主体，并以独立的力量和自身逻辑无限制地发展，其目标已远远超过了医学的目的。特别是时下以大数据、云计算为基础构建的所谓医疗自动决策系统，"以算法决策为用，以个人数据为体，以机器学习为魂"，可以减少人为决策的偏见。但数据和算法都不具有天然中立性，难免有算法歧视出现。医疗体制的改变，如按技术分科，催生出种类繁多的临床三级甚至四级科室。比如，我国现有 13 个学科门类，一级学科 111 个，二级学科 375 个，三级学科 2 382 个。又如世界各国科学基金申请代码都不超过 500 个，而我国自然科学基金申请代码达到 2 111 个。再如中华医学会分成 80 多个分会，有的分会又分成 18 个专业协作组，其他学会或协会，包括省市级学会照此办理，有的有过之而无不及，由此迅速助长了技术主义趋势。在专业过度分化、专科过度细划、医学知识碎片化的现今，回望古希腊、古罗马或春秋战国诸子百家的古代文明时代，我们会有一股重回古代的冲动和神往。先贤们仰望天空，思索天地奥秘，他们并不考虑哪个学科、哪个专业，也不知学科是一级还是二级，更不管是不是国家级重点学科，但他们的发现和发明之伟大令后人折服，有一些至今仍是难解之谜。而今专业细分、专科细划，实际上是在技术主义作祟下，各自在自己的领域中按约定俗成的游戏规则奋发图强，申请项目、出版专著、申报成果、收获名利，层层效仿，年年照办，周而复始，虽不乏大师与成果，但更多可能是画地为牢或占山为王，甚至是用潜规则在暗度陈仓。这不仅是科学在拒绝其他非科学，技术在拒绝其他非技术，而且已呈现科学技术间相互的激烈排斥，技术主义无处不在。技术主体化、技术至上，使临床上主要看检验指标，不管患者客观感受，也不强调医生经验，在不少地方或专业，临床医生已成了"离床医生"。西方人讲"躺在床上永远学不会游泳"，我说"不看患者永远成不了医生"。

（三）健康主义受消费主义的影响

关注健康与生活方式之间的联系，确实有助于健康，但若将不同地域、不同时代、不同个人的生活方式与不断扩大的健康风险因素联系，由此形成一种健康与不健康的概念，甚至意识形态，并逐渐纳入传统的医疗服务中，这不仅不会促进健康，还可能进一步引发难以察觉的健康焦虑，这本身就是一种健康风险。20世纪中期以来，随着社会经济的发展，国人平均寿命在逐渐延长，疾病死亡率明显降低，健康水平确实在不断提高。同时我们也要看到，人们对健康的期望在与日俱增，对影响健康的因素心存忧虑，怀着焦虑的情绪执着地追求健康，构成了对健康的过度关注，这本身又成了影响健康的重大问题。比如癌症筛查会给受检者带来心理问题，特别对那些疑似癌症或查出来患癌的人来说，每每具有负面的心理压力。前述提及的捷克学者斯克拉巴尼克在其著作 *The Death of Humane Medicine and the Rise of Coercive Healthism*（《人道主义医学之死与强制健康主义的崛起》）中调侃地说"不抽烟不酗酒，不熬夜无女友，粗茶淡饭天天走，出狱一切化乌有"，意思是这样的生活方式只有在监狱才能实现，而实现后并不见得就健康，说不定一切皆空。所以刻板遵循某些"生活秘方"来管理健康本身就是一种病态，健康的生活方式应该是因人而异、因地而异、因时而异。健康主义强调个人责任，认为保持健康生活方式的人才具有道德责任，否则就是对自己健康不负责任的人，具有道德过错，不值得同情及帮助。

健康主义给人们呈现的是无疾病世界，潜意识是希望做到长生不老，其实这只是无法实现的美好愿景。疾病是生命的组成部分，也就成了健康的组成部分。无论你喜欢与否，疾病都将与你的生命相随，最好的做法是与其和平相处，带病生存。比如，随着老龄化社会的到来，衰老导致的不适、功能障碍、疼痛、失眠、记忆力减退、生活能力下降，无疑将在健康领域占有重要地位。众所周知，患病并非黑白分明的客观状态，很多疾病在诊断和治疗实践中既可人为设定也可人为改变，在常人与患者之间存在大量似是而非的灰色状态。其中有很多说不清道不明，是难以用黑白界定的模糊问题，有些人穷尽一生在研究这些模糊问题，也有人利用这些问题的模糊性去欺骗民众。重要的是有一个概念必须明确，医学只能治病，救不了命（即不死）。自然力没了，超稳态失常或崩溃了，人终有一死，没法长生不死，我们要敬畏这个自然规律，道法自然。不能在生死问题上不惜一切代价与自然规律进行无效的抗争。疾痛和死亡本是生命的必要部分，医学和医生要积极主动地帮助患者。旨在发动一场消灭疾病和死亡的战争，医学显然走过头了。我们不能向民众传递医学能够消除一切病痛、能够追求长生不死的错误信息。

健康主义是当代社会文化的一种新思潮，最初流行于西方国家的中产阶级，继之播散到全球。健康主义的概念在中国尚未普及，但健康主义的行为已广为接受，民众对健康的高期望与对医学的不信任两种观念交织、碰撞。既期望医学给健康带来奇迹，又热衷选择"另类"生活方式，二者使健康主义成了现代社会的一种时尚文化，不知不觉地成了一种文明病。事实上，正如前述，健康与患病，健康人与患者之间并无明确的分界线，存在模糊的灰色地带。传统的健康观在生物医学模式影响下，认为健康就是"无病、无残、无伤"，这种单维度健康思维模式诱导医生只关注疾病的诊断和治疗，忽视了疾病的预防，忽视了生理、病理、心理和社会因素间的相互作用对健康的影响，加速和加深了健康主义对人类健康的危害。

（四）健康主义受资本主义的影响

医学知识在过去几十年里，已悄然向以商业为目的、为主要本质的广告信息转变。在美国，医学知识传播过程中诱发腐败已远超食品药品监督管理局（FDA）的控制能力。这种蜕变部分源于医学杂志与企业间的"合作"。《柳叶刀》每发表一篇关于临床试验的文章可给药企带来平均 278 353 英镑收入，最高达 15 517 974 英镑，分别折合人民币为 250 万元和 1350 万元。2009 年美国国会对 *Journal of Spinal Disorders & Techniques*（《脊柱疾病与技术杂志》）主编 Thomas Zdeblick 进行调查，该杂志刊登了大量 Medtronic 公司产品的文章，发现他仅从 Medtronic 收取专利使用费就达 2000 万美元，外加 200 万美元的顾问费。《英国医学杂志》前主编 Richard Smith 说"医学杂志已成为药企强大市场机器的延伸"。《柳叶刀》主编 Richard Horton 也说"医学杂志已沦落为药企漂白'信息'的运动场"。有些医学杂志刊登的知识已经变质，大量医生看病决策依赖的"科学证据"正在被商业利益扭曲，世界上最受尊重的医学杂志发表的大量论文更像知识性商业广告，其目的是推广赞助商的产品，而不是介绍提高民众健康的知识和方法。这些所谓的科学证据本质上可能是为了销售更多药物而专门制造的知识。

指南有时分歧很大，指南不是共识，只是求同存异的结果。在应用过程中，"同"的部分逐渐变少，"异"的部分越来越多，于是过不了多长时间就要修改一次。临床指南的制定更是药企利用研究者和医生渗透和干预的重地，很多指南的建议充满利益冲突。有调查发现，在各种指南的制定委员会中，有 6%～80% 接受过药企的咨询费；4%～78% 接受过药企的研究资助，持有药企股份者达 2%～17%，有其他相关利益者为 56%～87%，所以指南的建议已不再是医患都可充分信任的信条。所以，无论哪个疾病的诊治指南，都在不断修改，有的已修改到 10 多版之多。事实上，每一次修改之前，都有多少患者付出了健康甚至生命的代价。

药企通常在"什么是疾病，什么是疗效，是否该治疗"这三个方面下大功夫，以十分善良的面孔向健康的人群疯狂扑来。《新英格兰医学杂志》前主编 Marcia Angell 说，"世界的大药厂正用市场手段疯狂扑向健康人群，生活起落成了精神疾病，常见不适成了严重疾患，越来越多的正常人变成了患者"。其实药企没有多少新发明，只是不停地将老药重新包装，并称之新药上市，做着换汤不换药的生意，然后以巨大的市场机器无情地推销这些药品，价格则被提高到只要能逃脱责罚的高度。健康主义概念被资本，特别是资本的掌控者利用得淋漓尽致。

三、整合健康学的形成和完善

随着科学技术的飞速发展，特别是疾病谱广泛而深刻的变化，老龄化社会的不期而至，人口城镇化，加之人类对健康的迫切追求，现代健康观正在不断形成和完善中，内涵和外延都在不断扩展。WHO 的表述为：健康指除了躯体无疾，还要有生理、心理、社会交往的完好状态。这个定义是身心皆备，既考虑到人的生物学属性，也考虑到人的社会学属性，其最大的亮点是超越单纯以躯体、生物学为基础，而是从身体、社会、心理三个维度衡量，是"生物－心理－社会"医学模式在健康概念上的整合。1989 年 WHO 又优化了健康的内涵，除躯体健康之外，增加了心理、社会适应和道德行为。既考虑到人的自然属性，又考虑到人的心理、社会和道德属性，把健康内涵扩展到了 7 个主题，即：①身体健康（body health），指个体的结构和功能状态，以及对病伤的反应；②情绪健康（emotional health），情绪稳定和精神愉快是情绪健康的重要标志；③心智健康（intellectual health），指个体认知、理解、思考和决定的知性能力；④灵性健康（spiritual health），指信念、观念、意志、人生态度；⑤社会健康（social health），指个体愉快、有效地扮演自己的社会角色；⑥职业健康（occupational health）和⑦环境健康（environmental health）。整合医学涵盖的整合健康学（Holistic Integrative Healthology）包括了空间健康学、人间健康学、时间健康学，三者的整合融入了中医的理念，特别是时间健康学的纳入，对健康的认识可能更具全面性和合理性。过去我们说知识是力量，其实碎片化的知识只有整合起来才有力量。不同学科都有自己独立存在的理由和价值，但医学发展的事实雄辩地证明，只有整合起来才能为人类的健康目的服务。其实，这在纯自然科学的领域也是如此。举一个自然科学的例子，自古以来，物理学和数学是不分家的，这在 20 世纪之前尤为突出，所有的数学家都是物理学者，反之亦然。古代的希腊学者，他们用物理学方法观察日、月、地球的运行规律，而同时代的中国学者用数学的方法关注地球的直径以及太阳与地球的距离。最后希腊学者用几何的方法算出了太阳与地球的距离，获得了成功。中国学者没算成功，因为他们不认为地球是圆的。到了 20 世纪，情况变了，由于数学家将数学公理化、抽象化，引进很多名词和符号，物理学家不再跟他们来往。不过这种分离状态只经过了 60 年，不得不回来，因为物理学的两大支柱——广义相对论和量子力学——离不开 19 世纪的数学理论，前者要用黎曼几何，后者要用谱分析理论。反过来，两个支柱对数学都有深刻影响。二者水乳交融，难说哪个更重要。再举一个例子，1901—1920 年的 20 年间，获得诺贝尔奖的研究中具有交叉研究特征的比例仅为 19%，但 21 世纪这 20 年来，这一比例增至 40% 以上，特别是化学奖，2001 年以来占到了 2/3，医学或生理学奖据说已达 70% ~ 80%。这些事实都雄辩地说明，学科间、专业间的整合对促进科学，特别是医学的发展意义非常大。

　　历时 70 多年对健康定义的讨论仍然没有定论，其实认知拓展基本上还是在沿着内涵半径做文章，但思维原点始终没有改变。不同个体的健康是否共享一个健康指标或标准尚无定论，我个人认为是不正确的，是完全错误的。生命包括整个人生，不是一条直线和一个维度；而是一条条抛物线和多个维度。而且，对健康的判定一定是动态的，所以健康指标不能被僵化、教条地解读，应辩证分析，这也是我们为什么在整合健康学中专门提出时间健康学的原因和理由。因为一个垂暮老人不能跟一个婴儿或青春少年共用一个标准，同样，一小时前甚至一分钟之前获得的一个检查指标不能作为一小时后甚至一分钟后治疗疾病的绝对根据。随着健康指标体系的多元化，健康评价也应秉持多要素、多指南和多拐点的原则。

参考文献

[1] 张大庆. 健康主义及其悖论 [J]. 医学与哲学, 2019, 40 (1): 7 - 11, 16.

[2] 赵金萍, 戴晓晖. 新媒体主体在科学事件评议中的问题与责任——以韩春雨撤稿事件网络评议为例 [J]. 中国医学伦理学, 2019, 32 (1): 46 - 50.

[3] 刘大椿. 科学的宽容与开放 [J]. 科学与社会, 2017, 7 (2): 1 - 11.

[4] 唐金陵, 韩启德. 对现代医学的几点反思 [J]. 医学与哲学, 2019, 40 (1): 1 - 6.

[5] 黄钢, 王一方. 论健康语义研究中的范畴和张力 [J]. 中国医学伦理学, 2019, 32 (11): 1375 - 1378.

[6] 樊代明. HIM, 医学发展新时代的必由之路 [J]. 医学争鸣, 2017, 8 (3): 1 - 19.

[7] 李静海. 抓住机遇推进基础研究高质量发展 [J]. 中国科学院院刊, 2019, 34 (5): 586 - 596.

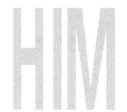

临床思维的转变与循证医学的完善

◎ 樊代明

人类习惯于思考，而且习惯于按一定的路径去思考，思考的路径叫思路，这是一般低级动物都有的。思考的维度叫思维，思维是人类特有的精神活动，是在生活生产实践中产生的，是对各种表象进行分析、整合、判断和推理等的认知过程。临床思维是医生对患者的症状、体征、检查结果、病情程度和变化、临床疗效及预后等进行分析、判断、整合及决策的过程，是医生在临床实践中必备的世界观、方法论和基本功。思维是思想的维度，医生的培养过程或成熟度要求从线性（一维）思维到平面（二维）思维再到立体（三维）思维，乃至更高维度的思维。由于医学的本质和服务对象有其明显的特殊性，严格来讲，它的思维方式与自然科学的思维方式既有相同，又有不同。

一、科学思维与医学思维

20 世纪 80 年代以前，我们沿用的是经验医学的临床实践模式，其在医学中发挥了重要作用。许多药物和治疗方法，没有经过现今的循证医学方法检验，也没有经过大规模临床研究，所以缺乏现称的最佳证据，但仍获得了明确的治疗效果。比如洋地黄类药物可以改善快速心室率房颤伴收缩功能下降的心力衰竭（简称"心衰"）患者的心衰症状；又比如缺血性心脏病患者心绞痛或伴心衰，用硝酸酯类药物可改善心肌缺血和心衰症状。这些都是经验医学发现的，这类药成了百年老药，至今还在临床广泛应用。

以 20 世纪 50 年代为界限，50 年代之前称近代医学或实验医学，因为科学渗入医学获得了一大批代表性成果，如"人体构造""心血运动论""组织病理学"等。50 年代之后称为现代医学，代表性标志如 1953 年发现了 DNA 双螺旋结构，1972 年发明 CT 等，一大批科学技术研究成果大大激发了人类对科学的追逐，科学成了时代的代名词,科学的地位一跃成为医学的顶峰,医学神圣舞台从此换了主角,科学成了医学的主体。其后一大批材料技术、激光技术、原子能技术、电子信息技术、航空航天技术不断涌现。一系列新学科如分子生物学、系统生物学、生物医学工程等相继诞生,传染病领域从发现病原、发明药物到发明疫苗取得了耀眼的成绩。有人统计,18世纪以前,知识更新量每80~90年翻一番,到19世纪60年代只需50年,到20世纪90年代,只要3~5年就翻一番,而且后面的一番是前面一番的数十倍。大量科学知识的涌现和积累,众多科学成果的临床应用给医学带来了信心,给患者带来了希望。辉煌的科学成了医学神圣的基台,"医学就是科学"成了人尽皆知的习惯性认识。

科学是用已知知识和技术探索和证明未知世界,能把事情说得一清二楚,所以深受人们的信赖。但科学研究越细,发现的未知问题越多,最终可能走向"混沌",甚至神学(未知)。历史上牛顿、爱因斯坦的情况就是如此。医学面临的人体世界十分复杂,一是因素无限多(Diversity),一是变化无穷大(Dynamic),二者相互交织,加之人有内在心理和社会活动,所以难以用简单量化的方法描述。科学是实证(Verification),采用的是正向研究思维,证实其实已有的目标,一个分子有什么结构就有什么相应的功能,是从特殊性中找出普遍性。但在实验室内的实证未必就是临床实践中的实证,有的不完全真实,甚至完全不真实。医学是证伪(Falsification),证伪是约瑟夫·阿伽西(Joseph Agassi)提出的,采用的是反向研究思维,证伪总持否定的态度,一个分子有什么结构但不一定什么相应的功能,是从普遍性中找出特殊性,是在科学证实基础上,发现和纠正与事实不相一致的地方。我们提出医学的反向研究或反向的医学研究,理由是:科学的"证实"具有单元从理性,单元思维是一个问题在同一时间只有一个正确答案,或只要求一个正确答案。医学证伪具有多元批判性(Pluralist critical rationalist),多元思维是一个问题在同一时间可能有多个正确答案,而且都是合理的。但科学认为只有那些符合当前需要的答案才是合理的,科学要解决的是现实问题,所以给出的答案并非是符合所有问题的最合理和最佳的答案。科学的特征是理性(合理性、道理性),现实中得到的答案可能是多种争议后妥协的结果。一元论是排除异议,迅速给出方案,而多元论是通过理性争论给出当前需要的合理方案。多元论是科学主义和相对主义中最佳部分的结合,它是宽容的,符合相对主义的允诺,同时它消除了孤立性,又符合科学主义的允诺。

对于科学,一元论强调科学理性,多元论强调科学文化;对于医学,一元论强调科学理性,多元论强调医学文化。科学"证实"在本体上意味着客观,在认识上意味着规律,在心理上意味着确定,在价值上意味着进步。医学"证伪"是对传统实证主义科学观的反思,批判其持有的科学客观性和价值中立性的看法。实证主义认为科学与任何非理性的因素都无关,科学知识的获得没有人类主观因素的介入,科学知识反映客观世界,科学表达的是客观性,其实是不完全正确的。

当今科学成果让人惊叹或欣慰，但极少有对临床治疗真正有益而无害的方法。其根本原因是疾病谱发生了根本变化。慢病和共病的发生，仍以单纯生物医学原理来应对，结果是失效，表现为科学进步与慢病控效不匹配。新技术虽不断涌现但慢病仍不断增加，是疾病性质发生了改变，还是医学方向出现了偏离，抑或是二者兼有？显然，医学方向走偏确实不可忽视。医学技术决定医学发展的速度，可医学人文决定医学发展的方向，方向错了，速度越快，就离所要到达的目的地越远。

现代科学用决定论、还原论和线性理论来认识复杂的生命现象，已经受到挑战。特别是 20 世纪 70 年代以来兴起的混沌学理念，不仅是对牛顿理论的挑战，也是对医学中科学研究的挑战。混沌论认为，绝大多数事物是非确定性的，也是非线性的和可逆的，因而以科学为基础的现代医学对生命的认识极为有限，后现代医学观和混沌医学观反对用实证的标准化、线性化和客观性的标准来审视人体和疾病，因为现代化的科学方法很难全面准确解释人和生命的奥秘和规律。

探讨临床思维，不能把科学和技术混为一谈，科学是道，技术是术，以道驭术，以术弘道，它们相辅相成，但在很多方面二者又有明显差别。技术发展的力量与社会背景和需求相关，处处渗透着价值，而科学常常不以价值为中心，与社会背景和需求不直接相关。由于探索未知的科学促进了近代和现代医学的迅速发展，由此取代了医学的地位，于是人们认为医学就是科学。又由于带有价值追求的技术促进了科学（特别是医学）的发展，于是取代了科学（特别是医学）的地位，因此认为医学技术的发展就是医学的目的。逐渐形成了"技术＞科学＞医学"的错误概念。我们在很多场合下提出的"问题导向"实际上是"价值导向"，价值导向正确与否就看你提出的问题是什么。

二、医学的不确定性与临床思维的转变

加拿大著名医学家奥斯勒在 100 年前说过："医学是不确定的科学，是可能的艺术。"

1. 医学的不确定性

临床医学具有不确定性（Uncertainty）特点，其不确定性源自医学的不确定性，医学的不确定性又源自客观世界、现实社会和知识的不确定性。所以医学的反向思维（或批判性思维）对科学理论的解释和预测持审慎态度，而不是盲从，因而是探索不确定性的最佳实践。

（1）医学知识的不确定性　人类有 4 万多种疾病，每种疾病有不同分期分型，在不同人群有异体性、异质性和异现性，构成了医学的极复杂性，而且瞬间可变，所以不存在绝对客观、普遍适用、纯粹可靠、一成不变的医学知识。

（2）临床实践的不确定性　世界上没有两个完全一样的患者。客观上，病情表现不同，会导致诊治结果不同，为无知之错；主观上，医生能力不同，会导致

诊治结果不同，为无能之错。在纷繁复杂的医学世界，对很多类似患者，我们分不清差别，而且习以为常，总认为自己正确，导致医疗纠纷激增，此时指南可为临床医生从医保驾护航，由此救了医生，死了患者。但每一次患者死亡引发的医疗纠纷，会导致医学必须对指南进行修改，而每一次修改都是以牺牲了不少生命为代价的。

（3）临床思维的确定性是有限的和相对的　确定性知识是指能反映客观事物发展变化及结局的知识，又称因果关系的知识。临床医生一般是用这种确定性的知识，比如共识、指南诊治疾病。但这种知识以外，还有不确定性的知识。确定性知识只是在一定空间、一定时间和一定条件下证实了的"极大概率事件"的知识，只是人类在认知长河中至今还未被证伪的知识。但这类知识只是知识中的一小部分（1%），如 Cochrane 是世界最大的循证医学网站，该网站截至 2005 年 8 月共 2435 个循证医学系统评价中，仅 30% 的证据能给出肯定的答案与否定的答案，其余 70% 则模棱两可。Meta 分析的结果更是这样。所以应用指南看病，只是一种参考，切忌以偏概全，因为指南不是"指全"。一个事物总是东西南北中，指南总结一个方向，是片面的，正确也只是片面的正确。

由于医学的不确定性，因此在临床实践中除了科学思维外，还应提倡其他思维方式。

2. 临床思维的转变

"取象比类、归纳演绎、整合推理"是中医理论中一种重要的思维方式。它是将客观事物的形象概括、提炼、抽象为意象，在获得一种或几种事物的象后，在象与象间进行类比、推理，最后得出一定结论。它是以物质的一致性研究为基础，发掘物质本质特殊性的实践方法，科学研究一般是从特殊到普遍——求同，医学研究多从普遍到特殊——求异。相比之下，西医研究多从特殊到普遍，中医研究多从普遍到特殊。

象思维（Xiang thinking）概念是 20 世纪 80 年代我国著名的西方哲学研究学者王树人提出的。他认为象思维是中国文化中主要的思维方式，与国外的概念思维（Conceptual thinking）有本质不同，具有非实体化、非对象化、非现成的、动态整体的悟性和诗意性。概念思维把握的只是实体静态的局部，象思维把握的是非实体动态的整体。概念思维的语言文字表达，一般人都能做到，比如外科手术：切一刀，缝两针，盖三块纱布，吃四种药，周五拆线，周六出院，"一二三四五六"，人学人会。而象思维需要的是诗意性的语言文字表达，是心中了了、纸上难明，只可意会，不可言传，要靠悟。一首诗，相同文字，但不同人的领悟是不一样的，唯高智商者才可为之。"六经之首"的《易经》是中国传统象思维的早期成果，构成了其后佛教、道教、儒教思维方式的基础。中医药理学通过象思维总结出来一条规律，即动物入药治病是"以情治病"，植物入药治病是"以形治病"。动物入药是以其内在的生活习性为依据，比如桑螵蛸是螳螂科昆虫的干燥卵鞘，就用于治疗不育不孕症，羔羊胃提取物用于治疗慢性萎缩性胃炎；植物入药是以其外在的表现形态为依据，比如落花生枝叶昼开夜合，用于治疗失眠；银杏叶像心脏，用于治疗心脏病；核桃外形像人脑，用于补脑，治疗失眠安神。科学思维注重局部，认为所有局部之和可以无限接近本质，但医学思维始终认为所有局部之和无法等同于本质，不能代表本质，更不能到达（或实现）本质。两类不同思维导致临床思维的两种不同论点：①诊治客观论，是根据事物的本来面目（证据）去考察其组成部分，用的是不以人的意志为转移的外在因素，而且不以任何个人观点和个人因素而存在；②诊治主观论，是专业医务人员以个人知识结构对疾病诊治的分析意见。在诊断客观论之下、之外和之后，有数不胜数的诊断主观论。总体来讲，诊治主观论有其不可或缺的价值，是大量多年经验的结晶。WHO 报道，目前临床医学的平均误诊率近 30%，其中 80% 的医疗失误是由于思维和认知错误造成的。正确的诊断是正确治疗的前提，只有将科学的概念思维与医学的象思维相整合，才可以构成正确的临床思维，才能应对临床医学的不确定性。

（1）临床思维要有盖然性　临床有很多不确定性，即只是有可能但不一定发生。急诊前辈讲，对救命而言是先开枪后瞄准。世间事物未知远远大于已知，医学更是如此。一次阳性结果不能肯定某病，同样，一次阴性结果也不能否定某病。比如当年把衣原体误认为是 SARS 的病因，又如临床检验的正常值通常只能覆盖 95% 的人群，还有 5% 是表现为"异常值"的正常人群等。

（2）临床思维要有整体性　目前专业过度分化、专科过度细划、医学知识碎片化，使医生的整体思维缺乏。打个形象的比喻：心脏好比一座房子，彩超是看房间有多大，墙结不结实；心电图是看电路通不通；而造影是看水管堵不堵。三种检查结果不一样，只有整合起来才知道心脏有没有病，病在哪里，严不严重。此外，心脏是一个动力器官，负责维持血压，推动血液循环；以站立位心脏水平为准，就动脉而言，水平以上要克服地心吸引力，水平以下要依靠地心吸引力，而对静脉而言，正好相反。对此，必须要有整体思维。对一个诊断不清的重症患者，10 个科会诊都说主要与己无关，"搞不清的都不管"，不去做大师。一个诊断明确的患者，10 个科来会诊都说自己能治，抢患者，"搞清楚的都去治"，都想做医匠。

（3）临床思维要有动态性　患者的功能状态是随时间而变化的。临床上收集到的患者信息，其实是某个时间和某个空间的横断面信息，并不是整体和全部，所以用于诊断疾病要不断验证。不能头痛医头，脚痛治脚，有时头痛要治脚，有时脚痛要治头。"患者胸疼，久治不行，主任咋办？造影！""患者胃疼，屡治不行，主任咋办？胃镜！"。一定要避免这种简单思维。

（4）临床思维要有阶梯性　医学充满不确定性，但医学的目的是治病救人，所以要提倡首先除外威胁生命的病症，这叫降阶梯思维，其实就是抓主要矛盾。王佩燕教授在急诊实践中提出：对急危重症，首先要排除危及生命的疾病，然后按进展迅速到进展缓慢，再从器质性到功能性的降阶梯思维。有的学者提出，诊治疾病按先常见病、多发病后罕见病，先器质性后功能性，先可治病后不可治病的顺序思考。同样，我们经常在讲，救死扶伤，实行生命的人道主义，只要有百分之一的希望，就要用百分之百的努力去抢救，其实这种态度和实践对急诊或外伤可能是对的，但对慢性病终末期，其实是错误的。因为对这类患者医学已无回天之力，最后结果是人财两空。

（5）临床思维要有批判性　可怀疑性原则是科学精神最重要的品格。笔者过去讲，永远向前走，否定到最后。到最后否定不了了，就是真理出现之时。长期以来，医生都在追求医学理论与实践的确定性，比如共识、指南，以此提高诊疗效果。用确定性思维去应对临床的不确定性肯定会遇到极大挑战。内科医生开的药，是药厂生产的，不同医生开出来药效一样，这是确定性思维或正向思维；外科医生做手术是自己开刀，不同医生开出的结果可完全不一样，这需要不确定思维或反向思维。其实，反向思维或批判性思维才是解决不确定性的最佳方法。美国高等教育受全球青睐，原因之一是教授们的批判性思维能力。科学讲究"证实"，证实就要眼见为实、耳听为虚。其实耳朵听到的也有实，不然盲人没法生活。国际医学教育组织（Institute for International Medical Education，IIME）把批判性思维列入全球医学教育最低基本要求的七个方面之一。

（6）临床思维要有连贯性　按规定规矩办，可以减少不确定。美国医学研究分析了医疗错误，最后结论是"To error is human：Building a safer health system"（人非圣贤，孰能无过，要建立一个更安全的医疗体系）。人都会犯错，犯错是人的天性。我们要以连贯性或序贯性思维建立一个"做对事容易，做错事很难"（Easy to do right and difficult to do wrong）的工作流程和安全理念，连贯性思维指导下的流程化除了操作流程化，更重要的是思维流程化。

三、循证医学的兴起和完善

1992 年，戈登·盖亚特（Gorden Guyatt）在 *JAMA*（《美国医学会杂志》）上发文，首先提出循证医学，标志着循证医学的诞生。循证医学是医学的一种新思维模式，为临床医学提供了里程碑式的决策工具。它解决了经验医学中一些难以解决的问题，使一些真正有效的疗法（因不为公众了解而长期不被临床使用）获得认可和推广；也揭示了一些实践无效甚至有害，但从理论上推断可能有效而被长期广泛使用的疗法。循证医学本身不能视为一门医学，它与内科学、外科学、传染病学等不能并列，不能同日而语，不在一个维度上。它只是一种临床医学的研究方法，起源于临床流行病学，发展于医学统计学，最终是为临床医学服务。1996年流行病学家大卫·塞克特（David Sackett）将其定义为"医生严谨、准确、明智地运用当前所有获得的研究证据为患者进行临床决策"。应用所有研究证据决策，其实很难做到，或者根本做不到，因为很多证据难分真伪，难分好坏，必然影响分析结果的正确性。后来他将"所有证据"强调为"最佳证据"并对最佳证据进行了诠释，共分为5级。Ⅰ级为多个随机对照试验（RCT）的 meta 分析；Ⅱ级为样本量足够的 RCT；Ⅲ级为有对照组非随机的研究；Ⅳ级是无对照的系统病例观察；Ⅴ级为专家共识。以Ⅰ级可信度最高，Ⅴ级最低。

这种以最佳证据为基础的循证方法有明显不足：①要求医生过多注重科学依据和标准，比如只根据化验或检验结果决定医疗干预；②忽视医学经验，忽视非科学的内容，居然把专家共识置于可信度最低的证据；③忽略疾病谱的改变，比如慢性病不像传染病那样，很难找到最佳科学证据；④患者被动地主动决策，患者在医生引导甚至诱导下做出决策；⑤忽略人文的治疗作用；⑥医学的最终目的不清。循证医学强调的所谓最佳证据，其实是一个群体性标准，它与个体化常有矛盾，因此很难用于个体化诊疗。而且，最佳证据的最优化、过度化可能引发过度诊疗。在具体临床诊疗过程中过度强调最佳证据的绝对化，容易忽视真理的相对性。

循证医学的核心是根据最佳证据为患者治病。但什么是最佳证据，目前尚无客观的评价体系，以上介绍的5级分类其实很有争论。目前认为 RCT 研究提供的证据是最佳证据，其实很有问题。①RCT 研究所得证据是在特定时期针对特定人群进行临床研究得到的结果，存在一定局限性，在非真实临床环境进行的研究用于临床实践始终会有偏差。RCT 研究的文献，不同地方做出不同结论，不同人群、不同方法对结果有很大干扰。特别是 meta 分析，它所选取的证据是已经发表的阳性证据，其实在其后面还有大量没有发表、锁在抽屉里的阴性证据，将阳性证据再做肯定分析，必然导致错上加错。②RCT 研究源于科学的设计，对研究对象进行严格选择，以达到对比的理想状态，但正是这种严格的纳入和排除标准剔除了复杂病例和特殊病例，但越是排除混杂因素对结论的影响，越是热衷平均理想的取样，造成与真实世界的偏差越大，就越是限制了其临床应用的价值和意义。RCT 有非常严格的限定标准，参加个体经常只占整个群体的 5% 左右，代表性很差，就像有 100 个食客，只征求 5 个人点菜，上来的菜要所有人吃。有时即便对同一人群分别做 RCT 和真实世界研究，所得结论也相差甚远，RCT 很难得出 100% 确切的结论。③即使 RCT 代表了真实世界研究，其结论用于临床仍常出问题，通常真实世界的研究更真实。④在 RCT 研究中，年龄较高或较低的患者，或有合并症的患者，在研究之前就被排除在外，这些人在临床上不在少数，也是个体化治疗的目标人群，所以一项经循证医学检验的疗法或药品用于治疗每每出现例外或意外。换言之，RCT 只包含了部分人群，获得的证据用到全人群中肯定不正确。⑤临床患者的病情受生理、心理、社会多种因素的共同影响，所以不同患者证据间存在很大差异。通过统计学用部分来推测整体，结论或许可用于临床的初步治疗，但很难用于个体化治疗。即便是同一种药用到同一批患者，也只是大部分有效，对不少患者是用而无效。

综上所述，将循证医学的证据不予思索、不加选择地用到临床治疗中，只是泛泛地解决一些基础问题，并不能真正解除每一个患者的痛苦。循证医学只考虑客观证据，很少考虑到医生的临床经验和患者的主观感受，从而出现很多偏差，甚至受到很多大医院名医的质疑。循证医学求证本身是自然科学的思维方法，能否体现人体状况还是问题，它可寻求医疗的真，但未必能实现医疗的善。就像有的外科医生调侃的，我们可以教会猴子如何做手术，但我们永远教不会猴子对某些患者为何不用做手术。在此情况下，塞克特再次修改和完善了循证医学的定义，即循证医学要将最佳研究证据与医生的临床经验和患者的意愿需求三者相整合来进行临床决策。

这就是说，现今的循证医学应具有三个要素，缺一不可。不仅要循证（Evidence-based），而且要询问，一是问医生经验，一是问患者意愿，所以循证医学（Evidence-based Medicine），应改为知证医学或询证医学（Evidence-informed Medicine）。问题是现在的临床依然把重点放在了试验证据上，临床医生对此已习以为常，目前循证医学对试验证据的报告形成、评判使用都有系统而充分的研究，有完备的技术体系，循证医学在医学发展中发现的问题也在被不断地调整和改进，但对其他两个要求，即医生经验和患者意愿仍停留在概念层面。由于后二者做得不够或没做，就显得前一项要求过了头甚至成了唯一。

人类知识可分为自然、社会、人文三大领域，构成了自然科学、社会科学、人文科学三大知识系统，但严格地讲，科学主要指自然科学；社会科学带科学二字，是习惯叫法，与自然科学有很大不同，其中只有部分接近自然科学，所以最好称社会学；人文科学与自然科学差别很大，不宜叫科学，最好叫人文学。自然科学或称科学更多解决人类发展中求真的问题，而社会学则是求善，人文学是求美。医学具有科学、社会、人文三大属性，忽视医学的社会属性和人文属性就会走向片面，所以我们说"医学不只是科学"。当然因社会学和人文学自己失责而出现的人性化医疗缺位，来批评循证医学的科学定义也有失公平。

塞克特用个人"Individual"这个修饰词来限定患者"Patients"，其实二者是矛盾的，殊不知"Individual"指向特殊性，而作为复数的"Patients"是指向群体，指向普遍性。在以症状为基本的临床实践模式下，加上辅助诊断检查，尤其是影像技术盛行，临床实践越来越不重视口头交流（话疗），完全忽视了临床实践中本应具有的叙事特点。言语在诊疗中的价值被贬低，就诊时医生倾听患者的倾诉越来越少，患者在诊疗过程中处于弱势，属于他们的自由空间越来越狭小。患者成了唯命是从的客体对象，医生成了对患者发号施令的主体。我们需要把医生从名目繁多的各种证据的负重中解放出来，我们也需要把患者从眼花缭乱的各类机器检测数据的推销模式中解脱出来。

循证医学以技术为基础，是医学实践中的"硬"范例，而人文医学是以语言和感性思维为基础，它的发声正是对硬科学的"软"补充。

循证医学提倡证据的最优化容易导致证据的过度化和绝对化。现实中，患者的个体差异往往是对循证医学绝对化的证伪和反驳。循证医学一再强调严格的科学方法，迫使医生过度依赖检查结果和相关统计数据，大量使用不必要的各种检查和辅助诊断技术，循证医学的发展使临床医生开药的艺术性变成了科学性，由此导致了患者风险的增加和医疗费用的飙升。

四、循证医学本身存在的问题

1. 方法学导致的问题

（1）抽样不能代表全样　循证医学是以统计学方法和技术解决临床医学问题。但不同临床试验设计的科学性及规模不一致，所获证据的可靠程度也就不一致。而且观察的是某些满足特定入选标准的人群，而排除人群中某些所获的试验结果，因此有时可信度很低。

（2）标准造成结果偏倚　循证医学试验中，为了更好地对比各组间的试验结果，人为规定了很多标准，比如诊断标准、纳入标准和排除标准，并以此选择病例，排除了很多特殊情况。即使符合诊断标准，但若不利于研究比较且可能影响研究的因素（如年龄、体质、合并症等），都要被排除到研究之外，以便尽可能减少偏倚因素对研究的影响，使入组的研究对象尽可能具有同质性，这样得来的证据只对典型的、单纯的、没有合并症的病例具有较强的证据效力；但对偏离平均数较远，同时合并多种疾病的患者或因抽样误差造成的不一致情况，其证据效力将大打折扣，有时甚至结果是完全错误的。对特殊患者强调循证医学的"最佳证据"就是过度强调事物的普遍性，并用之去代替事物的特殊性，其结果将导致特殊性不能得到正确对待。用所谓最佳证据获得的普遍性方法去指导临床实践只能解决临床的部分问题，不能解决所有问题。Meta分析的最大缺陷就是证据的异质性问题，就是把本质上不同的研究结果进行合并分析，相当于和稀泥，其结果是科学的，但对医学是不正确的。事实上是对若干偏离事实的所谓最佳证据，从中选又再选，结果必然是错上加错。如果用这样的结论去指导临床，必然会出现偏差、错误，甚至是灾难。

（3）证据独霸导致人文失位　目前医学领域盛行两大技术，即大数据和人工智能，其实都是为循证医学寻找证据或最佳证据服务的。同样，医学领域还在提倡转化医学和精准医学，其实也是为循证医学证据服务的。转化医学是要把现有的研究结果用到临床，其实是为循证医学寻找更多证据，从而扩大证据的数量，数量扩大就成了大数据，所以大数据是为循证医学增加证据数量服务的。精准医学是将各种证据加以归纳整合成针对性更强的治疗，其实是在为循证医学找好证据，从而提高证据质量，质量提高了的证据加上人工智能使之成为治疗疾病更加有效的最佳证据。无论是转化医学、精准医学，还是大数据或人工智能，翻来覆去，都是围绕证据这一因素的半径服务的。其实我们还需关注医生经验和病患意愿，证据可以说只是人为医疗，后二者才是人性治疗，只有把人为治疗和人性治疗二者整合起来，才能实现医学的真正目的。

目前的临床实践多数是在医疗指南指导下进行决策，虽然取得了重要进步和重大成绩，但在很多情况下，特别是对疑难重症的处理束缚了医生的手脚，事实上是将医疗工作置于一个封闭僵化的环境下，必须按部就班，不能越雷池一步，制约了富有经验的资深医生的能力。循证医学的核心价值是"有证取证用证，无证创证用证"，其实是取证容易用证难。最佳证据也许是事物呈正态分布的最中间的部分，但对其离散部分，特别是事物呈"偏态"或"乱态"分布的因此会被武断地排除，所以在强调最佳证据的重要性时，不能将其奉为不可违抗的信条。循证医学研究以证据为基础，是一个从特殊性到普遍性的过程，但追求证据越来越精准，实质上是在走向"特殊性"极端，致使"普遍性"的质量越来越差。追求证据最大化就是扩大普遍性，追求证据最优化就是提高特殊性。因为任何特殊性都包含着普遍性，但任何特殊性都不是普遍性的全貌。任何普遍性都存在于特殊性之中，但并不等于单个特殊性之和，这就是说，即便是无限扩大样本量，也得不到证据的全貌。对特殊性研究过度必然导致普遍性消失。所以医学研究一味从宏观向微观渗透，超过医学和生命所在的层面，就可能陷入过度"特殊性"，必然以牺牲普遍性作为代价，这也是当下为什么很多基础研究不能向临床转化的症结和困境所在。

循证医学的奠基人并非临床实践者，他们是一些流行病学者，他们看似采用自然科学的方法，探索不同疾病之间的相同规律，并寄希望用同质化的规律来为有个体差异化的患者解决诊治问题，但难避鞋不合脚的尴尬。同样，从自然科学角度衍生出来的循证医学方法，也许能解决医学中的科学问题，但不能解决医学中的全部问题，甚至解决医学中的有些科学问题都力不从心或事与愿违。所以循证医学不能被封上神坛，排除异己，成为临床医生必须遵循的唯一标尺，更不能成为临床医生不敢僭越的红线。它只能被视为临床医学实践中的一种方法，仅供临床医生参考。因为从来没有一种理论完美无缺，循证医学引以为傲的优势，即强调证据最优化、最佳证据的普遍性作用正好就是它自身的局限性。所以我们不能过分强调证据的最优化，因为它容易导致最佳证据的过度化和绝对化；我们也不能过度强调最佳证据应用的普遍性，因为它容易加大普遍性和特殊性之间的矛盾；我们还不能过多强调统计学分析的效力和结果，因为它容易被最佳证据获取过程中有偏倚的数据所左右，因此降低了疾病深层机制和临床共识的权重。

2. 人为因素导致的问题

（1）一叶障目 有些医生不了解试验背景、方案设计、试验方法及研究过程，片面关注统计结果，对阳性和阴性结果不能客观分析和理解，甚至盲目把亚组分析结果看成整体结果。

（2）张冠李戴 临床治疗中常用多种方法，但循证医学研究很多都以全因死亡作为一级终点进行远期疗效的评价，而实际上临床实践中很多患者有很多影响生活质量的近期症状和痛苦，却缺乏循证医学强有力的证据。

（3）水土不服　人类种族不同，其生活环境和生活方式不同，西方国家的临床试验结果不能随意复制，如果武断用到国人中，包括用法剂量等，可能效果不同，还有可能引起严重的副作用。

（4）学术不端　最佳证据获取过程中会有人为因素干扰。有的研究者或申办方违背研究方案，有意篡改数据，将假证据推出的结果用到临床，严重影响临床结局。

五、导致循证医学出现片面性的社会因素

1. 科学的统治

近代以来，科学技术改变了整个世界、人类生活及思想，对科学的崇拜变成了对科学的迷信，科学地位神圣而不可动摇，甚至一切非科学和反科学都是最反动的言行。循证医学主要是以自然科学的方法来研究复杂可变的人体，所以出现了片面性。只强调证据分析的循证医学，事实上是将民主意识引入医学的研究方法，由此形成的临床共识或指南是这种研究方法的产物。民主指的是大多数人规则，即以投票表达个人观点，然后以大多数人的观点作为集体决策的依据。孔多塞（Condorcet）有一个基于概率的论断：对一个只有两种答案的问题，大多数人的观点比任何个人的观点都更接近于正确。统计学家弗朗西斯·高尔顿（Francis Galton）请了800人估计一头牛的重量，结果几乎没有单独的个人能给出精确估计，但所有人估计值的平均值非常接近这头牛的实际重量。但这适于只有两种答案的问题，而医学是多元的，用这种研究方法必然会遇到挑战。所以将民主思维引入科学研究，容易丢掉真理，因为真理总是掌握在少数人手中，将科学思维引入民主实践，容易丢失普众，因为只有少数人具有科学素养（我国公民具备科学素养的比例2005年只有1.6%，2015年为6.2%，直到2018年才达到8.47%）。而医学既具有科学属性，又具社会属性，还具人文属性，所以单一将循证科学思维引入并实践肯定会失之偏颇。

2. 法律的效应

目前医患冲突十分常见而激烈。对医生来讲，循证医学的证据、指南不仅是临床诊疗的法律依据，也是保护医生人身安全的法律依据。临床经验常因缺乏科学证据存在潜在风险。用循证医学证据行医尽管很多时候明知无效但相对安全，于是他们也就依据证据指南治疗，而不越雷池一步，且放弃经验。

3. 患者的选择

由于医疗环境的影响，医学生活化、医学社会化趋势日益明益，并由此带来了疾病恐慌。患者都愿意相信甚至迷信科学证据，对医生的经验常心存疑虑，对

疾病诊断宁可信其有，不愿信其无。

4. 经济的诱惑

医疗市场化对循证医学的实践影响很大。患者决策听医生的，医生决策受社会环境、经济效益和医疗管理等因素的影响，甚至操控。有些学者用循证医学与制药大企业结为同盟，共同为一些有争议的理论提供证据支持，医药大公司牵头或资助的试验对指南产生巨大影响。有人指出，如今的循证医学如同医生头上的紧箍咒，让医生乖乖地按指南、按证据去做。2012 年英国开出 10 亿张处方，较 10 年前增长了 66%，但既没反映出疾病负担的真正增加，也没反映出人口的老龄化，只是基于证据的多药治疗。有人借循证医学名义宣传药品阳性的临床试验数据，既不关心该药所有的阳性结果和阴性结果，也不关心试验的入组人群，更不关心在取得阳性结果同时出现的毒副反应，有意引导医生盲目开药。但严格说来，这并不是循证医学方法本身的错误，而是被别有用心地利用了。

5. 循证医学有可能助长集体无意识与有组织的不负责任行为

"集体无意识与有组织的不负责行为"译自英文"Collective unconscious and organized irresponsible behavior"（CUOIB）。现代医学，包括循证医学倡导的医学技术主体化和医学资本的盲目扩张，是一种典型的集体无意识与有组织的不负责任行为或现象。由此带来的严重后果就是过度医疗泛滥。美国社会学家文森特·帕里罗（Vincent N. Parrillo）从社会学角度认为，"过度医疗是医疗机械地对人体生命采取过多控制，社会变得更多依赖医疗保健引起的医疗行为"。也有学者认为是"医疗行业提供超出个体和医疗保健实际需求的医疗服务"以及"多种因素引起的过度应用超出疾病诊疗需求的诊疗行为"。过度医疗正以一种不可阻挡的"洪流"覆盖着医学的各个领域，其蔓延速度已超出理性所控制的范围，例如医院责任承包、开单提成、收入与奖金挂钩，甚至将经济指标作为管理干部的任用条件，这都可称之为集体无意识与有组织的不负责任行为。比如开 CT 检查，我国要求阳性检出率应达 80% 以上，现在情况正相反，目前检查阴性率达 80% 以上，这也是集体无意识与有组织的不负责任行为。

集体无意识具有正负双重特性。21 世纪以来，医疗系统和各大商家一直在联合上演各种"双簧"，利用广大群体的集体无意识心理（文化不正确），推行一种"无健康人"的诊疗技术路线。2011 年美国共开出 2.62 亿张门诊抗生素处方，全美 3 亿人，几乎每人一张，但大约一半不对症。到 2016 年 5 月，《美国医学会杂志》报道，美国开出的抗生素处方仍有近 1/3 不对症，仅滥用抗生素导致耐药性感染每年达 200 万人，死亡 2.3 万人。

临床实践中的过度治疗，是指医疗机构和医务人员违背临床医学规范和伦理准则，为患者提供了超过患者病情需要的治疗。治疗过度和治疗不足是一个事物的两个方面，怎样做到恰到好处，是一种高超的艺术，是医生竭尽全力才可能达到的境界。

6. 医疗资本化导致医院运营目标的偏倚

医疗资本化使经济收入成了医院医生的主要目标。医院成了挣钱的地方，一切问题都把是否挣钱、挣多少钱作为出发点，医学偏离了救死扶伤的目的。资本化进程主要的负面结果是引发过度医疗、商业化医疗、炫耀性医疗，甚至欺诈性医疗，对社会整体医疗的公平性和可及性漠不关心，形成了局部有秩序但全局无规则的医疗局面，整个医疗系统都对此习以为常，这是典型的集体无意识与有组织的不负责任行为。

7. 医疗体制不完善导致医疗腐败丛生

20 世纪 80 年代开始，医院从以药养医发展到以药营利、以医营利。有的医生医德失范、人文丧失，利用医疗上的稀缺资源为自己牟利，衍生了普遍的医疗腐败现象。医学是介于科学与技术之间的学问，将其只视为科学或只视为技术都失之偏颇，而且医学还受社会、心理、人文的影响。没有主体（患者意愿、医生经验）参与的循证共识或指南在临床决策中很难也很少得到落实。循证医学随着近来定义的修订和完善，目前存在的问题已不是其本身概念或理念的问题。表面看是有过度重视"证据"和忽视医生经验和患者意愿的问题，但实质上是科学主义、技术主义、健康主义，特别是资本主义引入或渗入医学后致使医生经验和患者意愿难以发挥作用，甚至可以说医生"不是不知怎么做"，而是"根本不想做"的问题。这是一种极为普遍而且严重的集体无意识与有组织的不负责任行为，导致过度诊疗，最后导致大量医源性和药源性疾病的发生。

六、大数据与循证医学的完善

大数据时代的到来，人们期望用其纠正循证医学的不足，从而完善循证医学的正确性。大数据有规模大、高速性、多样性和价值密度低等四个特征，传统的随机分析易致主观性，甚至任意性，大数据技术可以克服这种主观性，可以实现对现象进行更精确的描摹。以抛币为例，抛的次数足够或越多，硬币正反面出现的频率就更近似，即各 1/2，所以大数据规模大就是"大数定理"。但大数据仍是数据，也有局限性。比如对社会现实没有反思和批判性，甚至反向加强（meta 分析就有反向加强）。事实上，大数据只和人的行为有关，与人之本性并不相关。近年来与人的行为相关的数据处理，所用主要工具是统计学。但统计学没有反思性和批判性，它的潜在假说就是"大多数＝正常"，即"少数＝异常"。通过"少数＝异常"被排斥，而使更多的人回到大多数的"怀抱"，从而使后者成了理想的"标准人"，所以大数据应用者的非反思性和非批判性盲目加强了人的偏好和欲望，成了偏好的助者和欲望的帮凶。目前，有些科学家，包括医学家已不直接与真实世界的研究对象打交道，而是通过分析各种数据作为研究来取得科学发现，这叫数据驱动型科学研究。

图灵奖得主吉姆·格瑞（Jim Gray）指出，科学经历了如下几个时期：①上千年前世界上只有经验科学，只能描述自然现象；②数百年前出现理论科学，运用模型发现各种定律定理；③近几十年出现通过大数据计算出的模拟科学；④现在是把经验、理论、模拟三种范式相整合。整合过程要包括：①通过仪器设备获取数据，或通过仿真模拟产生数据；②用软件处理数据；③将相关信息储存到电脑；④通过数据管理和统计分析数据库或文档，实现数据驱动型科学。有人极端地认为，数据驱动型科学将会取代前三者。事实上，大数据与科学（医学）试验并不兼容，主要都是被动地观察数据，缺乏主动设计试验和观察患者，即便获得了所有方面的证据，也无法得出正确的结论。因为证据与证据间的关联性会导致太多可能性，结果等于什么都没说。在对数据的归纳或分析过程中，通过已知数据点（症状、指标）得到一条通用曲线，其实有很多选择，但人们常用特定的标准来筛选，因而经常出现"归纳偏见"或"分析偏见"，从而导致诊断偏见和治疗决策偏见。

通过分析生物学数据实现人体疾病的诊疗，有学者认为通常要经历三个阶段。①去语境（De-contextualization）。生物数据采集中的碎片化和多样化，加之数据背后有不同理论支持和技术规格，不同来源的数据要兼容进入统一数据库，这叫去语境，目前还无法实现自动化，要靠人工为之。②复语境（Re-contextualization）。不同数据经去语境化纳入统一数据库后要用一种新的语境重新编辑，才能与其他数据整合，以便找到数据间的联系，方可得出科学发现。③数据的再使用（Re-use）。即对重新统一语境和格式后的数据进行分析使用。

根据以上原理，大数据能否用于循证医学纠偏呢？有两点我们必须认识到：①不能简单地把一切科学作为一个整体来认识，其实不同学科所研究的类型和层次是不一样的，数据驱动型科学的贡献也会不一样，像生物医学这样的复杂学科做起来就很难实现；②不能依旧用静态和孤立的方式看待数据和理论之间的关系，要把数据纳入整体且有机的人体中去看待；冷冰冰的数据分析一定要涉及活生生的医学机制探讨，不能只停留在现象描述的层面。

在大数据的研究中，一定要考虑到脆弱群体的利益，特别要考虑生物医学以外与医学相关的社会学数据的纳入。2002年以来国际医学科学组织理事会（Council for International Organization of Medical Sciences，CIOMS）认识到，生物医学研究的概念过于狭窄，没有涵盖与健康相关的其他领域的研究，没有考虑地区资源的公平性，没有关注社区研究的重要性，把潜在的脆弱群体排除在研究之外。什么是脆弱群体？①某些人群相对或绝对地无能力保护自己的利益，为生理或心理因素。②某些人群暂时或永久的特殊环境导致他们的利益受到关注较少，为社会因素。这二者可以独立存在，也可同时存在。排斥了脆弱群体的研究会影响或损害研究的科学性和不断增长的"大数据"的可靠性，即大数据还不够大，代表性还不够强，所以2016年版的《涉及人的健康相关研究国际伦理准则》已把生物医学研究改成了内涵更深、范围更广的健康相关研究。这个准则无疑会对全球健康的研究伦理产生广泛而深刻的影响。其实这还不够，还没有涵盖社会学的研究领域，还没有涵盖所有关于健康的相关领域，比如与健康相关的许多社会行为的研究，有时这方面的研究及其产生的干预措施比生物医学本身的作用还大。比如湘西一个小城镇，有200多名老年男性患艾滋病，他们明知艾滋病的传播常识，却还与很多中年妇女乱（性）交；而且说艾滋病可怕，死可怕，但孤独缺爱更可怕。对这些人科学的劝导及危言耸听的恐吓都是失败的，倒是宗教或家族管理监督效果更佳。

参考文献

［1］王昊，张锦英．医疗实践中的医学与科学［J］．医学与哲学，2019，40（7）：25－28.

［2］樊代明．医学与科学［J］．医学争鸣，2015，6（2）：1－19.

［3］王晶金．从证伪到多元批判理性的范式转向——约瑟夫·阿伽西的科学观与科学史观［J］．科学与社会，2019，9（3）：41－49.

［4］李建国，吕畅，赵茜，等．浅谈临床思维不确定性及其应对策略［J］．医学与哲学，2019，40（21）：14－17.

［5］程伟，张兴博．"象思维"之惑——关于象思维与中医学的笔记［J］．医学与哲学，2019，40（20）：75－76.

［6］赵茜，郭慧，申张顺，等．论临床思维的性质和原则［J］．医学与哲学，2019，40（12）：15－19.

［7］杨晓霖，贺劭丹，王华峰．虚构叙事中的医学人文启示：从循证医学到叙事医学［J］．中国医学人文，2019，5（4）：6－12.

［8］金志春．正确认识与对待循证医学实践中的缺陷［J］．循证医学，2013，13（5）：310－313.

［9］刘俊．正确运用循证医学证据指导临床实践［J］．医学与哲学，2019，40（23）：15－18.

［10］胡志强．民主的认知价值［J］．科学与社会，2019，9（1）：31－33.

［11］余晓洁，李洋．调查显示：中国公民科学素质快速提升［EB/OL］．（2018－09－19）［2021－03－22］．http：//www.xinhuanet.com/tech/2018－09/19/c_1123455909.htm

［12］张锦英，张洪江．过度医疗辨析：集体无意识与有组织的不负责行为［J］．医学与哲学，2019，40（10）：10－13.

［13］朱宁．关于过度医疗案例界定的思考［J］．医学与哲学，2019，40（10）：5－9.

［14］王东．大数据时代科学研究新范式的哲学反思［J］．科学与社会，2016，6（3）：116－127.

［15］朱伟，胡庆澧．2016年版 CIOMS 伦理准则的新特点及启示［J］．医学与哲学，2019，40（11）：1－4.

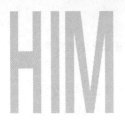

医学人文与人文医学

◎ 樊代明

一、医学人文的发展现状

人类学主要分为社会文化人类学、语言人类学、考古人类学和体质人类学等，我国将其分别纳入社会学和民族学、民族语言和语言学、历史学和生物学中去了。我认为，不管是整体的人类学还是各分支的人类学都与医学人文学密切相关，其中的很多知识都是医学的重要组成部分。这些知识同样也是探索人体及生命奥秘、诊疗预防疾病的法宝。非常遗憾的是，这些在中外古代医学中占有重要位置，而且做过重要贡献的医学人文知识或技术，在近几十年中被忽视、忽略，甚至荒废了。

关于人类学与医学人文学，新中国成立前尚有一批学者从国外学成回来后在大专院校进行过教研工作，也曾经有一批成果。但新中国成立后，由于一系列政治运动的影响，中国的社会科学一度受到冲击、遭遇磨难，进展速度很慢。直到20世纪80年代才有所复苏。从医学人文领域发表论文数量看，1980—1989年全国仅发表3篇，1990—1999年24篇，2000—2009年59篇，直到2010—2019年才180篇。所以总体评价，我国近百年来，科技在进步，民生在改善，但道德曾滑坡。医学呢？医学在进步，医术在发展，人文在滑坡。

中国人类学在改革开放后的发展主要靠五个推力：①翻译引进医学人类学著作，哈佛大学凯博文教授一直致力于中国人类学研究，对中国人类学做出了重要贡献；②从2001年开始，一部分人类学工作者主动从事艾滋病防治工作，从吸毒、卖血、性产业、女性生殖健康角度研究艾滋病流行；③重视民族医学及少数民族地区多样化，在跨文化视角下分析田野工作资料取得了一些成果；④一部分学者走出国门去开展合作研究；⑤一大批热心医学人文的学者涌现，他们召开学术研讨会、创办杂志、出版专著。现今医学人文不仅在中国社会科学领域，而且在医学专业领域已经确立了自己重要的地位。

二、医学人文与人文医学可能的区别

人文医学与生物医学同属医学范畴，同样为人类的健康服务，但其中的侧重点各有不同。人文医学研究以求善为目标，生物医学研究以求真为目的；人文医学以身体的整全性为对象，生物医学以人体局部的结构和功能为研究径路。对医学人文（Medical Humanity）和人文医学（Humanistic Medicine），国内学者又提出不同概念。比如医学人文是医学中"人文性"的揭示，而人文医学是医学中"人文化"的掘进；医学人文是人文学者看医学，人文医学是医学学者看人文；医学人文是医论，而人文医学是医术；医学人文精神是医学世界的统领，把握医学的发展方向，而人文医学是医学人文精神和关怀的归属，是以人文为工具去实现医学目的。关于医学人文和人文医学的区别，国内杜治政教授认为：①历史发展渊源不同，医学人文早，人文医学晚。②内涵具有差异，医学人文重在价值判断，表现为一种精神理念，比如大医精诚；人文医学重在具体实践，比如人文关怀。③涉及范围不同，医学人文宽，人文医学窄。④落脚点不同，医学人文落脚点在人文，而人文医学落脚点在医学。⑤使用的语境和学术范畴不同。⑥使用的情境和场合不同。只有人文精神和人文关怀才使医学具有了人的属性，才涉及医学的本质。国内刘虹教授提出，要高扬医学人文属性、彰显医学人文精神、铸造医学人文素质、提供医学人文关怀、建构和谐医患关系来体现医学本质。

三、医学人文对人体生命的认识

（一）从宇宙演进史看生命的进化史

地球上本无生命，生命现象是从无到有、从简到繁，是经过漫长进化的结果。生命的形成，经历了两个密切相连的阶段：①原始生命的形成，靠两个必要条件，一是生命物质产生所需的物理、化学、生物变化的物质，二是适宜原始生命物质生存的相对稳定的自然环境；②后继生命的进化，一是原始生命形成后与环境相互作用发生各种变化，二是这些变化能通过生殖繁衍实现保留并传递，所以生命的进化史充满了遗传和变异两个过程。顺着宇宙演进史可以推知当今生物界的形成，生命循着这条路来，有了今天；如果逆流而上，地球上的生命无疑将会消失。如今发生的某些动物、植物、微生物的灭绝或濒临灭绝就是如此。有些生命体除了自身的遗传和突变出了问题，更多的是其赖以生存的环境发生了变化，危及其体内的自然力和超稳态，机体又来不及或不能修复所致。

（二）医学人文对个体生命及其价值的认识

有学者认为，人的生命可分为种生命和类生命。种生命从受精卵开始，是父母给予子代的生命。类生命是从新生儿开始，是自我创生的自为生命。种生命是类生命的物质载体，是自我意识促成了个体发展及整个生命过程的质变，即当个体发展到产生自我意识时，人的种生命开始发展出人的类生命，成为社会化了的种生命。而当人的自我意识发生不可逆转的丧失时，又复归为人的种生命（植物人）或二者同时消失。但自我意识的丧失并不必然代表类生命的完全消失。如植物人尽管类生命的自我创生能力已不复存在，即心理意识对体内自然力不再有影响，对社会乃至其他成员也不再有影响，但他所承载的父母、子女等社会角色依然存在，只不过类生命已处于次要层面，屈从于种生命，成了种生命化的类生命。

种生命与类生命具有统一性，但就某些生命个体并非总是统一，有高质量的种生命未必有高质量的类生命，反之亦然。例如某些身体强壮的人是十恶不赦的罪犯，其类生命的质量可能是零甚至为负值。相反，某些残疾人或病患，虽然种生命质量低，但其类生命质量即生命价值并不小于正常人，如霍金。我们不能因为类生命质量低或消失而完全否定其种生命的存在及意义，也不能因为种生命的受损或降低而否定其类生命的质量和价值，更不能因为某些病患没有自我意识，类生命质量低而否定其种生命的尊严和神圣，这就是人道主义。

人作为生命的主体，既不是纯粹思想的"心灵实体"，也不是纯粹广延的"机械实体"，而是具身（Embodied）存在。从种生命和类生命的观念去看，人首先是肉体的、躯体的、生理性的存在，然后才是理性的、文化的、社会性的存在。身体作为自我构建的始基，既不是纯粹的肉体也不是心灵的容器，它是人与人交往对洽的场所，是自在与自为的统一。生命在时空上有统一性，生命不能脱离时空而存在，所以生命的界定要考虑时间和空间两个因素。人的生命只是人的一种属性，除此之外，人还有其他多方面的规定性，如兼任特定的社会角色，担当应有的社会责任和义务，遵守社会道德和法律法规。人的生命是人之所以为人的基础，失去了生命，人就不能称之为人。医学研究的整体一定要有生命，有生命的整体医学上叫身体，没有生命的整体医学上叫尸体。

四、医学人文对医学干预限度的认识

人体是以整全性（Wholeness）和本体性（Noumenon）而存在，是既不可解构（Deconstruction）也不可重构（Reconstruction）的生命整体，是人体固有的、不可外力设计或制造、不可人为赋予或增减的整体。人体的整全性思想强调，人体由物性与灵性、躯体与精神、感性与理性等多维度构成，其中一个维度缺损或被伤害都将造成整体的伤残或毁损。人体的本体性思想认为，人体与构成世界的元素，如水、火、土、气一样，具有本体性存在的特质。人体的存在是灵性（Spirituality）、人格（Personality）和本真（Nature）不可分割、不可修改、不可再造的一体性存在，三者分别代表人体的精神性、社会性和纯洁性。所以，医学干预的规则和本质是帮助人体纠正偏离，恢复超稳态，不能僭越灵性限度、人格限度和本真限度。从希波克拉底时代一直到 20 世纪 50 年代前，西方的医学干预总体上是在合理限度内发展，受到两种理论基础的约束：一是希波克拉底的人体自然力思想，一是美国生理学家坎农的内稳态思想。这两种思想都主张要尊重、保护和依靠人体的自然力，只有在少数患者内稳态的偏离不断扩大，机体的修复机制来不及应对而危及生命时，医学干预才是必要的。但到了 20 世纪 60 年代后，由于科学技术的巨大进步及其在医学领域的应用，特别是在传染病防治中取得了辉煌成绩，医学干预不再满足于在帮助纠正偏离、恢复稳态的轨道上前行，不再循规守矩，而是翻墙越轨，出现大举向人体进攻的严重局面。医学从尊重、保护和依靠人体自然力，从纠正体内生命体征的偏差、修复脏器结构缺损和功能失衡，直接冲向制造安装人体的某些器官，甚至再造人体乃至生命。各种违背自然规律甚至违背人性的事件不断发生，引发广泛质疑，人体的安全性受到空前威胁。学者刘虹将这种严重不当医疗干预归纳成如下五种共同特征：①罔顾未知风险，悍然活体试验；②利用技术突破，冲撞伦理底线；③通过规避路线，绕开法律约束；④造成既成事实，抢占科研先机；⑤假借造福患者，实谋名利双收。

严重不当的医学干预是有意、无意或恶意践踏或僭越灵性限度、人格限度和本真限度，可能造成危害人体的严重后果，甚至是一种医学暴力。目前发现最严重的有两类。

一是头颅移植。脑是决定个体身份、思维与行为、情感与认知，是决定生理特征、心理特征和人格特征的人体重要器官。头颅移植是对"我"的移植，是一个将"我"移植给"他"的过程。2017 年意大利神经外科医生卡纳维罗和哈尔滨医科大学附属第二医院骨科医生任晓平在新鲜遗体上完成了人类第一例头颅移植的外科模型，引发学术界和社会学界的广泛争论。

二是人体再造。比如：①三亲婴儿，2016 年 10 月 19 日，世界上第一个三亲婴儿在美国诞生，是将生母卵子中有缺陷的线粒体取出，再用另一名卵子捐赠者的线粒体代替，由此治疗线粒体 DNA 先天性缺陷导致的疾病。②2017 年世界首例植入式人工智能芯片用于治疗瘫痪患者。③2018 年世界首例基因编辑婴儿在中国诞生。有人说，"人类通过技术实现造物后，必然走向造人，这是技术创新的最高目标"，"不仅要人定胜天，而且要人定胜人"。显然，这种想法和做法在医学上都是不正确的，是不利于人体健康的，甚至会给人类带来灾难。要知道，人类的基因通过几百万年的进化，已根本稳定正常。要改变某种基因，就可能引发一种人为的变异。要知道，人类所有基因都是有用的，改变任何基因带来的变异对正常的人体都是异常。

五、医学人文对生命灵性的认识

（一）生命与灵性

人类与生俱来具有三种能力：①感性能力，人类用感官对自然界产生感性认识的能力（感知世界）；②理性能力，人类在实践过程中逐渐将事物概念化，做出判断，并进行推理的理性能力（认识世界）；③灵性能力，人类创造、改造、征服世界的能力（改造世界）。

灵性的英文是 Spirituality。在一般人眼中，灵性世界"难以驾驭"，是一片"物与神游"的虚幻世界。灵性常与宗教结下不解之缘，有人直接把灵性应对（Spiritual coping）与宗教应对（Religious coping）视为同义，但它们之间有所区别：①灵性是告之人类去发现真相，而宗教是以教义告之真相（To solve problem *vs.* to answer question）；②灵性让人类独立解放，宗教让人类寻找依靠；③灵性是让人类创造自己的道路，而宗教是叫人类跟随他们的旅程；④宗教既可以帮助人去践行灵性，又常因排他性限制人对其他灵性空间的追求。其实，宗教只是对灵性信念和体验的组织化、机械化的阐释和实践，而灵性与人类追寻事物的意义、目的和价值的体验有关，它可包括也可不包括对未知（即存在但解释不了）或超越性力量的概念。灵性是人类超越自身的能力。对于仰望未知世界的人，灵性是他们与未知世界关系的体验；对于人道主义者，灵性是与他人相处的自我超越体验；对俗世百姓，灵性可能是与自然和宇宙和谐统一的体验。

医学中的灵性起源于拉丁文 Spiro，医学哲学家阿维森纳（阿拉伯语称伊本·西那）在《论灵魂》一书中认定灵魂是没有形态的机能，不可以察觉，但可以知觉和理解。灵魂的英文叫 Soul，希腊语为 Psyche，心理学的词根即源自灵魂。关于灵魂是否属于心理学范畴，以及是否将灵性融入心理学，还有争论。多数人认为，灵性与心理是同一事物不同深度的理解，有时又有质的不同。心理学研究的本质是自我剖析、深入自我和自我实现，但灵性要求的是超越自我，无我世界。二者相遇，既有互不相干的感觉，又有心心相印的联结。我们习惯了用物质的存在去认识灵性的存在，去检测灵性的存在，那只是现有科学技术水平的限度，其实有时看不见理解不了的事物大量存在。爱因斯坦认为，引力是时空的一部分，从哲学和数学观点来看，时空是几何的一部分，因为时空在不停地扭动，不停地改变，改变的原因是时空有引力，是引力在不停地动。几何学家欧金尼奥·卡拉比指出，在封闭的空间，有可能存在无物质存在的引力场，华人数学家丘成桐证实了此猜想，国际上将此命名为"卡拉比－丘成桐空间"。当然，关于灵性的认识还只是初步的，还有大量奥秘值得去探索。

（二）灵性痛苦

谈到灵性，医学上就必然想到灵性痛苦。身体疼痛所带来的痛苦尽人皆知，可以用镇痛药解决。而灵性痛苦不仅种类繁多且表现不同，既难以定义，又难以名状，更难以治疗。就以罹患重病生命走到尽头时的心灵痛苦为例，它是怎么产生的呢？曾经的成长背景和教育模式告诉人们，凡是努力就有结果，付出就有回报，只要坚持成功就会越来越近，只要付出爱一定就会被爱。人体正常时满被情所笼罩，"万水千山总是情""天下文章总恋情"；情是具体的、可感的，"情感是先导，情理是关键，情趣是翅膀，情真动心弦"。但当罹患重病，生命走到尽头时，所有上述原则都会受到挑战，他们会发现此时努力没有结果，付出没有回报（比如父母付出一辈子的爱最后床前无孝子），后果可能是人财两空，"情自何处？情为何物？""情去哪儿了？"一片茫然，连自己都会怀疑坚持坚守还有无意义。所以对灵性痛苦的处理和治疗显然要换另一种方法，在平常所遇到或所用的那些说辞可能都苍白无力，因为受者已经看透了一切。此时需要的是灵性的交换，心灵的托付。什么是托付？婚礼上，父亲把女儿的手交给新郎时说，我把女儿这一生的幸福都托付给你了。手术前，女儿会拉着主刀医生的手说，我把父亲这条生命就托付给你了。前者是托付幸福，听者会湿眼；后者是托付生命，听者会落泪。这是将心比心的倾情寄予，这是血泪交融的精神释然。人为万物之灵，远离灵性的人生常显淡然苍白、痛苦深重而不知何往。在疾病的不同阶段，随病情加重，对灵性的需求不断增加。灵性又是人体独特的内在治愈系统，对那些患晚期疾病而又不能治愈带有灵性痛苦者，对其生命质量的关怀，要远重于生命长度的延长。灵性痛苦主要源于对灵性层面的不解，人类常习惯于将灵性追求置于真实人生之外。有人说，当你曾经执着渴望和珍视的东西已变得微不足道时，就是灵性升起的时候。我认为，当你一以贯之用于改变生活状态和生命价值的能力变得无能为力时，对灵性的追求就从此时开始。

在中国，死亡是一个不吉利且忌讳的话题，我们缺乏正统的死亡教育。在这样的文化背景下，死亡还是一个知识死角。但死亡事件却又每每发生在我们身边，不间断地被经历，又常让人猝不及防。所有电视剧、媒体对死亡的描写都是漆黑夜晚、雷电交加、风雨大作、地动山摇……自杀、枪毙、处决、阴森森、冷冰冰、血淋淋的用词比比皆是，令人毛骨悚然。

对于死亡的灵性治疗或安宁关怀，特蕾莎修女说：我们做不了大事，只能用大爱来做些小事，带着伟大的爱，做一些力所能及的小事。西方国家患者在疾病终末期通常都要求住进安宁病房，这样可以与家人在一起，看到别人的微笑，回顾幸福往事，畅谈日常事情，也可以举行祈祷仪式。中国的问卷答案与国外差不多，大家认为临终前住进安宁病房可以缓解不适症状，有助于完成未了心愿，弥补不当过失，甚至可以完成回忆录。他们喜欢看医务人员穿淡白色工作服，代表的是阳光，任何其他色彩不仅多余，而且不愉。患者还喜欢倾听，因此医生要学会说话。

历朝历代，古今中外，为说明灵性，为安抚灵性痛苦，创作了大量魔幻现实主义的故事。比如对死亡过程的描写，要使生命印迹深刻的事件再度浮现。一条"秦人洞"，通向"桃花源"，这是从家乡到故乡的旅程。家乡是能回去的地方，是对生者而言，故乡有时是不能回去或回不去的地方，是对逝者而言。家乡和故乡都是美丽的地方，是生者和逝者都想去的地方，那里是灵性的归属。两种思维的联结，使死亡不再是冷若冰霜后的肉身火化或惨不忍睹的腐烂成泥，而是"蜜糖勾兑的孟婆汤，泉水叮咚的奈何桥，鲜花铺就的黄泉路，名垂青史的生死簿"。由此解决了人生最后一公里安宁疗护的灵性关怀。魔幻与现实相接好比电影制作中的剪辑。半真半假，亦真亦幻，但表现的都是人皆理解和乐意享受的篇章和境界。"孟婆汤也是汤"（有忘忧之功效），"奈何桥也是桥"（悲喜交集的告白地），"黄泉路也是路"（通往新世界的方向），"生死簿也是簿"（生存痕迹和生命意义的档案）。由此，欢愉地实现了生命本质上真善美的价值对话。

还有一种对灵性痛苦的治疗方法就是国内外很多民族都曾践行的仪式疗法（Ritual healing），这类疗法起源于先民对超自然力的信仰，认为生命健康是神灵（超自然力）所赐，疾病是天谴神罚，死亡不可抗拒。这种疗法认为，人类对生命的追求——贪生，对死亡的抗拒——怕死，靠自身的努力是微不足道的，是无能为力的，甚至是无济于事的。所以要用求神、问卦、巫术、驱邪等仪式来为他们祛除疾病，保护健康。现在看来是属于传统原始的心理疗法。世界卫生组织（WHO）2013年的统计报告显示，在发展中国家，那些处于病痛的人群中有80%仍将类似仪式疗法的传统治疗作为最基本的医疗保障。全世界约有4.5亿患者有心理疾病，由于财力有限，他们大部分只能寻求传统治疗师的帮助。有时患者明知仪式治疗对病情无助，还要去寺庙接受仪式治疗，他们也可能是想为处境相同的人建立一个小型社会，从同病相怜中寻找自我安慰。其原因是他们医疗资源不足，无钱医病，再者有的疾病久治不愈，他们会去另寻途径，有时还可获得疗效，除了心理治疗外，有时是安慰剂式的作用。这些疗法肯定是不科学的，甚至被认为是落后愚昧的表现，但身处绝境，别无他法，总要找个出路。

六、敬畏生命与叙事医学

（一）敬畏生命

生命是重要的，这是对所有生物而言。人与其他生命体有两个本质的区别：①人是理性动物，有完整的自我意识，能在观念层面把自己与环境分开，也就是有认识世界的能力；②人有自由意志，能用观念思维指导自己并反作用于环境，能按自己的意图去改变环境，也就是改造世界的能力。其他动物很少或不具备这两种能力，正因为有这两种能力，我们要敬畏生命，除了敬畏人类自己的生命，还要敬畏其他生物体的生命。人类要限制自己的欲望，要平等地对待生命，包括爬行的昆虫、豢养的禽兽、路边的小草、菜园的蔬菜、山中的树木。不要认为这些东西何德何能、何须敬畏，滥砍滥伐、乱打乱杀，殊不知对它们的不敬畏，最后会给自己带来灭顶之灾，这就叫报应。

"敬畏生命"对汉语是一个哲学术语，由诺贝尔和平奖获得者施韦泽提出，英文为 Reverence for life，德文是 Ehrfurcht vor dem leben，是一个动宾词组。Reverence（Ehrfurcht）即敬畏，Life（Leben）是生命，原意是"在与其他生命体（自己以外的生命体，包括其他人）交往时，应像面对一个操控自己命运的大人物（或神）一样，谦卑为怀，谨小慎微"。后来发展到对个人的生命意志要满怀同情，包括对待生存于自己之外的所有生命意志。善的本质是保存生命、促进生命，使生命达到最高度发展；恶的本质是损害生命、毁灭生命，阻碍生命的发展。我们要"不因善小而不为，不因恶小而为之"。

后来中国学者对这个概念的理解，从语义上讲有两层意思，一是敬重生命，二是畏惧死亡，对死亡的恐惧常常通过对生命的敬重表达出来。如何敬畏生命？共有三个原则相辅相成：①无为，即顺从（Obedience），不以僭越姿态对待生命，不以超越自然的态度对待生命；②有为，即适度（Moderate），主动促使自然环境朝更适合生命生长和发展的状态转化；③中和，即和谐（Harmony），克制私欲和社会本性，实现人与自然环境和社会环境的共生。人类切忌狂妄自大，即使到了科学技术十分发达的未来时代，也要尊重人，尊重人的生命。有人说，到了大数据、人工智能时代，人的作用就十分渺小了，甚至于把人给取代了，这是不可能的。诚然，人类的进化史是一部创造工具或使用工具拓展人类能力的发展史。动力工具（从斧头到原子弹）是人类体能的体外延伸，人工智能是人类智能的体外延伸。它们再强大，但是都没有意识；即便有了意识，但没有语言文字，没有共同价值观；即便也有了，但还需时间长度，至少几百年或更长。人类进化用了几百万年，现在不是人工智能对人类的威胁，反倒要约束的是人类的伦理道德、行为规范，特别是生命科学和医学的伦理道德，那就是敬畏生命。

（二）叙事医学

叙事医学（Narrative Medicine）的根本目的就是敬畏生命、关怀生命。叙事医学是2001年哥伦比亚大学的Rita Charon博士提出的，她强调的是医生与患者的共情，医生对技术的反思。不仅要考虑疾病，还要考虑疾痛（医患共情）；不仅要考虑医学技术的好作用，还要考虑其副作用（医技反思）。叙事医学的概念其实就是人文医学，把叙事和人文当成医学技术、医疗药品、医疗方法用于疾病的防治乃至健康的维护。叙事医学要求医生一是要赋权（Enpowerment），要实现医患共同决策（Shared decision-making），二是要翻译或传译（Translation），就是要把复杂的医学问题简单化，让患者能听懂能理解。

1. 从20世纪医学发展的三个阶段看叙事医学的形成

从19世纪末到20世纪初，数理化知识逐渐被引入医学教育，改变了之前经验医学的状况。经验医学多以临床医生的经验和推论为基础，医疗决策信息来源于教科书上提供的知识、上级和同行医生以及自己的临床经验。经验医学多以经验为基础，以疾病和医生为中心，难免有片面性和盲目性。

从20世纪初到80年代，医学成了数理化的学科，有人讲"学好数理化，走遍天下都不怕"。科学理性在医学中成了绝对主导地位，由此产生了循证医学。循证医学是建立在临床科学试验、数据、概率、可信区间等概念之上的一种临床医学研究方法，被WHO定为临床医学发展的第一推动力。但是循证医学无视主体性、个体知识、意见和偏好等感性因素，有文化和精神层面上人文元素的缺失。

从 20 世纪 80 年代开始逐渐引入叙事医学或人文医学。叙事医学将文学、传记、社会学、语言学、心理学、精神分析、叙事学等相整合，为人类健康的终极目标服务。循证医学与人文医学或叙事医学是促进医学发展的两种不同思维，一为理性，一为感性。医学最好的发展方法是从灵性的高度，将理性思维和感性思维整合起来，逐渐走向整体整合医学。

2. 叙事医学概念下的疾痛和疾病

疾痛（Illness）和疾病（Disease）有所不同。亚瑟·克莱曼（Arthur Kleinman，又名凯博文）在他的《疾痛的故事》一书中的定义是：疾痛是患者对疾病引起的身体异常和不适反应的切身感受，具有天生叙事的特性。疾病是医生根据病理理论解释和重组疾痛时提出和发明的名词。疾痛是对疾病更深层次的体验。但现代医学注重了疾病，忽视了疾痛。医生用各种专业理论这个滤光镜把患者的疾痛体验滤掉了，最后只剩下疾病。继而用现代化医学技术专门治疗疾病，忽略了患者的疾痛体验。医学技术被医生过度强调，患者成了医生提高医学技术的工具，有的还以此方式追求自身利益的最大化，甚至不顾患者安危，终致医疗事故频发，医患关系紧张。马克思说："技术本是人创造的，却反过来成了统治人的力量"，导致目的颠倒。中医师潘德孚说"患病是生命生病，而非身体生病"。比如，重症哮喘是对生命的急性威胁，而溃疡性结肠炎则是对生命的慢性摧残。疾痛是疾病的表征，有社会生活及环境意义，有情感意义。形象地讲，急性病比如传染病更多是疾，有明确病因，治疗也能做到有的放矢；而慢性病更多是病，很难找到明确病因，是内稳失调，治疗应多采取调节措施。西医针对的更多是疾病，而中医针对的更多是疾痛。对急性病我们可以做到手（手术刀、药片）到病除，但对慢性病，要建立并接受无法或不能治愈的概念，对其治疗的目的是减轻疾痛的慢性折磨。医学干预既可以理解为控制疾病的过程，也可以理解为治疗疾痛的经验。

3. 人文医学概念下的叙事医学实践

人文医学是循证医学的组成部分和有益补充，是医学的必需品。成功的治疗需要医生与患者和医生与医生间的充分交流。要充分认识医学的不确定性和综合性，医学不是单纯专业化、标准化、专以技术见长的学科。西医提倡视触叩听，更多是用循证医学方法寻找疾病的证据；中医提倡望闻问切，更多是用人文医学的方法了解疾痛的感受。有证据多有感受，没有感受时还不一定叫病，即便有病也是身体患病了，但生命还没病。有感受时多有证据，没有证据时也要考虑有病，这是身体还没病，但生命已生病了。

世界事物既有具象的，也有抽象的，二者共同组成世界，医学同然。患者的症状是真实的、具体的，我们可以以此诊断疾病，但同时又是抽象的，患者到底是谁，他经历了怎样的痛苦，需要我们去了解，后者需要人文医学和叙事医学去解答。

叙事是对所有医学人才培养中根本能力的培养。据统计，患者故事中包含有75%的诊断信息，叙事能力强的医生能利用自己的叙事能力提高诊疗效率。医学技术能治疗身体上的疾病，语言和人文能够治疗心理上的疾痛。举两个极端的例子。

法国17世纪喜剧作家莫里哀写过一个话剧名叫《屈打成医》。主人公丈夫斯卡纳赖尔成天酗酒打妻，妻子为了报复丈夫，故意欺骗贵族老爷说丈夫是隐居深山的名医。贵族老爷的女儿患了不治之症，急于求医，便差仆人将斯卡纳赖尔抓去治病。为了不挨打，他只能去给小姐治疗，但他根本不懂医学知识，只好通过语言与患者交流，最后治愈了那位小姐很多名医都治不好的重病。

俄国医生作家契诃夫写过一本小说叫《出诊》。去世不久的工厂主利亚科夫20岁的女儿患病，她是工厂主唯一的继承人。本来是请名医，后者却派他的学生科罗廖夫出诊。学生没有行医经验，刚到患者住所，他无法确诊患者，就在工厂周围闲逛，忽然想到周围压抑的环境可能与年青继承人患病有关。于是他与患者共语共情，而且讲究交流技巧，由此缓解她的压力，最后治好了患者。要想打开患者心扉绝非易事，比如与患者交流要用第一人称复数，把自己摆进去，感同身受，而不是称你，更不能教训或指责患者。

这是两部文学作品，文学是源于生活，又高于生活。其实在我们临床实践中，类似病例经常发生，那不是故事，而是天天发生的事实。人文医学，包括文学也是一服良药，本身可分"君臣佐使"，也可发挥"君臣佐使"的功效，国内外都在提倡的阅读疗法（Bibliotherapy）就是这个含意。

4. 医学人文在医学发展中的地位

国外有一个文献综述，总结了1970—2010年40年间用英文发表的有关医学人文的文章，共同之处是探讨医学人文与医学的关系，这种关系大致可分3种：①医学人文与医学是内在性关系（Intrinsic），即医学是人学，医学人文是医学不可或缺的一部分；②医学人文与医学是添加性关系（Additive），即现代医学本身在医学实践中还不具备某些必备知识，如社会、文化知识，医学人文正好可以补充这些知识；③医学人文和医学是矫正性关系（Curative），即医学实践忽略了一些原本应有的重要内容，如过于关注技术而忽略了患者，甚至忽略了医生本身的意愿、利益和福祉，医学人文可以矫正这些现象。

医学早期与人文关系密切，随着现代医学技术的发展，技术逐渐成为医学的主导，技术主义、消费主义日趋盛行，现代医学出现了人文危机。我国医学发展与西方世界一样，由于医学技术的极大发展，引起了医学实践的"去人性化"。直到20世纪80年代，医学人文才逐渐兴起。目前的发展有4个层面：最高层面是崇尚医学人文精神，承认医学本身的局限性，尊重整体的人，敬畏生命，这是对人类的终极关怀与人性的提升；其次是组建医学人文学科，传播医学人文知识；再次是通过学习，医生和医学生将医学人文内化成自己的医学文化素质；最后是自发体现医学人文关怀，表现为临床实践和医学研究中的善行及良好的医患沟通，最终在上述实践中凝练、升华成更高层次的医学人文精神。目前正在形成一个良性循环。

人文医学是医生专业精神的集中体现和升华，是最高层次的医学人文。人文医学没有特殊的、具体的、既定的、硬性成文的绝对标准，它以医生的仁爱之心为起点和终点，体现在医生为了患者所做的一切积极努力之中，表现为医生强烈的责任感和使命感，贯穿于医疗救护的全过程。实现人文医疗的可行选择是医患共同决策。在共同决策中，医生的权威和患者的自主，既相互尊重又各得其所，由此为人文医疗创造条件。医学道德和医患共情是医患之间的重要桥梁，是一门最古老、最有效、最有现实回报的艺术，但医学技术的快速发展和不断更迭几乎摧毁了这座桥梁。如果把病患所遭受的社会学疾痛看成是人体的机械故障，不遗余力地用医学技术去修复，效果可想而知。

正如前述，无论哪种文化，都从小教导我们，认知事物要遵从一定秩序，要我们相信这种秩序的天然存在，一切都要从秩序的规律而行，比如前后、左右、上下、高低、大小、多少……但当疾痛突然而至时，身体经历的都是反复无常、杂乱无章，曾经认知的常识无法解释和应对这些痛苦的乱象。一时心慌意乱，表现出神伤、焦虑，甚至绝望，这就是疾痛。对于疾痛，单一技术解决不了，单一思维解释不了。可现代医学和医生不愿改变自己的观念，一味追求新技术，所以出现了技术更迭、药物更新，但最后是适得其反，结果更差。其实不单一地拘泥于疾病的表现与病因，选择人文医学这条路，对上述疾痛的认知和治疗也许更能走向一个更接近本质、更具象征性、更能反省的新世界。

医学是一门不确定的学问，诊治过程和结局常常出现缺憾，需用人文医学加以补充或补救。对慢性病的治疗，人文医学更是不可或缺，甚至是决定成败的关键。提高医生的人文素养和人文胜任力是实现人文医学的重点，包括从医动机、职业价值追求、共情能力、关怀能力、沟通艺术、利他情怀、叙事能力、职业反思能力、生命/健康教育与死亡辅导知识与艺术、人文阅读水平等。人文医学将成为中外未来医学发展和竞争的软实力和巧实力，是现代医学走向成熟的重要标志。

参考文献

[1] 景军. 当代中国医学人类学评述 [J]. 医学与哲学, 2019, 40 (15): 1 - 6, 11.

[2] 刘虹. 人文医学引论 [J]. 医学与哲学, 2019, 40 (7): 1 - 4, 13.

[3] 杜治政. 人文医学教学中若干问题的再认识 [J]. 医学与哲学, 2019, 40 (7): 5 - 9.

[4] 高清海. "人"的双重生命观: 种生命与类生命 [J]. 江海学刊, 2001, 44 (1): 77 - 82, 43.

[5] 刘俊荣. 身体理论语境下当代生命伦理关涉的基本问题 [J]. 医学与哲学, 2019, 40 (9): 14 - 19.

［6］刘虹. 守卫身体——论医学干预的限度［J］. 医学与哲学, 2019, 40（22）: 1 - 6, 11.

［7］路桂军. 临终患者灵性痛苦识别与抚慰［J］. 医学与哲学, 2019, 40（19）: 9 - 11, 69.

［8］王一方. 灵性认知: 宗教叙事向文学叙事的易帜——由魔幻现实主义文学开启灵性空间［J］. 医学与哲学, 2019, 40（19）: 1 - 4.

［9］陈钒, 吴新. 晚期肿瘤患者的灵性关爱［J］. 医学与哲学, 2019, 40（19）: 5 - 8.

［10］周小昱文, 余建华. 仪式治疗的国外研究述评［J］. 医学与哲学, 2019, 40（8）: 53 - 57, 65.

［11］曾小五. 对"敬畏生命"新的哲学解读［J］. 中国医学伦理学, 2019, 32（4）: 447 - 453.

［12］樊代明. 整合医学——医学发展新时代［J］. 中华医学杂志, 2016, 96（22）: 1713 - 1718.

［13］郑艳姬. 从疾痛解释到医学人文——以凯博文《疾痛的故事》为中心的讨论［J］. 医学与哲学, 2019, 40（6）: 50 - 53.

［14］杨晓霖, 贺劭丹, 王华峰. 虚构叙事中的医学人文启示: 从循证医学到叙事医学［J］. 中国医学人文, 2019, 5（4）: 6 - 12.

［15］刘利丹. 医学人文走进临床的目标: 人性化医疗——"医学人文如何走进临床"第二届全国学术研讨会纪实［J］. 医学与哲学, 2019, 40（22）: 78 - 81.

［16］杜治政. 论医学干预与人体自然力的平衡［J］. 医学与哲学, 2019, 40（4）: 1 - 6.

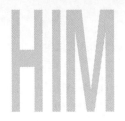

疫后医学发展的思考

◎ 樊代明

　　2020 年，一场突如其来的新型冠状病毒性肺炎（corona virus disease 2019，COVID‑19）疫情从产生到席卷全球仅仅用了几个月的时间，让人难忘。该疫情来势凶猛，发展迅速，截至 2020 年 12 月 6 日 21 时 28 分，全球累计确诊 66 673 093 例，其中死亡 1 530 995 例，给人类造成了深重灾难。这场抗疫斗争惊心动魄、荡气回肠。其间很多医学期刊发表了大量有关 COVID‑19 的论文，也有许多新闻媒体报道了关于 COVID‑19 的新闻文章，甚至不乏很多争论。作为一名医务工作者，我十分关心抗疫一线的进展情况，并申请去一线抗疫，但未获准。就此，我每天在家做三件事：一是看发病情况，二是看研究进展，三是看社会舆论。结果发现对该病的讨论很是热烈。结合这次疫情，我本人也有一些思考，试图找寻医学实践和疫情防控的更佳途径，也希望学界同道仁者见仁、智者见智，展开探讨。

　　目前，我国在抗疫方面已经取得了伟大的胜利，但有一个问题值得我们深思，那就是我国防疫进入了常态化，然而人们不能永远在口罩下生活，陷入所谓的"不识诸君真面目，只缘藏在口罩中"的尴尬境地。要解决这个问题，就要知己知彼。病毒有多"狠"，人类就必须要有多"能"。这次暴发的 COVID‑19 是新中国成立以来我国遭遇的传播速度最快、感染范围最广、防控难度最大的重大突发公共卫生事件，目前全世界死亡率在 2.3% 左右。那么，它为什么会让世界经济刹车、社会活动几近停摆，我以为在各种各样的原因中，其中一个非常重要的原因就是人类发展到今天，文明程度提高了，科技水平发达了，但医学技术没有跟得上。这就是我们的"短板"，更多是我们以前没有遭遇的"短板"。比如说，过去从一个国家到另外一个国家，我们走路、坐马车要花几天、几个月甚至几年时间，传染病还没开始传播就被消灭掉了，而现在我们乘坐火车、高铁、飞机，只需要几天甚至几个小时的时间就足够了，传染源随之漂洋过海，祸害人类。如此快的变化难道不会给社会管理带来问题吗？不会对医学造成挑战吗？作为医务工作者，如何面对这一挑战？当初应对 COVID－19 的办法就是，一个化验查核酸，一张胸片看肺炎，一瓶氧气不停灌，到最后人快不行了，一台机器（呼吸机或 ECMO）全用上。这些办法针对病毒了吗？回答当然是否定的。其实这些措施都是在维护身体的基本存在。而这次 COVID－19 患者主要是呼吸科、ICU、传染病科的医治对象，对其他科医生来说，或许没有那么在行。因此，在目前还没有找到特效药、疫苗还没有普及和常规应用的情况下不能说人类是多么的"能"，还有许多值得探究的未知数。在未来面对突如其来的、我们没有见过的传染病和原因不明、机制不清的慢性疾病的肆虐时，我们要靠什么？单靠某个国家、某个地区的独有力量将力不从心，单靠某个专业、某个专家的单打独斗将力不从心，单靠某个技术、某个方法和药品的单独使用也将力不从心，甚至单靠我们医学、医生的单打独斗都将力不从心。因此，我们急切需要创建整合型的医学研究体系、医疗服务体系、医学教育体系、医学预防体系、医学管理体系和健康服务体系，才能在未来的挑战中"不管风吹浪打，胜似闲庭信步"。

一、疫后医学发展需要 HIM

在这次 COVID－19 疫情的防控中，广大医务工作者功不可没，但更主要的是社会管理起到了重要作用。我们只有构建新型的、能够应对世界变化的、整合型的健康服务体系，才能任凭风浪起、稳坐钓鱼台。要建立新型的健康服务体系，必须有正确的思想或者理念来武装，所以整体整合医学（Holistic Integretive Medicine，HIM）的理念就显得尤为重要。WHO 专门成立了整合医学处，并提出了全民健康覆盖（universal health coverage）；美国在精准医学（Precision Medicine）之外又提出了 All of us research program（全民健康研究计划）。中国工程院与空军军医大学联合成立了中国整合医学发展战略研究院，83 位院士参与其中。19 个大学也相继成立了整合医学研究院，还成立了医学与其他学科联合的 25 个跨界联盟，以及以地市级医院为主体的 200 多个临床整合医学中心。整合医学研究院已然成为顶天立地的大联盟。目前，171 位院士正式联名向国家申请成立中国整合医学会。连续 5 年每年举办的整合医学大会参会人数之多、学术质量之高、社会影响之大，堪称中国医学史之最。那么，为什么一个理念的提出能够受到如此的关注、引起强烈的反响？我以为，在人类医学实践中不断发展和完善的 HIM，代表着医学发展新时代的必然方向，是医学发展新时代的必由之路，最终必将成为医学发展新时代的必然选择。

1. HIM 是医学发展新时代的必然方向

必然方向是指历史发展的必然。人类历史从发生到现在其实经历了三个阶段。第一个阶段是农业革命，此阶段多产粮食，提高人类人口的数量。第二个阶段是工业革命和信息革命，工业革命解决体能问题，信息革命解决智能问题。第三个阶段是生物和医学革命。人口数量增加了，体能智能问题解决了，就满足我们的最后追求了吗？人类的最后追求是健康，愿望是活得长久一点，活得更好一些。这一愿望靠什么去实现呢？靠的就是医学的不断向前发展，而目前的医学模式和体系是解决不了所有健康问题的，所以在医学实践中必须加以整合，HIM 就势必成为医学发展新时代的必然方向。

2. HIM 是医学发展新时代的必由之路

必由之路是指社会发展的必然。社会发展到现在出现了三个很大的变化。第一是人口老龄化。1949 年前国人平均只能活 40 岁左右，现在平均能活到快 80 岁，甚至 80 岁以上。多活几十年是好，但医学上一切都还没有准备好，我们的医学理论没准备好，药品设备没准备好，医疗技术没准备好，甚至连观念都还仅保持在治病疗伤上，比如还是用在年轻人身上得到的经验编成的教科书教授给学生，将来能治疗老年病吗？还是用单病种得到的经验编成的教科书教授给学生，将来能够治疗共病吗？不仅治不好，反而有可能对患老年病的老年人带来一次又一次的伤害。第二是居住城镇化。城市人口越来越多，农村人口越来越稀少，这难道不会对健康带来影响吗？就像这次 COVID－19 疫情，对农村的影响相对较小。第三是生活现代化。现在生活条件好起来了，吃得好，又因工作压力而无暇运动，各种各样的疾病都找上门来了。目前 60% 以上的疾病是因为生活方式改变造成的。所以，有了这三个变化的存在，HIM 必将成为医学发展新时代的必由之路。

3. HIM 是医学发展新时代的必然选择

为什么说 HIM 是医学发展的必然选择呢？这要从三个方面予以回答。一是现代医学成了等待医学。众所周知，现代医学对人类的贡献很大，它为什么会成了等待医学？究竟什么是等待医学？人从生到死，从无病到患病直至死亡实际上并不是一条曲线，因个体差异而不同。什么叫病？我们人为地画一条标准线，根据症状和体征或化验、检查，来判断一个人是否得病，比如脑卒中，原本健康的人一旦出现相关异常，到医院就被诊断为脑卒中，就成了患者，其实此时的治疗往往是杯水车薪、力不从心，老百姓一辈子挣的血汗钱，可能只在短短数月里因治疗而用完，还不一定能得到最好的效果，反而要承受各种压力和疾病的痛苦。医学的力量有限，如果能预防、治疗得早一些，就不用承受如此大的代价。现今社会有一个很明显的趋势，我们在大城市建了很多大医院，拥有大批的优秀医学人才，等待着患者前来治疗，这难道不是等待医学吗？二是医学成了对抗医学。把传染病当成敌人来看也许是对的，但对于机体功能紊乱产生的疾病比如慢性病，一味对抗是有问题的，比如说癌细胞，到晚期如何对抗？癌细胞还没有消灭，人可能就死亡了。能不能调节呢？抗心律失常药可以调节心律失常，抗高血压药能调节血压吗？国外受游牧文化影响，讲的是对抗，诊治讲究规范化，比如依靠指南，答案往往是非此即彼；而中国是农耕文化，讲究和谐社会，寻求共赢答案，实现治疗效果的最大化。因此，不同的文化背景，对事物的看法也不同。三是医学的异化，即医学诊疗过度化。比如说，古往今来，孕育生命是自然而然的事情，但现在因为众多因素，某些地区很多孕妇因高龄妊娠，频繁过度地做 B 超检查，这有可能给胎儿造成一定的伤害，而且这种伤害往往可能影响隐匿和长远。又比如，现在学龄儿童一些多动，一些安静，其实每个孩子都会有个体差异，但还是有很多家长去给孩子盲目补锌；很多人长大后对自己的样貌不满意，就去整形、整容，出现了过度医美的现象。再比如，人到了中晚年以后，把很多生命现象当成疾病来治，一些人到死也没有治好。人老了血压可能会略微高一点，血糖肯定也会高一点，只有太高了才是需要医治的。在法国，50 岁以上的人中 80% 都会有这"高"或者那"高"，其实多数对身体健康没有影响。有的地方发展到用技术来干预死亡。人生潮起潮落，有生就有死，就如同花开花落、叶落草枯一般。这个时候过度的治疗往往作用甚微。以上三个方面必然要求我们用辩证的、整体的、全面的医学理念统揽医疗活动，因此，HIM 无疑成了医学发展新时代的必然选择。

二、HIM 理论研究与实践思考

这次突发的、还在世界范围传播和流行的 COVID - 19 疫情，给人类生产、生活和生存带来了严峻挑战，产生了重大影响。广大医务工作者理所当然要冲锋在前，但更应该去思谋如何应对人类天敌给社会留下的难题。这就要求我们不断探索先进的医学理论。通过多年的探索和研究，我们提出了 HIM 理念，并做了初步思考。

（一）医学的系统论与整合观

我们要以系统论的方法认识世界，以整合观的角度改造世界，将自己热衷的事情整合成为动力。认识世界一定要系统，单一的因素是不能代表世界、代表整体和人体的。医学的整合观就是要把现在已知的各生物因素加以整合，把心理因素、社会因素和环境因素加以整合，把最先进的医学发现加以整合，把最有效的临床经验加以整合，从而构建更全面、更系统、更科学、更符合自然规律、更适合人体健康维护和疾病诊断、治疗、预防的新的医学知识体系。人要有整合观念，目的性要适应规律性，这就是所谓的"天人合一"。人类要发展，一定是站在当前的高度，追求的最高目标就是弥补自己的差距，这样才能进步。所以，我们提出来"三间健康学"。一是空间健康学。人是一个整体，是"天"的一部分，必须服从于"天"。这个"天"代表的就是自然因素和社会因素，我们不能抗拒只能服从。人是离不开自然的，"孤居寡食，不是兽就是神，绝对不是人"。比如天冷了添加几件衣服，天热了脱掉几件衣服，反其道而行之，吃再好的药也没用；人吸入氧气呼出二氧化碳，若反着来，找再好的医生也没用。人是社会的一员，要服从社会，人与人之间相互猜忌，相互敌视，肯定过不好，要有一颗善良包容的心，这样人体才能健康。二是人间健康学。人与人之间产生联系的是物质、能量和信息。人类大多都是唯物主义者，甚至是唯物质主义者，是要看见了实物才认同，看不见实物就不认同，这是人类感官局限性造成的。单一的唯物主义有很大的局限性，要通过辩证的角度看待唯物主义。比如一般认为有物质才有生命，没有物质就没有生命，但有物质就有生命吗？人活的时候可以说是一种有生命的物质，人死了以后，最初所有的物质都存在，那么死了以后消失的是什么？消失的是信息，是能量。信息是两个以上物质传递的结果。所以说，要用辩证的角度去看世界。事实上我们看到的世界是通过感官将世界的客观现象传递出的一种景象。比如我们看到了红颜色，但对于红色色盲的人看见的可能是灰色，其实红和灰都不对，世界上所有物质根本没有颜色，只是特定波长的电磁波对我们的视觉细胞造成的刺激而已。能量是两个以上物质反应的结果，信息和能量是生命的本质。三是时间健康学，西方称之为时间生物学（Chronobiology）或者时间医学（Chronomedicine）。任何物质都是随时间的变化在变化，一分钟之前拿到什么结果，不能够作为一分钟以后治疗疾病的绝对依据。人的 24 小时是在不断变化的，中午 12 点即午时，生命力最强，晚上 12 点即子时，生命力最弱。"子午流注"是我们老祖宗早就知道的规律。不仅人在变，连植物都在变，向日葵围着太阳转，含羞草白天闭合晚上张开，无论是西安的杨柳还是郑州的杨柳都是三月份发芽。自然界有日出日落，潮起潮落，人是自然界的一部分，如果你不随它的变化而变化，将会付出代价。

（二）HIM 研究的 3 个 "R"

在实践深化理论的过程中，HIM 逐渐成为医学研究和实践的重要舞台，其宣传网站"大专家. COM"已在上海成立，目前有 75 位院士、130 多万医生参与其中。HIM 正在深入人心，并大有可为。为了更好地让大家对 HIM 有所了解，我们提出了 HIM 探索研究的 3 个 "R"。

1. 关于医学文化的重塑

第一个 R 是医学文化的重塑（Reconstruction of medical culture）。人文是人类文化的最高境界，医学文化是引领医学正确发展的灵魂。我对文化的理解即高于主张、高于假说、高于思想，是人所共生、人所共遵、人所共享的自觉。简而言之就是自觉。但是现代医学文化出现了三个问题：一是科学在对人体的研究上已经走得很远，连基因都已经搞清楚了，但对生命本质的认识差得很远，有些"魂不附体"。二是几千年的人类文化对人性的诠释、对生命的呵护、对尊严的捍卫已经很到位、很体贴了，但我们还是只想用仅有 200 多年历史的单一国家和地域的基督教伦理文化来覆盖、统治，甚至取代全球几千年的人类文化，所以力不从心。三是疾病谱发生了根本的变化，现在很多疾病是中西医过去未曾见过的疾病，即使见过也说不清楚，我们还是只用自己规定的、片面的方法去研究复杂可变的人体，以偏概全，所以事与愿违。从"魂不附体"、力不从心到事与愿违，医学文化不改，我们就很难面对未来的挑战，包括对 COVID – 19 的认知也存在同样的问题。我们盲目地跟风，有人说这个药有用，药店就全都卖空；有人说那个药有用，又全都卖空，这难道不是文化出了问题吗？因此，医学文化需要重塑。

2. 关于医学的反向研究

第二个"R"是医学的反向研究（Reverse medical research）。进行医学的反向研究，不是说现在的这套研究方法和研究结论不对，而是过于片面，抓住一点不遗余力地走下去，还认为是执着。一个事物不单有正面、反面，还有侧面，全世界若只研究正面，真理却可能在对面或者侧面。比如信号传导途径（Signal transduction pathway），很多研究就专注在几个信号传导通路，其实哪只这几个。再比如一种药品70%有效，这是科学证实了的，但还有30%是没有效的，医院每天都在给患者开这种药，而这70%里面有30%有效是对照组，即不吃药也有效。有30%不吃药也有效，还有30%吃了也没效，占了60%，所以很多患者可能并不是药治好的，这就是反向思维。科学是求实（Verification），而医学是要证伪（Falsification），谁能把无效变成有效，才是最高水平。医生在救治患者期间，出现了副作用，这时反过来去想，其实是发现了正作用。好医生就是能够解决意外的事情，而不是完全按照指南来开药。比如，要想找到一个病因，需要从宏观角度一道关一道关地闯，可到最后却去找一个分子，并一辈子为之奋斗，其实到最后可能这个分子对整体没有影响，而这条路便成了不归路。所以是不是应该往回走，把自己丢掉的东西一个个捡起来再进行评估，可能最后会得到不一样的结果。闭环式的研究可能会得到更好的结果，甚至是真理。就像我们从西安出发去北京，我们又不知道北京在哪里，如果硬着头皮走下去，可能只有3%的概率能够到达，而90%多的概率到达不了，说不定转了很多圈，又转回到原点，所以最好的办法就是问一问对面过来的人是不是从北京来的，反向思维就可能到达目的地。科学和医学的研究方式及评估方法是不一样的，科学讲究的是非黑即白，寻求对或错；而医学是黑中找白，白中找黑。科学是Yes或者No，是0和100%的结果，医学是从0到100%，在这之间找可能性，任何可能性都会发生，如果这种可能性大于50%，我们就认为有意义，如果小于50%，就没有意义，如果等于50%呢？我们的思维是错的。医学上的70%、80%都是好的吗？也未必。就1%而言，100万个人中治好了1万个人，这1%就没有意义吗？它是货真价实的，治好别人治不好的，这才是最高水平，现在却做不到。屠呦呦研制青蒿素，张亭栋用三氧化二砷治疗白血病，现在用肠道菌群移植来治疗各种疾病，一反过来研究就出好结果了。因此，反向研究带来了意想不到的结果。

3. 关于真实世界的医学实践

第三个"R"是真实世界的医学实践（Real world medical practice）。过去行医没有规范时，会造成很多问题，但现在又过于教条化了，看病依赖各种指南。医学的特点是什么？第一，医学是多元的，不能用单元思维去认识，这么多因素只拿两个出来研究，得到的结果能回到整体复杂中去吗？第二，生命是非线性的，不能用线性思维去探知，不能单纯地将高的指标降下来，低的指标升上去，要考虑患者自己的调节能力。第三，患者是异质性的，天底下没有两个患者是绝对一样的，不能用同质数据去对待。第四，病情是变化的，不能用固定的方法去诊治。COVID – 19 的诊疗方案已经更新到第 9 版了，每一次改版都经历了多少人的牺牲，现在的版本就完全正确吗？当然不是。病毒在变异，疫情在变化，指南也要不断地更新，这是不断选择的结果。比如针对心肌梗死患者用药的研究，从 2000 多个患者中选出符合标准要求的 80 个人，分成两组，一组给予治疗，一组作为对照不予治疗，得出的研究结果只适用于这个研究组 40 个人的那个阶段，第二阶段可能就不适宜了，所以按照这样制定的标准来治疗患者是有问题的。我们只有依靠真实的医学实践来研究医学问题，才能得到满意的结果。

（三）HIM 研究的切入点和落脚点

HIM 研究的落脚点就是要进行正确的医学实践。正确的医学实践关乎人类健康，是用医学理论实现医学目的最重要的步骤。那么，既然 HIM 是时代发展的重要特征，是解决划时代医学难题的重要法宝，我们又将如何进行正确的医学实践，切入点又在哪里？我认为，正确的医学实践应充分认识和维护人体的自然力，有赖于人类对自身健康的正确认识以及正确的临床医学思维，更离不开人文的关爱和呵护。

1. 以维护自然力为前提进行医学干预

人体自然力是与生俱来的，随着生命的消长而消长，没有了自然力人就消亡了，医学是为保护这个自然力而产生的。人类医学才发展几千年，那几千年之前的人类是怎样存活下来的？靠的就是自然力。很多人得了病接受治疗就好了，而很多人得了病不接受任何治疗也可能好了，就是因为有自然力的存在。张伯礼院士在武汉用中药治好了一部分患者，其实他的中药并不抗病毒，也杀不死病毒，对病入膏肓的人也没有用，因为没有了自然力喝什么中药都没用，但是它可以使一部分的轻症不向重症转化，靠的就是扶持了人体的自然力。不同的人得了肿瘤以后，有的人活得长，有的人活得短，活得长的，自然力起了一定的作用。归纳起来，自然力包括以下 7 种能力。①自主生成力，即人体的自我组织、自我生成的能力。比如，父母给我们生命，从一个受精卵可以长成一个人；动物也是从一个细胞长成不同的动物，树从一粒种子长成参天大树；等等。其实干细胞和生长因子也有强大的自主生成力。②自相耦合力。器官与器官、细胞与细胞是相互协调的，无须外力作用，相互耦合。比如人跑马拉松时，心脏跳得快一点，呼吸也跟着快一点，互相配合，若心脏和呼吸不配合，人可能就会猝死。③自发修复力。人体如果某个部位受伤，是可以修复生长的，修复后生长就停止了，若无限制地生长就成了肿瘤。肿瘤就是自我修复到最后不可控的结果，要是可控就没有问题了，所以人体肿瘤还可能是人体抗衰老的一种结果。④自由代谢力。人体天天在变，始终处于新陈代谢之中，今天的你已经不是昨天的你，你一定是全新的你，因为事物时刻都在发生变化。就连人体的骨头也在变化，破骨细胞、成骨细胞等在不断达到平衡，形成人体新的骨组织。⑤自控平衡力。平衡就有生命，失衡就会得病，恢复失衡就恢复生命力了。人体有升高血压的能力，就有降低血压的能力；有升高血糖的能力，也就有降低血糖的能力。很多人血糖高了一点就去降，一降就要降到死亡的那一天，不降血糖就又上来了，因为自控平衡力没有了，出现了胰岛素抵抗。这就是这些患者用药一直用到死的根本原因。⑥自我保护力。自我保护力无处不在，所有疾病的症状其实都是自我保护力的体现，如呕吐、腹泻、疼痛、发烧、咳嗽，医生是要维护患者的自我保护力，不能光把症状压下去，即便是对病毒的抵抗，也要适可而止，因为人体与细菌、病毒是共生共赢的。⑦精神统控力。人的眼不如鹰，鼻不如狗，耳不如蝙蝠，双腿不如猿猴，但我们有一个聪明的大脑，聪明的大脑产生精神，精神的力量是无穷的，这个力量可以统控所有的自然力。

过去的医学一直找病因、找办法对付病毒、细菌，现在对付不了了，那谁能对付？就是人体的自然力。人体自然力全都能对付，它既是手术刀，又是药片，所以未来的医学一定要以研究自然力、认识自然力、检测自然力、呵护自然力和增强自然力为发展的重要目标，在 HIM 指导下，进行正确的医学干预。

2. 用"四全"标准重新审视健康内涵

在健康主义形成的过程中，受到了科学主义、技术主义、消费主义、资本主义理念的影响，人们盲目耗费社会和经济资源，片面、过度、错误地追求健康，造成了大量的药源性疾病和医源性疾病。在一些发达国家，患者的第一死因是心脑血管疾病，第二死因是肿瘤疾病，第三死因是医源性死亡。如果医源性死亡成了第一死因和第二死因，人类的医学初衷是什么，医学发展的目的又是什么，医生的作用又在哪里？从整个人类医疗活动来看，人类的疾病有 1/3 不治也能好，1/3 治也不好，1/3 治了才好，所以医学只起到 1/3 的作用。因此，我们需要对人类自身健康重新认识，反思我们的医疗活动，从身体、社会、心理三个维度，以全民健康、全身健康、全程健康、全能健康的"四全"标准，重新审视健康内涵，建立整合型健康服务体系。

3. 把正确的临床思维用于医学实践

医学思维跟科学思维不一样，科学是线性思维、平面思维，而医学存在众多不确定性，它是立体思维。人与人不一样，思维的维度也不一样，所以医学难就难在这里。用两个"D"概括：一个是 Diversity（因素无限多），另一个是 Dynamics（变化无穷大）。所以要改变医学的思维方式，一定是象思维，绝对不单是逻辑思维，逻辑是在局限的思路里。只有将科学的概念思维与医学的象思维相整合，才可以构成正确的临床思维，才能应对临床医学众多的不确定性。因此，解决医学问题除了科学思维，还应提倡其他思维方式，那就是临床思维的盖然性、整体性、动态性、阶梯性、批判性和连贯性。循证医学方法为临床医学提供了另外一种重要的思维模式，但随着时间推移和经验积累，特别是在慢性疾病诊治和防控中发现不少自身难以解决的问题，已在很大程度上影响到正确的医学实践，要尽快对其分析，找到短板，逐渐对其完善。

4. 让人文贯穿于医疗救护全过程

医学人文帮助我们把握医学发展的正确方向，引领医学向前发展，而人文医学是最高层次的医学人文，它把人文当作药品和手术刀，以医生的仁爱之心为起点和终点。医生治疗疾病是凭借语言、药品和手术刀，语言是第一位的。美国医生特鲁多（1848—1915）早就说过：有时是治愈（to cure sometimes），常常是帮助（to relieve often），总是去安慰（to comfort always）。这才是医学的真谛。人文之所以在医疗活动中非常重要，是因为在科学没有进入医学之前，医患共情在医患之间起到了重要的桥梁作用。因此，人文医学是现代医学逐步走向成熟的重要标志，让人文医学贯穿于医疗救护全过程，实现人文医学的全面发展。

四、结　语

科学技术已经高度发展，但是人类现在遇到极大的问题——新型冠状病毒的侵袭。在这次抗击 COVID‑19 疫情的伟大斗争中，医学科学技术发挥了重要作用，一些先进的医学理念走到了前列，体现出显著的优势。无论什么疾病，肿瘤治疗也好，传染病防控也罢，都离不开整个自然界变化的规律，离不开社会发展的规律，更离不开对整个人类生命文化世界的正确认知。1988 年，法国总统邀请 75 位诺贝尔奖得主在巴黎集会，会后发表了宣言，宣言说道："人类要在 21 世纪生存下去，就要追溯到 2500 年前孔子那里去寻找智慧。"孔子生活在春秋战国时期，那时诸侯混战，周朝败落，民不聊生，在社会极度动荡的情况下，诸子百家在一起展开激烈辩论——人类该怎么走？以孔子为代表的一大批古代思想家，前看 2500 年，后想 2500 年，总结出以人为本的整体观、天人合一的整合观，这也是中华文化的精髓所在。我以为，只有坚持以人为本的整体观和天人合一的整合观，将其贯穿到医学实践的全过程，形成新的整体整合医学理念体系，才能应对复杂的世界医学难题，也只有把中国的整体论与国外的还原论整合在一起，形成新的人类文化体系，才能引导人类走向正轨，最终形成人类命运共同体。

参考文献

［1］搜狗百科. 全球新冠肺炎疫情动态［EB/OL］.（2020‑12‑07）［2021‑03‑22］. https：//www. sogou. com/sgo? &ri = 1&sourceid = sugg&suguuid = 0d296b92 ‑ 5d1a ‑ 4aae ‑ 877a ‑ 0ba3e9899910&stj = 1%3B6%3B0%3B0&stj2 = 0&stj0 = 1&stj1 = 6&hp = 46&hp1 = &suglabid = suglabId_ 1&sut = 7448&sst0 = 1606384400865&lkt = 0% 2C0% 2C0&sugsuv = 00459D75 71C81ACA5B6BAE6556AD9495&sugtime = 1606384400865.

［2］樊代明. 试论医学的正确实践（一）——自然力与医学干预［J］. 医学争鸣，2020，11（1）：1‑6.

[3] 樊代明.试论医学的正确实践（二）——健康主义的兴起及反思［J］.医学争鸣，2020，11（2）：1-6.

[4] 樊代明.试论医学的正确实践（三）——临床思维的转变与循证医学的完善［J］.医学争鸣，2020，11（3）：1-10.

[5] 樊代明.试论医学的正确实践（四）——医学人文与人文医学［J］.医学争鸣，2020，11（4）：1-8.

[6] 李克强.政府工作报告——2020年5月22日在第十三届全国人民代表大会第三次会议上［EB/OL］.（2020-11-26）［2021-03-22］.https：//www.sogou.com/sgo?&_ast=1606384391&_asf=www.sogou.com&w=01029901&hdq=sogou-wsse-16bda725ae44af3b-0099&duppid=1&cid=&s_from=result_up&sut=16554&sst0=1606384751327&lkt=0%2C0%2C0&sugsuv=00459D7571C81ACA5B6BAE6556AD9495&sugtime=1606384751327.

[7] 樊代明.整合医学初探［J］.医学争鸣，2012，3（2）：3-12.

[8] 樊星，杨志平，樊代明.整合医学再探［J］.医学与哲学（A），2013，34（3A）：6-11，27.

[9] 樊代明.整合医学纵论［J］.医学争鸣，2014，5（5）：1-13.

[10] 樊代明.HIM，医学发展新时代的必然方向［J］.医学争鸣，2017，8（1）：1-10.

[11] 樊代明.HIM，医学发展新时代的必由之路［J］.医学争鸣，2017，8（3）：1-19.

[12] 樊代明.整合医学是医学发展的必然选择［EB/OL］.（2020-11-27）［2021-03-22］.https：//www.sohu.com/a/419770351_456060.

[13] 樊代明.历史长河中的医学发展（二）——医学文化的重塑［J］.医学争鸣，2019，10（4）：1-11.

[14] 马凤岐，王庆其.先秦文化与《黄帝内经》的思维方式［J］.中医杂志，2016，57（21）：1801-1804.

[15] 樊代明.HIM，医学发展新时代的必由之路［J］.医学争鸣，2017，8（3）：1-19.

[16] 王凌，崔允文.国外时间生物学进展［J］.生物医学工程学杂志，2005，22（1）：185-188.

[17] 孙杰，贾玉红，姜妙娜，等.中西医观解读时间生物学［J］.现代生物医学进展，2009，9（11）：2194-2196.

[18] 王晶金.从证伪到多元批判性的范式转向——约瑟夫·阿伽西的科学观与科学史观［J］.科学与社会，2019，9（3）：41-49.

[19] 李建国，吕畅，赵茜，等.浅谈临床思维不确定性及其应对策略［J］.医学与哲学，2019，40（21）：14-17.

[20] 赵茜，郭慧，申张顺，等.论临床思维的性质和原则［J］.医学与哲学，2019，40（12）：15-19.

[21] 刘利丹.医学人文走进临床的目标：人性化医疗——"医学人文如何走进临床"第二届全国学术研讨会纪实［J］.医学与哲学，2019，40（22）：78-81.

[22] 搜狗百科.人类命运共同体［EB/OL］.（2020-11-27）［2021-03-22］.https：//baike.sogou.com/v178396890.htm.

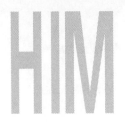

"西医院士"樊代明：我为何力挺中医？

——一访樊代明院士

◎樊代明 《经济参考报》记者

　　他是著名西医，人称"中国消化病学杰出专家"，多项成果震动全球医学界。站在西医学前沿的他多次"力挺"中医，却因此招致非议甚至言语攻击；

　　他是中国工程院院士，迄今在国外发表 SCI 论文的数量和引用率在国内临床医学界首屈一指，但他痛感医学离"科学"越来越近，却离"患者"越来越远；

　　他是副部级领导干部，也是解放军的将军，平日工作极为繁重；然而，无论在出差路上还是办公室，但凡有点滴时间，他便提笔写下所思所得，日积月累竟也年年著述不断，不敢自称"字字玑珠"但必"字字原创"。特别需要提及的是，在 2017 年 1 月 9 日召开的国家科技奖励大会上，他荣获了今年医学界唯一的国家科技进步奖创新团队奖；

　　……

　　他就是中国工程院院士、副院长樊代明。北京深冬的一个下午，樊代明院士在中国工程院办公室，接受了《经济参考报》记者专访。

　　他为什么要"力挺"中医？现代医学发展之路有些走偏，未来医学路在何方？中医如何为医学发展贡献力量……樊代明院士的回答明快犀利，富有感染力。在一问一答中，一下午时间不知不觉流走，全程竟无任何外来打扰。

·中医比肩现代医学且不可替代

　　记者：您是著名西医，对中医理解的深度，在当今主流医学界并不多见，而您对中医的支持，更为人所共知。就在不久前举行的一次分级诊疗论坛上，我们注意到，您发言开头就是大力发展中医药、推进分级诊疗建设。您为何如此"力挺"中医？

樊代明：中医不用"挺"，她自己"挺"了几千年，因此，需要学。学中医不是否定西医，就像说西医好一定不要随便说中医不好。这要从我对中医药学的认识说起。我有四句话：一是在人类历史上，中医药学从未像今天这样受到强调和尊重；二是在世界医学领域中，中医药学已发展成为唯一可与现代医学（西医药学）比肩发展的第二大医学体系；三是中医药解决了很多西医解决不了的问题，显示其不可替代性；四是中医药学必然成为未来医学发展和整合医学时代的主要贡献者。

记者：如何理解这四句话？

樊代明：先看第一句话。习近平主席对中医药有着高度概括与精辟评价——中医药学凝聚着深邃的哲学智慧和中华民族几千年的健康养生理念及其实践经验，是中国古代科学的瑰宝，也是打开中华文明宝库的钥匙。这是党和国家最高领导人对中医药前所未有的评价！而屠呦呦研究员获得 2015 年度诺贝尔医学或生理学奖，是当今国际主流医学界对中医药学价值的认可，这种认可程度前所未有！

第二句话。在人类文明发展史上，各种医学不断产生又不断消亡，唯有中医药学有完整的理论基础与临床体系，历经风雨不倒，且不断发展完善，为中华民族繁衍壮大做出巨大贡献。即使在西医占主导地位的当下，中医药依然以其显著疗效和独特魅力，在越来越多国家掀起了经久不息的"中医热"。

甚至在有的领域，中医药学远远走在了现代医学的前面。比如，对于顽固性腹泻，西医一直没有什么有效手段，直到近几年在国外兴起的肠菌移植治疗法，才明显提升了疗效。而在几千年前的中医学典籍如《肘后备急方》《黄帝内经》甚至更早时期的著作中，即有记载"口服胎粪"等类似疗法。

再如，现代医学认为，人的生命力中午 12 点最强，夜里 12 点最弱。我年轻时当住院医生值夜班时就发现这样，半夜去世的患者最多。这不就是国际上已经认可的我们中医的"子午流注"吗？

再看第三句话，在临床中，这方面的例子不胜枚举。比如，西医急腹症手术能解决急症救人性命，但术后肠胀气有时很难解决，严重影响手术效果。西医难以搞定，而中医针灸就很有效。当年美国总统尼克松访华，有一位美国记者打前站，不巧在中国突发阑尾炎，在协和医院做了手术。手术本身很成功，但术后肠胀气就是解决不了，后来中医针灸给解决了。这位记者回国后写了篇报道反响很大，直接推动了针灸进入美国及很多西方国家。

我出差时经常水土不服，自己作为西医大夫却没有办法。但中药能治——有人建议我吃藿香正气液，没想到一吃就好，还便宜。所以在我的旅行包里，总放着几支藿香正气液。

第四句话，中医药学必然成为未来医学发展和整合医学时代的主要贡献者。

现代医学发展之路有些走偏了，离"科学"越来越近，离"患者"越来越远；医学研究越来越纠结于微观，离整体越来越远。现代医学需要向中医药学学习，来帮助自己"纠偏"。在此基础上，两者整合可以形成一个从整体出发、重点关注"人"的、真正有效保证人类健康的新的医学体系。

这就是我"力挺"中医的四大理由。我们西医，不能也不应该看不起中医！至于有些既不太懂科学，也不太懂医学的群众议论，不要太在意，有人说真理越辩越明，我看还是要用实践说话，用疗效说话。

·诺贝尔医学奖只颁给微观研究者，有问题！

记者： 为什么说现代医学发展之路有些走偏了？

樊代明： 举个例子吧，很常见的现象。来了个肝癌患者，本来是一个得了肝癌的人，但在医生心中，总想着这是一个人肝上长了癌，就把重点放在肝这个器官上，特别是在肝长的肿瘤上。"癌症患者"本来是"得了癌症的人"，现在却成了"人得了个癌"。于是乎，切除肿瘤，切除长了肿瘤的器官，甚至连周边没有病变的组织和淋巴都切除了，结果肿瘤切了，患者耐受不了却死亡了。其实不切可能他还活着。相应的例子太多太多。

这就是现代医学之路走偏的表象之一——"患者成了器官"。由于分科太细，医生们各自注重"自管"的器官，各自注重"自管"的病变，最后各自都把"自管"的器官或"自管"器官上"自管"的病变治好了，患者却死了。你看，每一个医生都在做正确的事，但就是正确的做法造成了不正确的结果。此外，还有"疾病成了症状""临床成了检验""医生成了药师""心理与躯体相分离""医疗护理配合不佳""重治疗轻预防"，等等。

17世纪列文虎克发明显微镜后，医学从宏观向微观迅猛发展。很快将医学分为基础医学、临床医学、预防医学等。基础医学先把人分成多少个系统，每个系统又分成多少个器官，每个器官再分成若干种组织，组织又分成细胞、亚细胞、分子（蛋白、DNA、RNA）……

临床医学先分成内科、外科、专科，继之再细分成消化、血液、心脏、骨科、普外、泌外……也就是我们现在的三级学科。现在继续细分成"四级"，骨科再分为脊柱、关节、四肢等科；消化内科再分为胃肠、肝病、肛肠、胰病……"四级"学科还在继续再分成各个协作组，最多达十几个。更有甚者，有人似乎认为还不够，外国人还提出"精准"外科，不知要精到哪种组织，准到哪个细胞、哪个基因？

现代医学发展到现在，其特征是以不懈的一分为二为特征，似有不把人体整体搞个四分五裂、不达身首异处、撕心裂肺、肝肠寸断、脾胃分家决不罢休之势。过于强调"分"，使现代医学离科学越来越近，却离整体、离"人"本身越来越远，其弊端甚至恶果日益凸显。

记者：如何看待医学与科学的关系？难道医学不是科学吗？

樊代明：我从来没有在任何地方、任何时间对任何人说过医学不是科学，应该以文字为据，我是说医学不只是科学，二者之间不能画等号。医学里含有科学，但科学不是医学的全部，只是医学的一部分。科学是研究"死"的物，且方式是抽象地研究两个静止的物之间的线性关系，是可重复的、放之四海而皆准的。医学不仅重视事物高度的普遍性，更重视人体结构、功能及疾病的异质性或称独特性。不同的人得同样的病，治疗方法不可能也不应该完全一样，因为得病的人变化了；即使同样的人，去年得的病治好了，今年又得了，治疗方法和去年也不会完全一样，因为时间变化了，人的情况变化了。

从研究对象上讲，医学关乎生命。生命本身不能简单看成物质，而是物质的特殊表现形式且比物质更难以捉摸，生命现象是目前人类最难解释的奥秘。而科学研究的对象则并非如此高级的生命形式，甚至是无生命的普通物质。科学研究再复杂，最终的定律是"物质不灭"，而医学除了物质不灭外，更要回答为何"生死有期"。

在我看来，医学中绝不只是单一的科学，还有很多其他和科学一样重要，甚至更重要的部分，包括哲学、社会学、人类学、艺术、心理学、环境学等。一切与人、与人体有关的方法，医学都要拿过来用。

都说某教授医术好，别人治不好的病他能治好，别人治疗效果一般而经他治疗后效果更显著。他靠的只是科学吗？有科学，这是当然的，但有的时候，甚至很多时候不是的。我每次去查病房，进门时我第一个进，进去后会先和患者聊几句，你们村在哪儿，今年种什么，收成怎么样；离开时我最后一个走，走时会轻轻带上门，和患者微笑告别。不要小看这些细节，患者从中感受到的是什么？是关怀、暖意、信心！因为他对你有了信任。再加上合理的治疗，效果能不更好吗？这里面涉及的不只是科学，至少还有心理学、语言学等。

在医疗过程中，科学占多少成分，要根据不同的时间、不同的地点、不同的人来定。比如，心理有问题要跳楼的患者，就要靠心理学、语言学为主。你要给他打针，可能还没打到，人就跳下去了。这个时候，语言学、心理学、社会学等的作用要占到90%，科学可能只占10%甚至更少。

记者：您说的现代医学离患者越来越远，这个我明白了。但科学技术不断向微观领域深入，对医学没有帮助吗？

樊代明：我并不否认科学的发展，尤其是向微观领域的深入对医学技术发展的帮助。我至今发表的SCI论文超过600篇，我能不懂这个道理吗？但这种向微观的探索与深入，只有和宏观、整体相联系，对医学发展、对生命健康才真正有意义。这是我当医生40多年得出的体会。

长期以来，还原论的机械生命观深刻影响着我们对生命本质的认识。这种观点认为，一切生命现象都可以还原成物理、化学反应，生命现象并不复杂，只是认识层次的问题。其实远非如此。一个非常简单的例子：把一个玻璃杯子摔碎很容易，但你要把它复原就很难。更何况极其复杂的生命体！

生命是一个典型的复杂系统，只有在一定层次上才会出现。生命的特征不是各部分、各层次的简单相加，整体特性也不能简单还原，生命是以整体结构的存在而存在，更是以整体功能的密切配合而存在的，这就是医学与科学的区别。当我们把一个生命系统剖分成各个部分时，我们研究的不过是一个死物，或者是一个已经失去了生命的物体。近50年来的诺贝尔医学或生理学奖，几乎全部颁给了从事微观研究的学者。我认为，这是有问题的！这种导向使医学发展的走向出了问题。人体解剖成器官，器官在显微镜下细化，分子刀再把细胞分成分子，再进一步细化……就这样，很多医学研究游离于分子之间不能自拔，沉迷在微观世界孤芳自赏，制造了大量论文与治病无关。与此同时，医学人文体无完肤，基础与临床隔河相望，医生离患者越来越远，本来恩人般的医患关系现在成了仇人相见……基础研究人员和临床医生成了截然分开的队伍，两者的追求目标和追求结果完全不同。

这种令人难以承受的事实，难道是医学发源的初衷和目的吗？因此，简单地用科学的规律来衡量、要求医学，这是不对的；医学就是科学或医学就只是科学这一观点，是片面的、武断的，因而是我不能同意的。

·整合要突破定式：看不到经络，经络就不存在？

记者： 您前面提到，中医药学是未来医学发展和整合医学时代的主要贡献者。如何理解"整合医学时代"？

樊代明： 人类医学发展的第一个时代，是农业革命催生的经验医学时代或称传统医学时代。在这一漫长时期，世界上先后出现过100种以上的医学体系，都是有理的、有效的、有用的。但可惜的是，除中医药学一枝独秀、仍放异彩外，其他绝大多数现在都已落伍，甚至销声匿迹。其原因有政治压迫、经济剥削、武力掠夺、血腥镇压、神学崛起、宗教盛行，当然还有自己不争气。

第二个时代是工业革命催生的生物医学或称科学医学时代。西医学开始并不强盛，自从将科学作为发展的方法学逐渐引入并形成现代医学后，带来了西医学的长足进步，但也使其逐步走上了至高无上、唯我独尊、近亲繁殖、孤芳自赏的道路。目前，现代医学遇到了难以逾越的发展问题。如，人类4000多种常见病，90%以上无药可治，比如感冒，感冒是我们治好的吗？感冒不治也好；人类7000多种罕见病，99%以上无药可治；已占人类1/4死因的恶性肿瘤，很大一部分治了还不如不治。

尽管一个又一个医学模式不断登场，循证医学不够了来个转化医学，转化医学不够了再来个精准医学……但都未能解决问题。因为它们都只是从一个角度在局部发力或末端使劲。因此，我们不能用局限于科学或生物学的方法，还必须用人类学、社会学、心理学、环境学等全面系统认识人和人体，必须走向第三个时代——整合医学时代。

我们所倡导的整合医学，是整体整合医学。和国外提倡的所谓整合医学是不一样的，我们倡导的整合医学的理论基础，是从整体观、整合观和医学观出发，将人视为一个整体，并将人放在更大的整体中考察，将医学研究发现的数据和证据还原成事实，将在临床实践中获得的认识和共识转化成经验，将临床探索中发现的技术和艺术聚合成医术，在事实、经验和艺术层面上来回实践，从而形成整合医学。正如我前面所说，作为唯一能与现代医学比肩发展的中医药学，应当是整合医学时代的主要贡献者。

记者： 有观点认为，中医西医是两个完全不同的体系，"中西医结合"在实践中始终是个难题，应该是"中西医配合"。如何理解配合、结合、整合，三者关系如何？

樊代明： 所谓配合，分了主次，西医为主、中医为辅。中医如果只知一味配合西医，就会丢掉老祖宗的理论和做法，丢掉自己的长处和优势，没有出路。

结合就是不分主次，就像夫妻结婚，要互相帮助、互相学习。设想很好，但在实际中远非如此。这夫妻两人，经常磕磕绊绊不说，还时不时吵得鸡飞狗跳，极端时候甚至大打出手，恨不得灭了对方，当然主要是西医要灭了中医。还想生个孩子？门儿都没有。为什么？个性不合，做事思路差异很大，就是你说的两个不同的体系。

那怎么办？就需要中西医整合，不仅不分主次，不分你我，和和美美过日子，还要生出一个比爸妈都强的优秀子女——整合医学，一家人一起来对付各自都搞不定的疾病。但这种整合，必须有个前提，就是中西医要你情我愿、甜甜蜜蜜谈恋爱，不能强行搞拉郎配，谈恋爱期间多发现对方优点，多向对方学习还要互相帮助，只有这样最后才能高高兴兴结婚生子。特别要说明的一点是我们所说的整合医学绝对不只是中西医结合，也不限于中西医整合。要整合的是一切有关人的知识，由此形成新的医学知识体系。

最近几年，不断有中医药大学开设整合医学系、整合医学学院，为更多有志于中西医整合的中医人才、西医人才提供平台。如果越来越多人这样做，何愁走不出现代医学发展的困境？

记者： 在具体实践中，中西医两种体系怎么整合到一起？

樊代明： 中西医有共通性，最大的相同之处就是，它们都服务于人类的健康、生存、繁衍和发展。这些共同性是中西医整合的起点。而在治疗疾病保障健康的总目标下，中西医在理论体系、思维方式等方面的差异性，则更为中西医整合提供了广阔的空间，殊途同归嘛。

比如，西医和中医一样，也非常强调经验和跟师学习，因为医家所需的经验，光从书本上是看得到学不来的，这是医学家和科学家之间显著的区别；再如，西医也高度重视生理和心理相互关系对健康的影响，这与中医调身调心并重高度一致。可惜的是，西医越来越"科学化"了。

在整合过程中，我们要突破传统思维定式的限制，比如，对经络的研究。西医用"科学"的手段研究经络，就是要找到经络这个"实体"的解剖学依据。但通过大体、显微的甚至电子显微的手段，就是找不到，有人就说针灸是骗人的。但在临床上，针灸的有效性又确切无疑。于是我提出，经络确实存在，看不到不是没有，而是我们用的方法不行或者这种通道是暂时的、瞬间的，受到刺激时立即形成，刺激结束立即还原，不是恒定的，不恒定你就看不到，看不到就等于没有吗？天下暗物质占90%以上，暗物质看不见等于没有吗？就像我们没发明显微镜之前，没看到过细胞，但能说没有细胞吗？因此，更为可能的是，人体在不需要时就没有经络，一旦需要，或人体在受到某种刺激时，比如针灸，身体可以临时形成一个经络，一旦任务完成即告解散。

我们平时走路都是横平竖直顺着路走，但一旦遇到火灾，肯定是哪个地方没有火或火比较小，就往哪边走，哪个能走通就往哪里走。火灾时走的"路"，就是应急的路，肯定和平时的不一样。针灸时，人体受到刺激，就会形成一条通路用于急救，急救成功或失败后都会消失，就像火灾过后还走原来的路一样。

记者：相信伴随着整合医学时代的到来，中医药学将会迎来更灿烂的光辉前景，而整合医学也将因为中医药学的加入而得到更大发展。回归现实，相较于西医当前的主流强势地位，中医的生存发展问题仍是当务之急，您对此有何建议？

樊代明：这个问题，细说起来又是一篇大文章。我简单谈几点思考。

首先，中医要挑西医解决不了、解决不好的事情去做，这是弱者证明自己，从而能生存发展的有效方式。先不说99%的罕见病西医无计可施，就是最常见的感冒，西医也没有更多办法，基本都是靠人体自身抵抗力自愈的。中医没有必要在西医很强的领域去证明自己，因为你做得好也说明不了什么。

当然，中医解决不了、解决不好的事情，西医也可以去做。中医、西医都解决不好、解决不了的事情，两个加在一起去做。

其次，中医一定要紧紧抓住自己的整体观，这是和西医相比最大的优势；同时，在局部、微观层面发现的东西，一定要和整体、宏观相联系，决不能走现代医学陷入局部、微观而无法自拔的老路！

再次，中医一定要以疗效为标准，而不能只以某一个或几个"科学"的指标为评价依据。

（注：文中记者为《经济参考报》记者王小波、王海鹰、田楠楠）

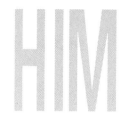

过于关注微观　医学或将走偏

——二访樊代明院士

◎樊代明　《经济参考报》记者

2017年，《经济参考报》记者专访中国工程院副院长樊代明院士。在采访中，樊院士深刻分析了现代医学的弊端，并在有效借鉴中医药思想精髓的基础上，阐述了他倡导的"整体整合医学"简称"整合医学"的构想。

时隔一年，《经济参考报》记者再次走进樊院士办公室，畅聊整合医学发展之路。他指出，"三间健康学"理念和实践有助于整合医学的发展。他强调，忽视人作为一个整体在自然、社会中的存在及其随时间的变化，过于关注人体内微观物质研究的趋势，如果不加以遏制，医学发展方向可能会走偏。

面对《经济参考报》，樊院士首次系统简述了他对"三间健康学"内涵及其对现代医学发展的意义，以及对政策制定、人才培养等方面影响的思考。

·"三间健康学"理念有助整合医学体系的重构

记者："三间健康学"的含义是什么？

樊代明："三间健康学"即空间健康学、人间健康学和时间健康学，三者均以人为根本，考虑了影响人类健康内部、外部和时间三个方面的重要因素。

"空间"是人与自然、社会所构成的整体，反映人与外部环境之间的相互作用，人无法离开自然和社会而单独存在。人离不开自然，天冷了加几件衣服，天热了脱几件衣服，反其道而行之受损的是谁？人吸氧气，呼出二氧化碳，植物正好相反，于是交换，反其道而行之，受损的又是谁？找再好的医生吃再好的药也没用。人也离不开社会，"孤居寡食，不是兽就是神，绝对不是人"。要建立和谐的人际环境，这有益于健康。人与人之间老是相互设防、相互敌视，甚至相互攻击，对别人不好，对自己健康更不好。空间健康学的核心是表明生命具有开放性。

"人间"是指人作为一个整体，由分子、细胞、组织、器官等不同层次构成，共同形成有机复杂的"内部状态"。从另一角度看，"人间"反映出了生命存在的基础：物质、信息和能量。前者组成结构，后二者表现为功能；前者在中医叫"形"，后二者在中医称"神"，即功能。物质是构成生命的基础，信息是物质与物质之间的联系，能量是物质与物质之间反应的结果。有物质才有生命，但并不是"有物质就有生命"。人活着的时候有物质有生命，但去世后，所有物质依旧存在，失去的是什么？失去的是生命，失去的是传递信息和产能耗能的能力。

有些物质是能看到的，或用精密仪器能测到的，但多数物质是看不到测不到的。看不到测不到不等于不存在。暗物质占了世界的 90% 以上，你能看到测到吗？信息和能量多数是看不到测不到的，而且瞬间变化。信息和能量才是生命的本质，医生抢救的是这个，而不是把几块组织缝起来就有一个生命。人间健康学的核心是表明生命的复杂性。

"时间"则关注"人间""空间"随时间变化而发生的改变，其中也蕴含着人与环境随时间变化而产生的周期性活动。在医学中引进时间概念十分重要。一根水管放在那里，是什么状态就是什么状态，水管破了会一直漏水。但人体不是，生命不是。人体血管会发生变化。血管破了，机体会主动封堵，生命依然存在。如果机体失去了这种能力，医生即使把血管缝合好了，可能得到的不是一个活生生的人，只是一具尸体。生命这种随时间变化的性质，不仅表现在人体，在植物动物身上也是这样。向日葵围着太阳转，含羞草白天关、晚上开，睡莲白天开、晚上关。无论是兰州的杨柳还是郑州的杨柳，都是三月份生枝发芽。很多深海鱼都是那几天游到长江口产卵。自然界有日出日落、潮起潮落，人类是自然界中的一个成分，当然会随时发生变化。

人体在 24 小时（12 时辰）会发生变化，中午 12 点叫午时，生命力最强，晚上 12 点叫子时，生命力最弱。"子午流注"即子午规律，中医 1000 多年前就发现了。生命的周期变化同样适用于我们的保健康复，也适用于医生看病治病。什么病情适合什么时候手术，什么药品适合什么时候治什么病，这都要考虑。时间健康学的核心是表明生命的动态性。

记者："三间健康学"对现有的医学体系会产生怎样的影响？

樊代明："三间健康学"理念会对新医学体系的重构产生重要作用。

我们现在所持的医学观，是生物医学观和单一的科学医学观。在这种思想的影响下，我们过多地强调了生命的物质组成，忽略了生命的功能表现，总是试图去寻找物质。我们用解剖刀把整体变成了器官，用显微镜把器官变成了细胞，再用分子刀把细胞变成了分子，然后游走在分子之间不能自拔。

不可否认的是，分子在某种程度上能够反映人在某一时刻的状态，但在用于研究患者情况、研究治疗方法时，不能忽视物质与能量和信息间不可分割的关系及其随时间变化而变化的客观事实。任何事物都要有一个度，超越了自然存在的层面就会脱离实际。近几十年诺贝尔生理学或医学奖，几乎全部颁给了做分子研究的科学家，而对研究人体整体、研究及拯救生命本身的医学家重视不够。最近几十年，很少有像阿司匹林这种具有多种药效功能、经久不衰的药物出现。有很多药品上市时名噪一时，后却因对重要器官有毒性作用纷纷撤市。这种过于关注微观物质研究的趋势，如果不加以遏制，医学发展方向可能会走偏。

医学应该是对患者"整体健康"的呵护，不能脱离人体本身的整体关系，不能忽略"人"与"天"的关系，不能忽略人体内部局部与整体的关系，不能忽视人体随时间变化的关系，概而言之，不能忽略"三间"，我们需要的是一种整体整合的观念。过于微观的、局部的、瞬时的、个体的研究及其结果，如果跟医学的本质不符，就难以直接、正确、长期地指导临床实践。

我们常说"因地制宜""因人制宜""因时制宜"，这也是"三间健康学"蕴含的思想。这个思想在某种程度上与中医倡导的宏观的、间接的"天人合一"有相似之处，不过，"三间健康学"有其微观和直接的科学证据支撑和支持，因而是对中医更进一步的诠释、完善和补充。中医的"天人合一"是一种宏观的、抽象的说法，就是人与自然、社会之间的关系，但"三间健康学"还有以分子、微观为基础的生物学层面的大量知识作为支撑，有能量、信息与物质三位一体作为基础。

·药品"一致性评价"：忽略了人的"异质性"

记者：根据三间健康学，治病要"因人制宜"，药品是治疗疾病的重要手段，药品是否也要"因人制宜"？现在强调的药品"一致性评价"是否合适？

樊代明：从药品研究和临床用药中需要充分理解三间健康学，特别是人间健康学的重要性。现在临床应用西药，多数只是在用药剂量上能做到因人而异，目前在用药种类和性质上还远未做到因人而异，问题根源在于药物最初评价时追求的观察对象要"一致性或均质性"。其实，人体具有明显的异质性，这是我们在"人间健康学"中所强调的。世间没有完全相同的两个患者。即便是两个看起来很像的人，在医学上也有明显差异，特别是在发病中，即便是同一种病也是"天壤之别"。没有经验的医生是把患同一种病的不同的人看成同一个患者，高明的医生则是将其看成不同的患者。药品如果本身要求极端"一致性"，就是用同一个标准在同一类人中评估出来的，即对于不同的患者，在疾病的不同阶段，接受不同的医生诊治，用药会有不同的效果。

目前沿用的药品"一致性"评价，恰恰忽略了人的"异质性"，忽略了三间健康学中重要的观念，必然存在问题，可以从两方面来看。

在药品研发过程中，药企是从抽样患者的研究开始的：找到患者中多数人的致病原因，据此研究"解药"，其实在少数抽样患者研究出来的"解药"并不适于"大多数"人，而且往往是对疾病某个特定时间点疾病状态的研究，对随后疾病的变化及其结果的考虑不多。

"一致性评价"过程，通常是选择一组特定人群，设定一套人为的观察标准，只追求有效或无效两种答案，非黑即白。通常是在很小的一部分患者群内进行，样本的选择对于结果至关重要，往往是抽样决定结果。无论样本如何选择，最终结果又是如何，这一小部分人群，始终无法完全反映所有患者的情况，更不能反映药物在不同人体内千变万化的过程，所以在临床用药实践中，不是出现例外就是出现意外。

一致性评价并不意味着药品对所有患者都有效；反之，经过临床研究通不过的药品，也不代表药品对任何患者都无效。

记者：根据"三间健康学"，什么样的药品评价方法才是最合理的？

樊代明：我提出过"反向医学研究"，叫 Reverse medical study（RMS），今后我会全面介绍。我也赞同国外近年提出的真实世界研究（Real world study），真实世界研究是反向医学研究的一种，能做到覆盖所有样本、所有可能。这种研究方式，可以有效避免抽样过程中人为因素的干扰。但是，应用于真实世界研究的药物必须满足三个条件：无毒，不会致畸，不能致癌。

"老药新用"是当前药物研究的一大方向，同时也是真实世界研究的一个实例。藿香正气液常被用于治疗呕吐泄泻、水土不服，但在使用这个药的过程中，我们还发现，它外用对治疗小儿痱子效果很好，有的用于洗头止痒也很有效。

进行真实世界研究才会保证和促进未来真正的药学事业。哪怕最终只对10%的人有效，也有很大意义，因为这实际应用中见效的10%，很有可能是被药品一致性评价所"抛弃"的人群。

除了藿香正气液这类"老药新用"之外，一些药品的"副作用"，也不乏被"扶正"成为"正作用"的案例。比如，"伟哥"的主要成分本来是被研究用于降血压，但发现其正作用不好，有很重的副作用，正是这种副作用，恰恰能用于治疗男性性功能障碍，这叫歪打正着，"有心栽花花不开，无心插柳柳成荫"。

此外，对于药品的研究，还需要关注"间接作用"。板蓝根治疗感冒效果很好，目前并没有检测到药物直接作用于感冒病毒，很可能是板蓝根影响了病毒生存的环境，或间接增强了机体的抗病毒能力，从而治愈了感冒。

·医学人才培养：亟须强化"三间健康学"观念

记者：说到医疗，药品只是重点之一，最核心的还是医生。对于医生的培养，"三间健康学"的提出，有什么重要意义？

樊代明：医学教育中，亟须加强"三间健康学"的观念。

教育传承是医学发展中的重要环节，但现在的医学教学模式存在问题。正如前面所说的，目前我们对于医学的研究局限在很小范围，只谈分子、只谈器官的不在少数。医生，包括一些年长的医生，最多能在自己的三级或四级分科中胜任工作，这都不能称为真正的医学。

现在对医学生的培养，同时存在两个"O"、一个"F"，合起来叫"$O_2 F_1$"。即 Over specialization 专业过度分化，Over division 专科过度细划，Fragmented knowledge 医学知识碎片化。而且，整天沉溺在狭小专业、狭小专科范围内，对碎片化的知识死记硬背，"两耳不闻窗外事，一心只读圣贤书"似的思维，这种医学教育或医学研究对医学实践并不合适。"物质、信息、能量"是生命存在的基础，并与体外环境不断交流，它们之间的有机联系决定了人不能脱离"窗外事"。

我们不能只沉溺在微观世界孤芳自赏，游走在分子之间左右逢源，写了大量的论文与治病无关。传统的生理学快土崩瓦解，经典的病理学已摇摇欲坠，大体解剖后继乏人，大内科大外科不复存在，医学人文体无完肤，基础临床隔河相望；医生的培养离科学越来越近，但离医学越来越远，离患者越来越远，本来应该如恩人般的医患关系，现在成了仇人。这样的现状不改行吗？

《黄帝内经》只用30%左右的篇幅写医学，70%左右写哲学、人文、社会，阐述四季变化等与人体健康有关的各方面知识，这在一定程度上考虑到了"三间"的关系。通过全面学习，而不只是生物知识学习培养起来的医生，面对的不是没有温度的课本，更不是冷冰冰的器材和手术刀，这些医生是"活生生"的医生，也能够面对活生生的患者，能给患者看病，而且能治好病了的人。

·"三间健康学"是对现代医学思想的完善和补充

记者：是否可以认为，"三间健康学"是对现代主流医学思想的颠覆？

樊代明：我喜欢用完善和补充。比如，现代医学流行的靶点论，一个地方有问题，就针对这一个靶点，几个地方有问题就针对那几个靶点。这种线性、单一、直接、简单的思维方式，缺少整体观或者只停留在物质层面上，是有问题的。

比如，身体上 A、B 两个部位，它们之间不仅有结构的联系，更重要的是有能量和信息的联系。有时甚至没有结构联系，也有能量信息的联系。如果 A 部位出了问题，只在 A 部位治疗，很可能治不好或治好又复发了；但在没有什么问题的 B 部位进行治疗，反而很可能通过把能量与信息传递到 A 部位，结果治好了病。

这与中医五行相生相克理论有共通之处。比如，肺有问题，有时从调脾胃入手效果会很好。脾属土，肺属金，土生金，"土好了，里面的矿物质才会好"。

还有治疗凝血过慢这个疾病。身体某部位出血了，凝血时间长短取决于出血速度和凝血速度的差值。传统治疗是加强凝血功能，以达到抑制出血的效果。但有的中药，可能并不促进凝血，但能降低出血速度，同样也能加快凝血。这个例子也有整体观在其中，不是简单、线性地死盯着一个靶点……

科学是常常注重极端的结果，要么高要么低，要么长要么短，要么快要么慢……但医学是折中思维，先在高低之间、长短之间、快慢之间……找平衡，找到平衡以后，如果高就往下调，低就往上走，所以它追求的是中间这个状态，其中的可能性无穷大，而不只是高点与低点这两种状态。科学是100%和0，是两个确定的点，而医学是0到100%之间的过程，其中的可能性很多，甚至是无穷大。所以，老是出现例外和意外，真正的好医生是能处理例外和意外的医生。你说医学有多复杂，哪能用简单、线性的思维来看待。

因此，打破或改变现代医学的传统思维定式，就是"三间健康学"的最大价值。这是由"三间健康学"的本质决定的：我们的身体内部是一个复杂多变的环境，这个环境受到外界环境的影响，也受到时间的影响。在这样一个大变化的过程中，没有一成不变的医学标准。这种变化的标准在哪里？在医生的头脑和经验中。

记者：看来，"三间健康学"对现代医学发展而言，的确意义重大。

樊代明：再举几个例子，来说明"三间健康学"的重要价值。

比如说，我们在研究中发现一种治疗溃疡的药，动物实验效果非常好，结果用到人身上没有作用。为什么？因为做实验的动物本身是健康的，只是人为地用醋酸帮它产生了一个溃疡，所以治疗时只要把溃疡面填起来就行了。

但人的实际情况完全不同，要复杂得多。有的溃疡是患者整体不健康、太累导致的，原先溃疡的地方虽然治好了，但导致溃疡出现的物质、信息和能量还在，所以往往会出现这样的情况：只要把药停了，溃疡就回来了，或者这个地方溃疡治好了，其他地方又出现了。

有些溃疡是因为患者全身长期受冷引起的，如果不改变外部寒冷的环境，只在人体上治，怎么治效果都不会好。还有些溃疡是心理因素引起的，治疗时情绪上、心理上或者人际关系、社会压力方面的问题没解决，结果溃疡是治好了，但患者却跳楼了。这是"人间健康学"的内涵，在治疗局部的时候，要想到它和全身心的关系，甚至和整个外部环境的关系。

有的人走路有点跛，可能是下肢某个血管被血栓部分堵上了。治疗时可以把血管堵点溶栓打通，但这么做，却打破了他原本形成的平衡，可能导致其他地方的血管又堵上了，甚至可能出现心肌梗死，健康状况反而恶化。

因此，从"三间健康学"的角度看，现行的医学人才教育政策与制度必须改。最重要的，要改两点。一是要切实改变专业过度分化、专科过度细划、医学知识碎片化的教育现状。过去医学知识少，不够用。现在医学研究数据大，证据多，如果不加以整合，知识同样不够用，因为碎片化的知识不能形成作用。如果医学人才缺乏整体观，加上专科细化、专业分化与知识碎片化，很难真正满足人类健康需求。二是要强化医学人才"真善美"三个层面上的综合培养，而不只是科学或医学知识的机械灌输。

·医学的真善美三个层次

记者：医学人才培养制度的调整，我们能够理解。那如何理解"真善美"三个层面上的医学人才培养？

樊代明：这是与"三间健康学"高度相关的另一问题。我们一直强调，医学知识教育要全面，至少应有三个层次，即真、善、美。社会学是"三间健康学"中的重要组成部分，涉及哲学、心理、人文等多方面知识。医学只依靠生物科学技术不够，单一的生物科学知识会造成医学的局限性越来越大，无法治疗的疾病也会越来越多。因为科学知识在医学中有很大局限性，科学方法解决不了医学的所有问题。解决现代医学的这个局限性，要靠人文来补充、平衡。具体如下。

第一层次是真，即求真务实。用一种药治一种病，能治愈所有这类患者吗？看什么指标，诊断什么病，能确诊所有这类患者吗？不能！有的人指标全部正常，但就是不舒服，对于这种情况，医生不能说"你所有指标正常，凭什么不舒服？"。有的人很多指标异常，但他还能跑能跳，生活娱乐不受影响，那医生也不能说"你所有指标都不正常，凭啥舒服？"。

科学是求真的，但不一定都在务实。局部真了，整体却不一定实。在现实中，不乏这样的案例：患者体内的致病因子消除了，病灶治好了，但人却不行了。所以，医学的第一个层次是求真务实，既要求真，但更要实实在在的效果，要把患者真正治好。

第二层次是善。医学上表现出来的善，就是医生对患者的耐心、理解、呵护和尊重。"善"的作用千万不可小视，它本身不仅可以治病，也可以防病。"有时是治愈，常常是帮助，总是去安慰"——百年前医学先驱的告诫和教诲，从某种程度上说，就是一种"善"的体现。医生同道千万要记住，"善"是可以治病的，"好话一句三冬暖，恶语伤人六月寒"。当然，这是医生对患者的善，其实患者对医生也要善，就是信任与尊重，患者对医生的善可以增强医生对患者的善，这叫"赠人玫瑰，手留余香"。

第三层次是美，要把医术当成艺术。诊病治病有艺术性，是一名优秀医生的本领。最近我写过一篇文章名叫《百米长廊的遐想》，患者被推进手术室，通常要经过一百米左右的长廊。一百个患者，一百个想法；一百个医生，也有一百个想法。只有他们相互的想法合拍了，才能达到最佳治疗效果。

比如一个老板，要进手术室了，他会想什么？第一个想法，我马上要进去了，谁知道还能不能出来？早知今日何必当初，那么拼为了啥？第二个想法，我还有点私房钱没告诉太太，要不要告诉她呢？不告诉她要是出不来，钱不成了银行的？告诉她我出来了，又咋办？第三个想法，我还没给医生送红包，谁知道他动刀是快切还是慢切，长切还是短切，徒弟切还是他自己切？

对此，医生有多少种想法我不知道。但医生应该怎么想我可以告诉大家。首先对患者的第一个想法，医生说要恭喜你，因为你这一刀早晚要挨，早挨比晚挨好，你前半生挣够了治病的钱，能把病治好，所以要恭喜你。

第二个想法，你有点私房钱，害怕无法走下手术台。这样，你写封信放在我这里，装有银行账号密码。"那我出不来，钱不成了你的吗?"，你告诉太太我这儿有你一封信，万一有闪失，到我这儿来拿。你要是出来了，我把这封信还给你。"那我太太问你要怎么办?"你可以再写一封信，内容是"I love you"，我把这封信交给你太太。这就是医生的艺术!万一太太知道了两封信的事，医生还可以开导她：你老公面临生死时，想到的是把钱交给你，还不够吗?

针对第三个想法，你担心还没给医生送红包，我告诉你，我们医生不需要这个。我们医生缺的是朋友，你把生命交给我，我俩成了生死朋友，请你相信我!如果万一有闪失，请在奈何桥边等着我;如果手术成功了，我们两个手牵手，大千世界潇洒走一走。

如果患者、医生这么想，手术成功概率会不会最高?手术完成后，患者是不是恢复得最好?

所以，求真务实，只是医生的起点，做到善与美，才是医学的本质和灵魂，是人性的体现。如果一个医生没有做到善与美，那就是忽视了患者和自己作为人的人性，那就只是在用冷冰冰的手术刀和药片治"病"，使医学失去了温度，那就不是在治"人"，而是在治"牲口"。"三间健康学"，就是要把医学回归到治"人"的本意上来，回归到在空间、人间、时间三个维度上，回归到人的生命状态与平衡上来。

（注：文中记者为《经济参考报》记者王小波、王奇）

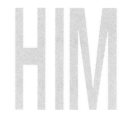

追问三个"为什么"
力倡"反向医学研究"

——三访樊代明院士

◎樊代明　《经济参考报》记者

　　2017年初,《经济参考报》记者专访时任中国工程院副院长樊代明院士,一篇题为《"西医院士"樊代明:我为何力挺中医》的文章随之见诸报端,在社会上产生强烈反响;2018年初,《经济参考报》记者再访樊院士,《樊代明院士:过于关注微观,医学或将走偏》的专访报道,再次引爆网络。

　　2019年初,《经济参考报》记者应约第三次走进樊院士位于中国工程院的办公室,就他近年来提出的整合医学的研究方法"反向医学研究"进行深度采访。

　　甫一落座,快人快语的樊院士就抛出了他长期思考的三个问题:

　　为什么患者越治越多?10年前,我国医院每年接收约40亿人次患者,现在每年接收80亿人次患者。10年间患者人次翻了一番,相较之下人口增长却较为有限。没发百年洪水,却见百年洪峰,一定是上游出了问题。

　　——为什么医源性死亡患者的比例不断增长?美国将GDP的18%用于治病,但有数据显示,美国医院里第一大死因是心脑血管病,第二是癌症,第三是医源性死亡。未来,医源性死亡患者比例还可能增加,如果上升至第二甚至第一位,那现代医学的初衷是什么?发展意义又何在?

　　——为什么好药越来越少?美国2013年发布的消息称,当时九大类药品中,抗抑郁类药物40%没有效果,这还是有效率最高的;而抗癌药效果最差,对70%以上患者没有效果。我当住院医生时,抗癌药只有5种。我老师一辈子给人治病常用20多种药,相互配方就够了。但现在,治疗心血管病的药有200多个,消化科用药有100多个，肿瘤科用的抗癌药近1000个（是个，不是种）。出现这么多的药，只说明一个问题：和以前相比，好药越来越少了。

对于这三个"为什么"，在樊院士看来，原因很多且不尽相同。但其中最重要的共性因素是，现代医学过于倚重"机制→药品"这一单向研究方向，过于注重抽样的"一致性"而忽略生命整体的"异质性"，其实质是"反向医学研究"的缺失。医学是多元的，如果用单元思维去研究；生命是非线性的，如果用线性思维去研究；患者是异质的，如果用同质思维去研究；病情是变化的，如果用固化的思维去研究——其结果是真实的，但结论不一定正确。

记者：您如此强调"医学的反向研究"或称"反向的医学研究"，那什么是"反向的医学研究"？

樊代明：先从一个简单的类比说起。如果我们要从北京去天津，没有GPS也没路标，搞科学研究就是这样，探索未知，也许只知天津在哪个方向，但怎么走？如果只靠自己朝着那个方向硬着头皮走，那么最后只有少数人能成功，大多数人走不到天津。就像医学发表100篇SCI论文中，最终只有少数几篇有用。有人开脱说是时间不够。但即便给他三五个月时间，甚至三年五年，他也走不到，因为很多是在原地打圈，左三圈，右三圈，转了三圈再三圈，得到的是原点，失去的是前方。

怎么办？"反向"思维！问对面来的人是否从天津来。不断问对面走过来的人，不断向前走，不断调整方向与路线，相信最后大多数人都能走到目的地。当然，这种反向思维，不仅有前与后的反向，还有左与右、上与下、顺时针与逆时针……还有对已有成果的再研究。比如我们在北半球，看到下水是顺时针转，但到南半球看到的却是逆时针转。人类习惯反思反省，并依此生存繁衍到了今天。"明知山有虎，偏向虎山行"，结果可想而知，单向研究走的是一条绝路或者说不归路。反向思维实际上是一种倒逼思维，容易纠正错误发现真理。正向与反向的整合，形成闭环式的研究方法或路径，才更可能得到真理。历史上科学，包括医学上的很多突破都是反向研究成功的。

现在我们的医学研究，很多缺少这种"反向思维"。比如，在药品研发过程中，药企是从抽样患者的研究开始的：找到部分患者中部分的致病因素或发病机制，据此研发新药来治疗疾病。其实，根据少数抽样患者的部分发病机制研究出来的药品，并不适于"大多数"人，往往是对疾病某个特定时间点疾病状态的研究，对随后疾病的变化及其结果的考虑不多。这种"机制→药物"的单向过程，通常是放在很小的一部分患者群内进行，样本的选择对于结果至关重要，往往是抽样决定结果。无论样本如何选择，最终结果又是如何，这一小部分人群，始终无法完全反映所有患者的情况，更不能反映药物在不同人体内千变万化的过程。所以，在临床用药实践中，不是出现例外就是出现意外。

换一种思路，反向研究如何？为什么我们不能倒过来，从经验开始，到临床上去寻找那些有功效的药，最后再去找机制？

药一定要找到机制后才有疗效吗？显然不是。板蓝根治疗感冒效果很好，但直到现在，我们还找不到有效成分到底是什么。那一定要找到吗？不是，能治感冒就行了。有一种植物，俗语说“三月茵陈四月蒿，五月六月当柴烧”，三月有清利湿热、利胆退黄的功效，到四月可以抗疟疾，到了五月六月就只能当柴火烧。这是先找到的现象和经验、疗效，再通过这种现象回过头来研究，最后找到了青蒿素。

现在发现肠菌移植可以治疗很多疾病。最初的想法来自哪里？爷爷去看孙子，发现孙子病了，粒米不沾、滴水不进，爷爷就把米饭嚼一嚼，喂给孙子。孙子吃后，过几天病竟然好了。这就是肠菌移植最初的方式和效果，现在才发现是肠菌，肠道微生态的作用。

记者：所以说，医学研究中，机制需要找，但找得出来就找，找不到就不要找；或者以后有时间有钱了再去找，药品还是要以疗效来评价。

樊代明：是的。迷信一种方法，最终只会禁锢我们的头脑，限制医学的发展。

反向医学研究（Reverse medical research），也称为医学的反向研究。在医学研究中，“反向”强调对待事物要考虑前与后、左与右、大与小、老与少、高与低、顺时与逆时、结构与功能、直接与间接……并对已经取得的研究成果加入时间变化等因素进行再研究，从而全面正确理解生理与病理，最终实现人的全面健康。简而言之，就是思前想后、左顾右盼、上下联动、温故知新。

需要特别指出的是，反向医学研究并不反对已有的研究方法及结论，而是以其为基础、为对照，对其对面或反面进行探索，以求完整与完美。因为现在的主流医学研究方法和结论，很多是单方面的、一个侧面或者是片面的研究。而且把逻辑当成了因果，逻辑是两个因素一个方向的结果，只要时间空间不变，放之四海而皆准，但因果是若干逻辑关系相互交织形成网络的结果，且在不同人不同时间处于变化的状态。

记者：为什么说现在的主流医学研究方法和结论，是单方面的、片面的？

樊代明：首先要强调一点，现代医学自诞生以来，对于维护人类健康、有效延长人类寿命功不可没。但医学发展至当前，古老原始的研究方法和结论已开始出现问题。

百年之前，鼠疫、霍乱等传染性疾病，带给人类一次又一次残酷的打击。当时，科学的研究方法被引入医学，这是第一次医学革命，创造了奇迹，解救了当时的人类。但这些方法只适用于“一个病因一个病，一个疫苗就搞定”的情况，放到现在多因素交织导致的慢性病身上，搞不定！

有研究认为，高血压、糖尿病等慢性病的致病因素中，60%是不良的生活习惯，20%是环境因素，个人因素是10%，医学可干预因素只有10%。慢性病是多因素导致，并且在不同阶段机制也在发生变化，揪住单一因素或几个因素不放，只会是"摁下葫芦起了瓢"。我们用90%以上的资源，对仅10%的因素进行干预，效率之低、效果不彰就可想而知。

在这种情况下，患者能减少吗？医源性死亡比例能降低吗？好药会多吗？

我把这个困境做了一首"打油诗"：因素复因素，因素何其多，哪个最有用，谁也不好说。

我再一次强调，医学是多元的，我们不能只取单元去研究；生命是非线性的，不能只用线性的方法去研究；患者是异质的，不能只用同质性思维去研究；病情是变化的，不能只用固定的和稳态的思维去研究。"科学"的直线思维在医学中经常走不通，我们需要反向思维。

记者：那么反向医学研究是如何做的？

樊代明："真实世界研究"（Real world study）或称真实状态研究，是反向医学研究的重要组成部分。一直以来，对于临床医学特别是新药的研究，我们只能选择"抽样"，难以做到"全样"。但现在一定要反过来，要进行全样本研究。对研究人群不能做人为的选择，要针对临床的真实情况。

只有真实状态研究，才能做到覆盖所有样本、所有可能，这种研究方式可以有效避免抽样过程中人为因素的干扰。应用于真实状态研究的药物必须满足三个条件：无毒，不会致畸，不能致癌。

我们正在做100万例藿香正气液的真实状态研究。这样的规模，在抽样调查中不曾有过。大家都知道，藿香正气液的适应证范围广泛，目前已知对很多种疾病有效。治疗胃肠道不适，藿香正气液效果很好，外国人都知道，虽然原因还说不清楚；藿香正气液可以治疗痱子，晚上在宝宝的洗澡水中加些藿香正气液，几次之后宝宝的痱子就消了；很多人有头屑，洗完头后再用两支藿香正气液在头皮上揉一揉，半个小时后冲掉，头屑就会消失；有的湿疹患者用后也有效果……

显然，像对藿香正气液这样的真实状态研究，囊括了很多可能因为抽样而被"排除在外"的效果。虽然我们并不知道藿香正气液对很多疾病的治疗机制，但我们依然可以把这一"好药"用于更多疾病的治疗，造福更多患者。更重要的是，这也直接证明了当下重视开展医学的反向研究的必要性。

记者：除了真实状态研究，反向医学研究还有哪些具体形式？

樊代明：前瞻性研究与回顾性研究合为一体进行研究，对于反向医学研究同样重要。

在医学界普遍流行一种说法，认为前瞻性研究更加科学。这种说法固然有一定道理，但并不能代表前瞻性研究一定优于回顾性研究。

前瞻性研究得到的是结果，回顾性研究得到的是效果；前瞻性研究更科学，回顾性研究更医学；前瞻性研究进行的是试验，回顾性研究得到的是经验。前瞻性研究是通过人为设计把所有干扰因素排除只剩两个因素最后得出结果，设计出来等于成功了一半，但临床上这种纯洁的状态很少，脱离了现实。不能说经过人为的设计就不会得出真理，但回顾性研究是切切实实在人体进行多年应用以后才能得到的结果。从这个意义上讲，前瞻性研究只能为医学提供参考，而回顾性研究对医学，特别是临床医学更为重要。

记者：看得出来，医学的反向研究成果，目前在"药"的层面效果更为明显。能否从中总结出一些"套路"？

樊代明：在实践中，这些"套路"还是不少的。

第一是一药多用。一个药物进入身体，其作用不止一种，甚至会在不同时点、不同器官产生不同的作用。对于这些作用，我们把喜欢的、需要的，称为"正作用"，把不需要的称为"副作用"。其实副作用也是药品的作用，可以利用起来。比如，"伟哥"的主要成分，本来是被研究用于降血压，但发现其正作用不好，有很严重的副作用，正是这种副作用，恰恰能用于治疗男性性功能障碍。此外，不少抗癌药会对心脑血管产生副作用；反之，很多治疗心血管疾病的药，其肿瘤治疗效果，可能比专门的肿瘤药物还要好。

第二是老药新用。目前发现的药品靶点有500多个，很难再发现新的、好的靶点。但对于当前影响范围最广泛的慢性病而言，没有单一、明确的靶点。

我国用了七八年的时间，花费了上百亿元费用，研制的"新药"还是针对老靶点，"新药"其实也只是"老药"。既然如此，为什么我们不把关注点放在"老药"上面？

很早之前古人就发现，用柳树皮可缓解疼痛。柳树皮中对镇痛发挥重要作用的物质，就是阿司匹林的"前身"。阿司匹林从诞生至今已有100多年历史，到现在依然被广泛使用，且还有新的功效被不断发现。比如，英国科学家揭示了阿司匹林的抗血小板作用，为其应用于心脑血管疾病的防治打开了大门，由此获得了诺贝尔奖。我认为，在对阿司匹林疗效的研究中，可能还会有人得到诺贝尔奖。比如，阿司匹林在治疗大肠癌上的作用明显，而常服用阿司匹林的心脏病患者很少得癌症。甚至有研究表明，阿司匹林对于治疗不孕症也有帮助。

在阿司匹林身上的诸多发现，以及前面提到的藿香正气液的多种功效，说明了"老药新用"富含巨大价值。

第三是间接用药。现在的西药研究者，不少人把自己当作化学家，要从复杂成分中找单体，都想着直接找到靶点，针对靶点用药，但找到了针对靶点的单体，结果用到临床上却无效，或有效时间不长。这都忽略了中医药的伟大智慧——患者是在服用中药后，经过肠内、体内一系列转化、变化后，由后者改变了体内环境平衡，通过自身的生物活性物质间接作用于靶点，最终实现了较好的治疗效果。

比如，板蓝根治感冒很好，目前并没有检测到药物直接作用于感冒病毒，很可能是板蓝根影响了病毒生存的环境，或间接增强了机体的抗病毒能力，从而治愈了感冒。

中药方剂是通过千百年来几千万人甚至几亿人的临床使用，证明了其自身疗效的。但现代这些"化学家"始终想着要把中药成分分得越来越细，分到单个分子，看看到底是药材中的哪一个分子有效。但分到最后的结果是什么？绝大多数的单分子对人体是没有效果的，剩下的少数分子可能又是剧毒的。

真正的医学家或者药学家，应该是把无毒、有毒甚至剧毒的药组合起来，最终达到治疗疾病的效果。

举个例子，中成药紫金丹可用于治疗哮喘。其中最主要的两味药，一个是砒霜，毒性很强，另外一味是豆豉。砒霜的主要成分是三氧化二砷，而豆豉中有赖氨酸，两者相互作用，最终不仅没有毒，治疗哮喘的效果还很好。这就是中药"配伍"的功效。

前一段时间，网传我说"最近 50 年没有推出什么好药，出来的全是毒药"。在此我声明从没有这么说过。同时我想提醒的是，人们常说"是药三分毒"，是不是忘了后面还有半句话，"有病病受之，无病人受之"？

第四是整合用药。柴米油盐酱醋茶，厨师做菜的原料大同小异，但最终出锅的，有川菜鲁菜淮扬菜，同样的原材料按照不同的用法用量，再控制不同的火候，最终得到的结果存在巨大差异。在医学上，能造成这种差异并用之治病，就是医生整合用药能力的体现。就像广东人熬汤，把七八种成分加到一起，有的先加，有的后加，有的多加，有的少加，然后长时间熬炖，最后得到可口的广东汤，如果把每一种食材分开熬，然后每一种取一勺，混在一起，那肯定不是可口的广东汤。

临床上，我们有不同病种治疗的"指南"。在某种程度上，这种"指南"作为医学标准问题不大，但一定要注意，这只是参考。如果医生完全按照指南来治病，能有多少效果？指南是"标准"的，但临床患者"不标准"。"标准"的指南用在"不标准"的患者身上，是会出问题的！所以，医生要在标准的基础上修修补补，根据"不标准"的患者进行调整，所以整合用药的作用我们不能忽视。

记者：两年前，您在接受我们专访时大声疾呼，现代医学要虚心向中医药学学习，同时提出以整体观、辨证论治为特征的中医药学，应成为未来整体整合医学的主要贡献者；一年前，您在接受我们采访时，对当前主流医学越来越过于关注微观的倾向，进行了深刻的剖析；这次，您和我们交流的主题又是"反向医学研究"。是否可以认为，近些年来，围绕整体整合医学的发展思考，您的思路日渐清晰，越来越从哲学层面，向研究方法论层面落实？

樊代明：是这样的。一直以来我多次强调，现代医学的发展正面临巨大的困境，未来方向不明，很可能走偏。只有厘清哲学层面的认识，才能选对正确的发展方向；只有符合生命发展规律的医学研究方法论真正得以建立，医学的发展才能真正走上正确的道路。因此，我对整体整合医学的思考，从几年前的"力挺中医"，到后来的"三间健康学"，再到现在的"反向医学研究"，有逻辑上的必然性。现在我在思考的是医学文化的重塑这个问题，对事物变化递进的认识规律是从医学到哲学，最后要到文化层面。医学面临的挑战或困境是医学文化出了问题。现在有三个矛盾：一、科学对人体结构的研究已走得很远，但我们对生命本质的认识还很落后，所以有些"魂不附体"；二、我们现在是在用只有几百年历史的某国的单域医学文化在解释规范具有几千年历史的全球文化，所以有些力不从心；三、医学现状，特别是疾病谱发生了巨大变化，我们却在用古老单一的思维和方法去研究和诊疗，所以有些事与愿违。因此，我们需要重塑医学文化。大家知道，科学技术可用之救人，也可用之杀人。怎么办？要靠医学文化或者说人文来规范和指引。医学的反向研究是我讲的整合医学 5.0 版。近期我正在讲整合医学的 6.0 版，即"医学文化的传承与重塑"，这也许是你们明年采访的题目。

（注：文中记者为《经济参考报》记者王小波、王奇）

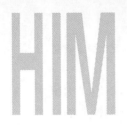

文化"行"则医学"强"

——四访樊代明院士

◎樊代明　《经济参考报》记者

　　2020年年初，国家药监局发布了2020年第一号文件——《真实世界证据支持药物研发与审评的指导原则（试行）》，在业界引起高度关注。两年前，《经济参考报》记者专访中国工程院樊代明院士，在《樊代明院士：过于关注微观，医学或将走偏》报道中，樊院士力推"真实状态研究"，呼吁开展医学的反向研究。

　　现在，樊院士依旧忙碌，对医学发展的思考也不断深入：为何现代医学越发展，受到的质疑反而越激烈？文化之于医学，究竟是什么关系？如何重塑医学文化？……不久前，樊代明院士在办公室里再次接受《经济参考报》记者专访，他郑重提出——以正确的文化引领现代医学发展方向。

　　记者：您怎么看现代医学与文化的关系？

　　樊代明：要回答这个问题，首先要认识到现代医学所面临的窘境——现代医学使人类平均寿命极大提高，但是医学受到的质疑，也从未像今天这么激烈。正如剑桥大学医学史教授罗伊·波特所写：人们从来没有活得这么久，活得这么健康，医学也从来没有这么成就斐然；然而矛盾的是，医学也从来没有像今天这样，招致人们强烈的怀疑和不满。

　　事实上，现代医学发展出现了四个偏向：一是医学研究一味地向技术发展，一味地向微观渗透，导致了专业过度分化 Over specialization、专科过度细划 Over division、医学知识碎片化 Fragmented knowledge，即"O_2F_1"。二是现代医学变成了等待医学。三是现代医学变成了对抗医学。四是医学异化，把生命的某些自然过程和身体的某些自然变化，都当成疾病进行过度干预。

记者：关于 O_2F_1，此前您在接受我们采访时，曾有过详细阐述。

樊代明：是的。这个状况至少是把简单的研究方法引入医学所造成的问题，即简单地把科学技术引入复杂的、可变的人体健康医疗中，医生越来越局限在狭窄的专业领域，甚至只能看某一种病，导致药越来越多，但疗效却越来越差。我重点讲后三个偏向。

现代医学成了等待医学。现代医学将人的健康状态，从没有病到因病死亡，看作一个线性的过程。什么叫病？就是根据某些指标人为地设定一条线，等你越过这条线就是生病了，医生就给你治；没越过这条线，医生就不管。以脑卒中为例，一个人没发生脑卒中时就是一个"好"人，某一天突然卒中就成了患者。脑卒中发病后，治疗几乎发挥不了太多作用，但患者一辈子挣的钱，却很可能在最后这几天给用完了。只在疾病末期、生命最后几天发力，疗效必然有限，还会给患者带来极大痛苦，这就是等待医学。假如说我们在"病"之前多下一些功夫，结果会不会有所不同？中医提倡的"治未病"，应能给现代医学足够的启示。

现代医学成了对抗医学。在过去，外来、单一病因导致的传染病是人类健康的最大威胁，把病都当成"敌人"来"对抗"，无可厚非。但在当今，慢性病已成为人类健康的最大威胁，这是人自己身体内部平衡调节出了问题，如果还采用"对抗"的思维，就是在"对抗"自己，可能治不好"病"反而伤及其他器官。这种"对抗"思维，也受到文化的深刻影响。以西医为代表的现代医学源自游牧文化，游牧文化的生存法则是"你死我活"；而在中国几千年来以农耕社会为背景的传统文化中，"和谐""你活我也活"是主流，所以中医治癌症，是"治瘤不见瘤"，是如何更好地"带癌生存"。

医学出现了异化。把生命的某些自然过程和身体的某些自然变化，都当成疾病进行过度干预，这种做法严重过头了。

比如，妈妈生宝宝本是一个自然的过程，如果在怀孕过程中有点问题，偶尔去检查一下是可以的，但现在好多孕妇每一两个月都去做 B 超检查。要知道，每一次医学检查对人或多或少都有损伤，只是这种损伤在可容忍的范围内。但我们是否想过，经常性的产检对胎儿的远期伤害究竟有多大？多年以后会有什么样的后果？其实我们并不知道。再如，在婴儿逐渐长成儿童的过程中，有一些会被看作是"出了问题"——要么多动，要么少动，要么乱动，要么不动，于是各种诊疗手段、各种药物就来了……但事实上，不同孩子的发育情况本就不一样，性格也不同，有的早动有的晚动，有的活泼有的安静，绝大多数是正常的。正因为不同孩子的差异性和个人特质，长大后才会有的人成为运动员，有的人成为文字工作者、研究人员……世界才会如此丰富多彩。所有孩子在发育过程中要动一起动，要不动就一起不动，这样真的好吗？

记者：医学发展与文化关系的失衡，或者说，医学发展中文化的缺失，会给医学带来什么？

樊代明：至少有三方面的后果。第一，在科技的帮助下，医学对人体结构乃至功能的研究已经很先进、很透彻，直达基因，但医学从文化上对生命本质的认识还差得很远，而这才是最重要的。要知道，生病不只是身体得了病，更是生命得了病。医学发展与文化关系的失衡，或者说文化医学的缺失，使现代医学有些"魂不附体"。

第二，在世界范围内，人类文化（包括医学文化）已形成发展了几千年（比如欧洲文化、印度文化、中国文化），但我们现在是用只有几百年的单域文化（比如医学伦理文化），去统揽甚至取代几千年的全球人类文化，从而显得有些力不从心。

第三，和以前相比，当代人类的疾病谱已发生了根本变化，如各种内生性的老年病、慢性病，多病因多靶点；而在历史上，人类寿命从未像现在这么长，过去对健康的最大威胁往往是体外因素导致的、单病因的传染病。对于慢性病，现代医学还在用简单的、线性的、直接的、在体外形成的应对传染病的方法，去处理人类现在复杂、非线性、间接的、体内自生的慢性病，所以常常事与愿违。

从"魂不附体"，到力不从心，再到事与愿违，这样的医学文化不改行吗？我们必须下大力气重塑医学文化。医学究竟向何方发展，取决于什么样的医学文化来引领。

记者：有人说，科技与人文，是人类社会进步的两个翅膀，缺一不可，否则就会偏离方向。看来，对于人类健康而言，医学与文化，也是如此。

樊代明：医学与文化关系处理不好，不仅不利于患者，对医生同样会造成伤害。在追悼会上，通常会说"该同志因病医治无效去世"，却不会说"因病去世"。在发生突发事件的时候，严重的伤者被送到医院进行抢救，在通报的时候会说"因伤抢救无效死亡"，却不会说"因伤重死亡"。还有，"只要有百分之一的希望，就要用百分之百的努力去抢救"，这从人道主义讲是对的，但在医学实践中这完全对吗？这对有些患者是劳民伤财，对医生是劳而无功，对社会是得不偿失。

"医治无效""抢救无效""用百分之百的努力去抢救"这些已成"惯例"的话，对医生而言，何尝不是一种过度的指责与伤害？这也是文化出了问题。

伤害医生的案件层出不穷，则是更为极端的现象。让伤害医生的人受到应有惩罚，甚至是判处死刑，这样问题就根本和完全解决了吗？No！一定要从医学与文化、价值观这个根源上思考，我们才有可能走上正确的道路。

记者：在您看来，处理好医学与文化的关系，应当包含哪些内容？

樊代明：第一，要坚持医学的人文性。人文是文化在医学研究中的最高境界，其功能是保障生命的安全、生命的重要性和尊严。人性最基本的要求有两个：一是追求幸福，一是追求不朽，希望长生不老。事实上，生物体要不朽是不可能的，人也一样，花开花落，潮起潮落，万事万物，有生就有死，无不如此，这是自然之中的必然。但问题在于，现在单域的医学伦理文化并不承认人会寿终正寝，于是用技术去干预死亡。于是就出现如下三个问题。一是死亡时间从未知变为已知。二是死亡的地点从家里搬到了病房。我们过去是拿药回家养病，现在是直接把患者送到医院救死，即使知道希望不大也要尽力抢救。ICU里、抢救室里医生使劲抢救，外面家属使劲交钱，很可能最后患者走的时候，家属都没能握手告别。三是从自然死亡到了技术死亡。我院一位老专家在他92岁的时候离开了，最后的两年多时间里，他成了植物人，灵魂早已经离开这个世界，我们还在他身体上猛下功夫，依靠呼吸机维持。这样的人很多，虽躺在病床上却已离开了这个世界，他们满身插满管子却毫不自知，可以说是毫无尊严可言。医生在看管子通不通，全通就是活，不通就是不活，部分通就是部分活。这对吗？这种文化不改行吗？

过去，中西方的祭祀习俗都充分考虑了生命的神圣和尊严。时下很多医院专门开设了安宁医护，充分考虑到家属的情感和医护人员对亡者的临终关怀，事实上这也是对医学文化的一种重塑。

第二，要坚持人体的整体性。我们要敬畏生命尊重生命。生命是以整体存在的，随着无限的剖分，最后所有的局部都存在，可是丢掉的是生命。反过来，所有的局部加起来并不等于一个整体，因为医学的整体一定要有生命。有生命的整体，我们才叫整体；没有生命的整体，我们叫尸体。

生命的存在，一定是依托整体存在而存在。一头大象，我们一看就知道了，盲人只能靠触摸。当盲人摸到象腿时，他能分辨出这是大象，但如果摸到细胞甚至分子，还能认出是大象吗？如果再到原子、量子层面，万物已无区别，还能识别出生命形态吗？所以，医学不能太微观。

爱因斯坦早就说过，科学追求明晰性、精准性和纯粹性，是以牺牲完整性为代价的。同样，在医学上我们一味追求的"精准"，是以牺牲生命为代价的，这也是文化，是出了问题的文化。

第三，要坚持生命的复杂性。生命具有极大的复杂性，局部、瞬时的研究结果，不能解释生命的过程和本质，也不可能成为拯救生命的良方妙药。

我们现在认识生命，把它认识得太简单了，其实它极其复杂。生命的存在，首先是有自然力作用的。否则，在没有医学的几百万年甚至更长时间里，生命是如何度过的？这种自然力，一是表现为生命本身具有自组织的自主生成能力；二是不同的器官能相互协调，有自相耦合力；三是体内的某一部分损坏后可以补偿生长，具有自我修复能力；四是自由代谢力，生命体能与外界交融，吸收有序能，排出无序能；五是自控平衡能力，比如水和电解质平衡、白细胞高低的平衡、热的平衡，等等；六是自我保护能力，这种保护能力表现为免疫力，还表现为吃了坏东西会呕吐、排泄等；七是精神统控力，即精神、意识对上述六种能力的反作用。

有一种说法，医生治疗疾病的"三大法宝"是用语言、药品、手术刀。其中，药品、手术刀是不得已而为之，语言的力量是最大的。西方有一句名言，"To cure sometimes, To relieve often, To comfort always"，这句话的意思是，对患者而言，舒缓和安慰是最重要的，治愈只占很小的一部分。其实，即使患者治愈了，归根到底也是患者自身内在的自然力发挥了作用，医生只是在外部帮助了他们而已，绝对不要贪天功为己功。

因此，医学对生命健康的干预，应首先保证生命自然力发挥作用。如果医学的干预超过了这种能力限度，甚至取代这种能力，就叫过度医疗。从现代医学的发展实践看，医疗不足的事情越来越少，医疗过度反而越来越多。

第四，要坚持研究的真实性。现在很多医学研究是不真实的，只是一条路单向走到底，从宏观到微观，或者从结构到小结构，从长时间到短时间。一定要再走回来，重新回到宏观的层面，就是我们说的反向医学研究，只有回来的路走通了，形成一个圆圈，叫闭环式的研究，才可能得到正确的结果。历史上，自然科学，特别是医学，很多巨大成就都是反向研究而获得的。

医学研究要改变现有临床思维，要完善循证医学的不足之处，根本的方法就是反向思维。反向思维涉及多个方面，其中包括真实状态研究。真实状态研究可能也有自身的问题，如果循证医学再加上真实状态研究，特别是在循证医学上加上反向研究，我们得到正确结果的可能性会大得多。

当然，上述四个坚持是重塑医学文化的必要条件，只满足于这四个方面是远远不够的。希望能有更多人加入进来，共同为重塑医学文化奠定更为坚实的基础。

记者： 重塑医学文化，应当如何选择切入点？

樊代明： 有人说，要解决当今诸多全球性问题，应回到 2500 年前的古代中国，学习孔子的智慧。孔子生活在春秋战国时期，那时有"诸子百家"，以孔子为代表的一大批杰出的思想家，前看 2500 年，后想 2500 年，为中华文明乃至世界文明树立了今人难以企及的思想丰碑。

那么，中华民族 5000 年的文化精髓在哪里？我以为，是以人为本的整体观、天人合一的整合观。整体整合医学的根源、思想脉络就是从这里来的。而在医学文化重塑上，中医整体论和西医还原论有机整合，应是不二法门。

在中国传统文化中，世界万物分阴阳五行，阴阳互根，五行相生相克。在此基础上，中医提出"精气神"，精是物质，用现代医学手段可以查出，如血红蛋白、血脂等，气和神仪器查不出来，但中医大夫望闻问切可感知其状态水平。这就是结构与功能共同的表现，是古代中医对医学的认识。即使在科技如此发达的今天，中医依然表现出了强大的生命力和良好的疗效，甚至在某些方面远远超出了现代医学的认知水平和疗效，值得现代医学虚心学习、借鉴。

在中医发展历史中，道家、佛家、儒家贡献良多，现代医学文化的重建，能从中获得重要的启迪。如，佛家讲修心，强调一个"净"字，要求心无杂念。要做到这一点并不容易。心中总是有很多杂念，能健康吗？如果天天想如何算计别人，能健康吗？又如，道家讲养生，强调一个"静"字。心态总是比较狂躁，能静下来养心养生吗？所以要做到处变不惊，才能保证健康。再如，儒家讲治国、经世济民，强调一个"敬"字，要做到敬畏自然，敬畏社会，敬畏礼法。

科学本身没有好坏，用好了可以造福人类，如核电技术；用得不好同样可用之杀人如核武器。用得好与不好，需要文化来引领。对于医学而言，亦是如此。博大精深的中国传统文化，其整体论、整合观与西医的还原论加以整合，将形成新的医学文化，只有形成整合型的健康服务体系，其中包括整合型的医学教育体系、医学研究体系、医疗服务体系、医学预防体系和医学管理体系等，才能引领医学发展的新方向，才能在实施健康中国战略、呵护人类健康的事业中走得更快、走得更远，关键是走得更好。

（注：文中记者为《经济参考报》记者王小波、王奇）

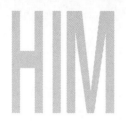

聚焦人体"自然力" 回归医学本源

——五访樊代明院士

◎樊代明 《经济参考报》记者

2020年以来，新冠肺炎疫情成为全球最大的突发公共卫生事件。我国医务工作者白衣为甲、逆行出征，奋战在抗疫一线，挽救了一个又一个生命，诠释了医者仁心和大爱无疆。中国工程院樊代明院士一直在密切关注抗疫进展，并对此进行了深入思考。近日，《经济参考报》记者专访了樊代明院士。

"在疫情防控常态化背景下，我们应不断总结、继承和创新抗疫的成功经验和做法，进一步聚焦研究人体自然力、认识自然力、检测自然力、呵护自然力、增强自然力，不断推进整体整合医学的发展，以更主动更有效的策略应对新发、突发传染病，特别是慢性非传染性疾病的威胁，真正保障人民健康福祉。"，樊代明说。

记者：您如何看待我国疫情防控的成绩？如何看待疫情防控常态化前景？

樊代明：新冠肺炎是新中国成立以来，面临的传播速度最快、感染范围最广、防控难度最大的传染性疾病。面对前所未知的新型传染病，我们党团结带领全国各族人民，进行了一场惊心动魄的抗疫大战，有效遏制了疫情大面积蔓延和病毒传播，最大可能地保护了人民生命安全和身体健康，取得了抗击新冠肺炎疫情斗争的重大战略成果。得益于此，中国仍保持了一定的发展速度，成为2020年唯一正增长的主要经济体，也是全球抗疫中综合表现最为突出的国家。

当前，疫情仍在全球蔓延，国内零星散发病例和局部暴发疫情的风险仍然存在，夺取抗疫斗争的最终胜利还需要付出艰苦努力，不能掉以轻心。可喜的是，我国已经成功研制出了新冠肺炎疫苗，并开始为全民免费提供；疫情暴发以来，我们坚持中西医并重、中西药并用，中西医整合抗疫的相关经验和做法也日益成熟完善；我国的制度优势、多年改革开放积累下的雄厚产业基础等，都极大增强了我国在疫情防控常态化背景下取得最终胜利的信心。

记者：此次疫情暴露出的最大短板是什么？如何突破？

樊代明：我们要清醒地认识到，人类社会健康医疗的发展水平，尤其是全球公共卫生治理体系建设，没有跟上经济社会的高速发展，这是新冠肺炎疫情暴露出来的最大"短板"。设想一下，今天的新冠肺炎疫情，如果发生在两三个世纪前，可能不会造成这么大规模的传播。比如，从美国的东海岸到西海岸，在300年前走路过去，可能要4年；200年前坐马车要4个月；100年前坐火车要4天；现在坐飞机只要短短4小时。当今全球一体化发展迅猛，在给世界人民带来了丰硕的全球化红利的同时，也给疾病的传播提供了极大的便利，给全球公共卫生治理体系带来了极大压力。

近一年来，我一直在思考一个问题：全球疫情肆虐，疫苗刚刚投入使用，不同国家生产的疫苗其疗效和副作用还有待密切关注。大部分国家和地区仍无有效药，确诊人数快速增长即将破亿、死亡人数已突破200万，但为何目前致死率基本稳定在2%多一点且有下降迹象？一方面说明，这个数字并不可怕。以肿瘤为例，每天有近8000个中国人死于各类肿瘤疾病及其并发症。两相对比，我们要摆正心态，既不必产生恐慌情绪，又要正视其传播严重性，做好防控工作。另一方面也提醒我们，除了药物、医疗器械等外部干预因素外，人体内部是不是有强大的"自然力"在发挥作用，保证绝大部分人能扛过新冠病毒的侵害？我们的各种医学手段，除了考虑在"杀"病毒和"躲"病毒之外，是不是更要重视如何激发人体的"自然力"？这应该成为补短板、强弱项的重要突破口。

记者：您说的"自然力"，是否就是人对细菌病毒等的抵抗力、免疫力？

樊代明：应当说，抵抗力和免疫力只是人体"自然力"其中的一部分。"自然力"是人体保证生命健康的、相互联系依存的所有力量和因素的总和，是人与生俱来的，随着人生命的消长而消长。人离开这个世界，意味着"自然力"全部消失了，反之亦然。

在我看来，包括人在内的生命形态的"自然力"，可分为七种：自主生成力、自相耦合力、自由代谢力、自发修复力、自控平衡力、自我保护力、精神统控力。

第一种叫自主生成力。每个人最初的生命都是爸爸妈妈共同努力给我们的一个受精卵细胞，这个细胞不断分裂，一分二、二分四，经过约41代分裂形成了50万亿左右的细胞，由这些细胞最后长成了一个人体，众多个体经过很多年形成了人类。动物也是一样。每一棵大树最初都是一粒小小的种子，种子发芽不断向上生长，甚至能顶开压在上面的大石头，最后长成参天大树，众多的参天大树形成了森林。这个自主生成力的力量得有多大啊！

自主生成力还有一个特点，就是有自组织的功能，能把不同的细胞组织成不同的器官、系统等，最后形成具有各种功能的完整人体，而不是简单地把细胞堆积在一起。

有的动物自主生成力非常强大，远超人类，比如海参的再生能力，把海参切成两段，这两段都能各自生长成一个完整的海参，蚂蟥、蚯蚓也有这个能力。把钉子刺进海参的身体，它能慢慢把这个钉子排出体外，这个排异能力多么强大。还有，海参如果吃了不好的东西进肚子，它会把整个肠胃都吐出来，然后再生成一副完整的肠胃。如果人有这样的能力，还怕细菌病毒吗？海参身体那么柔软，但它能在深海抗压，如果人能这样抗压，还怕高血压，还会卒中吗？

我们不要认为，地球上的所有生命中，人类最厉害。在自主生成力这方面，我们比海参差远了。因此，这个自主生成力值得我们在治疗疾病和养生保健中好好利用。其实，干细胞和生长因子技术就是利用这个力量的一部分。

记者：的确如此。那其他几种力呢？

樊代明：第二种叫自相耦合力。人的身体，细胞与细胞之间、器官与器官之间、系统与系统之间是相互协调的、相互耦合的。比如说马拉松运动员比赛时，要想拿冠军，就要跑得很快，心跳、呼吸等都得同步加快、自相耦合。如果心脏还是保持平时的跳动节奏与力量，甚至不跳了，就成了马拉松猝死了。又比如，谁的报告做得好，我们要给他掌声，我们都知道单掌不响，那双掌就响吗？严重的帕金森患者就鼓不响，因为他双掌鼓不到一起，自相耦合力不行。

再如这次新冠肺炎。不幸染上新冠病毒而去世的人，整个身体都感染了病毒都受影响，但为何是肺部产生的肺炎成为主要的死亡因素？是不是只有肺这个器官或呼吸系统出了问题，其他器官、系统耦合有没有问题呢？是不是人体的自相耦合力都出了问题？光请呼吸科专家，光治肺行吗？这个防治思路，值得我们去思考。

第三种叫自由代谢力。人活着，就会不断新陈代谢。比如，水喝多了，可通过汗液、尿液排出来，不然人就成了"水人"。还有，你去年见到的我，和今年见到的我，其实不是同一个人。为什么？我每天都在吃饭吸收能量，每时每刻都在呼吸交换氧气，身上的细胞在不断死去，也在不断新生。严格来讲，过了一段时间，我就是一个完完全全的新人。包括骨头、骨细胞，都和原来的完全不一样。骨头的存在是破骨细胞和成骨细胞两种细胞平衡的结果。所以，"一把老骨头"这句话是不完全对的。我们天天都在"翻新"，总是以一个全新的身体或生态应对自然环境的挑战，并满足自体的需要，不然就活不成。

第四种叫自发修复力。人体和其他物体不一样，哪个部位、器官坏了，在一定限度内，能自发生长修复起来，功能也会有所恢复；树也一样，但其他物体不行。坏的地方修复平了，就自动不长了；继续长就会成瘢痕疙瘩，再长而不能控制就长成肿瘤了。肿瘤可能是人体局部抗衰老的一种机制表现。

记者： 肿瘤是抗衰老的表现，这个如何理解？

樊代明： 比如皮肤表面有伤口，伤口长到正常皮肤的程度后不长了，那就是伤口长平了；如果继续长就是增生，形成瘢痕；再过度增生就长成肿瘤。肿瘤是人体自发修复功能不能适度遏制的结果，这在身体表面和身体内部的道理都是一样的。至于为何说肿瘤可能是抗衰老的表现，大家想过没有，人年纪越大越易长肿瘤、肿瘤长得越多，而小孩子就很少长肿瘤。研究表明，百岁男性老人基本上每人都有前列腺癌。好比老树，树干上的伤口慢慢会长成"树瘤"，越是老树或古树，树干上的树瘤越多、越大。

因此，肿瘤很可能是人体局部抗衰老的结果。如果人身上长了肿瘤，不要害怕，某种程度上说明人体"需要"这个东西。这也就是为什么有的肿瘤患者做了切除手术后，生存时间反而不长，而有的患者不做手术反而生存期较长。现代医学也越来越强调带瘤生存，不轻易手术、放化疗。这里我说的不是不手术、不治疗，该治疗的，比如早期在"敌弱我强"时那就要做，但到了晚期在"敌强我弱"时硬做手术，硬做化疗或放疗，可能会得不偿失，死亡得更快，因为这损伤了患者的自然力。

记者： 这个观念的确很颠覆，但细想又不无道理。关于生命本身，无论是医学还是科学，了解的还是太少了。

樊代明： 是这样的。再看第五种力量，叫自控平衡力。生命的存在、人的健康是以总体、大致的平衡为必要前提的。这种平衡，既包括物质的平衡、结构的平衡，也包括功能的平衡等。一方面，失衡就容易生病，失衡越多、程度越高，病情越重，失衡超过一定限度可能致命；另一方面，健康是高水平的平衡状态，但人生病治疗后慢慢恢复了，人体会从失衡态又慢慢走向低水平的平衡态。因此，真正的健康，是保持高水平的平衡态；治疗，就是尽可能恢复人体的平衡态，最好是恢复到高水平的平衡态。

那问题来了，什么是高水平的平衡态？什么是低水平的平衡态？举个例子，高血压、糖尿病的治疗。人体内部有升血压、血糖的物质，也有降血压、血糖的物质。人在健康状态下，如果由于一定原因血压、血糖暂时升高，人体会自动分泌降压、降糖的物质，最后血压、血糖自动恢复正常，反之亦然。高血压、糖尿病患者，就是难以自动分泌相关物质，自我平衡调节的功能减弱甚至缺乏。治疗有两种思路，一是通过相关方法手段，恢复人体自我分泌相关物质、自动平衡的功能，这种恢复的状态就是高水平的平衡态；二是人为服用各种药物，人为降压、降糖。后一种方法，属于外部介入干预，并未有效恢复人的"自控平衡力"，长此以往人体会最终丧失这种"自然力"，造成终身服药。只是人为恢复了血压血糖指标的"平衡"，长期看会对身体造成更大伤害、其他方面的伤害，这种平衡态就是低水平的平衡态。

记者：因此，高明的医学、高超的医生，治疗患者时应以恢复"自控平衡力"为优先选项。

樊代明：健康不是简单的指标平衡，而是人体具有内在的、能自我实现平衡的能力，即自控平衡力。从这个方面看，不少人对健康的理解是有不小误区的。

第六种叫自我保护力，自我保护力是与自控平衡力有很大关系，同时人们对它又有不小误解的另一种"自然力"。

有一种观念认为，人生病，是因为细菌、病毒等这些人体外部不好的东西进入了人体，所以，"保护"意味着"消灭"。这种看法对吗？

其实，人生病时表现出的症状，都是在保护自己。比如说咳嗽，不咳的话一大堆痰在肺里，受得了吗？呕吐、腹泻等也都是人体自我保护的反应。医生应该在此基础上帮助你咳嗽、呕吐、腹泻等，才能把不好的东西排出体外，帮助身体更好、更快恢复健康。如果一味消灭细菌、抗病毒，止咳、止吐、止泻等，可能不仅于事无补，还会起到相反效果。抗生素发明至今这么多年，细菌越来越耐药；抗病毒到现在，病毒不断变异，顽强生长……人与细菌、病毒对抗，无非三种结果：一是细菌、病毒死，人在；二是细菌、病毒在，人死；三是人在，细菌、病毒也在。前两个结果，都是暂时的，打来打去最后都是第三种情况，人在，细菌、病毒也在。而在不断对抗的过程中，细菌耐药性越来越强，甚至有人说"超级细菌"的出现都不是天方夜谭；病毒不断变异，疫苗研发速度远远落后。如果医学只沿着这条路走到底，最后的结果，会不会是人类的阵地越来越小？

为什么会出现这种情况？要知道，和细菌、病毒在地球上存在的数亿年甚至十几亿年相比，人类存在至今只有区区 300 万年。可以说，人类老祖宗来到地球，是细菌病毒给发了"准生证"的。相当于当时人类和细菌、病毒签了个"合同"——人类你出生可以，但我细菌、病毒要在你身上共生。科学研究表明，每个人身上的细菌、病毒，加起来都有 2 ~ 3 斤（1 斤 = 500 克）重。肠道、呼吸道、泌尿生殖道，有道就有细菌；口腔、鼻腔，有腔就有细菌；小小肚脐里就装有 1000 种细菌，皮肤表面就更多了。我们要学会与生物共生，与微生物共生，因为共生才能共赢，没有它们我们活不了，也活不好。某种程度上，人类的"自然力"是在与细菌、病毒共生的状态下才能产生的。现在你人类觉得自己厉害了，要消灭我们，可能吗？所以，自我保护力，不是人类消灭细菌、病毒，而是一种平衡状态下的共生能力。人体的基因中，有约 8% 是病毒给我们的，不是老祖宗传给我们的。好多疾病现在药物治不了，怎么办？把正常人肠道的细菌移植给患者就治好了。

对于肿瘤的治疗，也是如此。对肿瘤的手术、放化疗等，都是以杀死癌细胞、消灭肿瘤为目的。但结果往往是，接受手术、放化疗的患者存活期反倒短；而保守疗法、带瘤生存的患者活得更长。要知道，服药很可能给肿瘤患者带来生物性损伤，手术带来机械性损伤，放疗是物理性损伤，化疗是化学性损伤等，通常都会影响患者的自然力。所以医生施行治疗时，一定要权衡利弊。

记者： 那是不是意味着，所有这些损伤要是没有的话，癌症患者带瘤生存的机会，其实还是比较高的？

樊代明： 的确如此。我们千万不要过于依赖药物、手术、医疗器械等外部干预手段，千万不要小看、忽视人体自我保护力的作用。人体的自我保护力其实是十分强大的。

最后一种自然力是精神统控力。这个精神统控力是统控前面所有"自然力"的力量。人跟其他动物相比，眼不如鹰，鼻不如狗，耳不如蝙蝠，双腿不如猿猴，但我们却能搞定所有动物都搞不定的事。为什么？因为人类有一个聪明的大脑，大脑不仅可以创造，大脑产生的精神力量更是无穷无尽、动物所不可比拟的。

为什么人人身上都有癌细胞，但有人长成癌，有的不长成癌？为什么癌症患者有人活得长、有人活得短？有的患者感染了用抗生素效果不佳，而有的不用抗生素都可以康复？其中一个重要原因是，有些患者的精神统控力较为强大，能有效增强"自然力"。当然，这个力量受到损害，就可能得抑郁症，甚至精神病。

最后，再回到抗击新冠肺炎疫情，到目前，我们没有特效药，无论是中医还是西医，其实都是以保住生命，都是以呵护、增强人的"自然力"为主要手段。比如西医针对新冠肺炎患者的筛查和诊治，属于支持性疗法，可总结为"一个化验查核酸，一张胸片看肺炎，一瓶氧气不断灌，一台机器（呼吸机）就用全"。其实这些治疗并没有直接针对病毒。患者确诊后，尽快通过支持性疗法增强"自然力"。对于中医而言，通过"三方三药"和针灸、艾灸、导引等非药物疗法，都是尽快培育、提升患者体内的"正气"，也就是"自然力"，从而达到有效治愈康复的目的。

记者： 我们知道，您一直致力于整体整合医学在中国的建设发展。您现在提出的"自然力"概念，和整合医学有什么关系？

樊代明： "自然力"概念的提出与发展，正是整体整合医学不断丰富完善的重要内容。未来医学的发展仍然需要研究病因、病机，依然是医学研究与医疗实践的重要参考和对照，但未来医学发展的主要方向和目标，应当是研究自然力、认识自然力、检测自然力、呵护自然力、增强自然力。其实，不论是中医还是西医，从其一开始产生，就是以人的"自然力"为根本出发点和归宿。我们现在要做的，就是要在更高层次和维度上，让医学回归本源。不论对单一病因的突发传染病，还是对多病因、复杂性的慢性病而言，都是如此。

我们对医学必须树立正确认知，人类与疾病做斗争，应主要依靠人体的"自然力"，同时辅以医学手段进行适当干预。主体是人，客体是医学，不能主客倒置，重视了医学，把自己给忘了。

记者： 怎么理解整合型健康服务体系？

樊代明：随着新冠肺炎的全球暴发，进一步凸显出无论对传染病还是对慢性病治疗，现代主流医学体系的四个"力不从心"，即四个"单"：一是单个国家和地区的单打独斗将力不从心；二是单个专业和专家的单打独斗将力不从心；三是单个技术和单个药品的单打独斗将力不从心；四是单靠医学或者医生的单打独斗也将力不从心。因此，我们只有构建整合型的健康服务体系，才能有效解决上述问题。

整合型的健康服务体系包括：医学研究体系、医学教育体系、医疗服务体系、医学预防体系和医学管理体系等五方面内容。要建立整合型的健康服务体系，必须有正确的学术思想来指导，所以中国提出的整体整合医学理念就显得十分重要。

坚持中西医结合治疗新冠肺炎所取得的成绩有目共睹，相关经验也被全球借鉴。当然，整合医学不能简单理解为中医与西医的整合，这只是其中一个内容。中、西医原本分属两个研究体系，它们的整合，就不仅仅是中医和西医自身内部的整合，还要包括中西医之间的整合、基础与临床的整合、医学与预防的整合、医学与社会管理的整合等。要以整合医学的理念来面对传染病和其他慢性病的威胁，才能实现"以治病为中心"到"以人民健康为中心"的转变，才能更有效推进"健康中国"建设，真正保证人类的健康福祉。

（注：文中记者为《经济参考报》记者王小波、王奇）

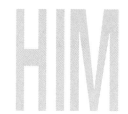

从"大专家.COM"到"医生云"

——在第一届"医生云"大会上的主旨演讲

◎樊代明

　　这次大会叫作"医生云"（Doctor's Clouds），这个词语可能比较新鲜，但它是一个非常重要的事情。大家走进会场可能觉得带国字头的支持单位和主办单位很少，参会的高级别领导也不多。因为"医生云"或者"大专家.COM"是新生事物，像整合医学一样史无前例。其实没有权威，谁是权威？走在最前头的就是最权威。没有高级别领导，在座的很多年轻人不就是将来的高级别领导吗？

　　"大专家.COM"像是初生的婴儿，今天把曾在产床和未在产床周围的人都请来了。一会还要做讲话，尽管有些紧张，头衔也不是很高，但他们都是这个婴儿的实际贡献者。

　　"云"来源于什么？云是一种自然现象，来源于大地，来源于海水的蒸发，最后回报给大地的是一场又一场甘露。"医生云"呢？是把全国医生的力量聚汇到一起，大家个人无所谓师与生，出力就行，形成智库，回报给人间的是一次又一次大爱。有位记者问我为什么要搞这个事情，75位院士参加，中国医学的发展史上不曾有过如此高水平的学术团体在支持像"大专家.COM"这样一个平台的建设，究竟要做什么？我想用三个英文词来回答：第一个用Why，第二个用How，第三个用What。

　　Why，为什么要做这个事？我曾经调查过，到北京或到上海每天最早一班和最后一班高铁里，大致上有1/8是看病的。患者为什么要去北京、上海看病？现在农村医院门可罗雀，城市医院门庭若市。事实告诉我们，大城市大医院看病就是要比农村好，这不仅形成了意识，关键它是事实。

　　现在，农村医生是闲得要死，城市医生忙得要死，患者急得要死，领导愁得要死。造成这样的情况究竟是什么原因？就是医疗资源分配不均衡。大量的患者在农村，大量的好医生在城市。病是和命有关的，于是就要到城市来。怎么解决这个难题？不管现在搞的医联体或其他什么，能否解决这个问题，能否持久？还要群众说了算，要事实说了算。

改变这样的状态要怎么做呢？国家政府不可谓没下大功夫，习总书记直接讲，"没有全民健康就没有全面小康"。我的理解是，全面小康重要，但如果全民没有健康，康也不康。怎么落实习总书记指示？时下大会一次一次地开，文件一次一次地发，现场会一次一次地办，可总是达不到理想目标。怎么办？其中有一个最主要的问题，就是基层医生的水平不够，治不好病甚至是常见病，甚至于把小病治成大病。这能怪基层医生吗？怪不着。因为他们毕业后，很少能接受到继续教育，特别是高水平的教育，要听到院士的报告有多难。他们几十年如一日用老办法治病，但新的疾病不断产生，甚至老疾病也发生了变化。要改变这种状况，不可能叫他们进城回校重学一遍，学完了以后又要变，怎么办？就是要不失时机地把最新的最权威的知识传达下去。过去是做不到的，师傅带徒弟，一个一个带要带到何日才成呢？互联网的兴起，使得我们可以直接让大医院或大医生从一个课堂下到若干课堂，从一个病房下到若干病房，与基层医生对话，给相互间的交流带来了机遇。

"大专家.COM"不失时机地抓住了这个机会，来做"医生云"这个工作，这是远见之明，是明智之举，所以75位院士不约而同地来强力支持。我们这个整合医学教育平台为什么叫"大专家.COM"？什么叫大专家？第一，人数多，75位院士，几千位全国的主任医师；第二，质量高，在全国没有任何一个教育机构能达到这样的情况，几乎像在开院士大会；第三，专业广，哪个专业都有，我们要呵护所有的人体器官；第四，影响大，影响大不是吹出来的，要靠一步一步地走，今天全国各地有这么多医院来参加，不意味着影响大吗？就在这个时候，全国大概有22万人在收看我们的会议。

"大专家.COM"到底要做什么事情？第一，医学科普。从各种媒体上我们看过很多医学科普内容，有很多是不正确的、陈旧的、片面的。第二，医学教育。医学教育的学习是无限的，过去上完医学院读完书就再也不学习了，但医学知识的半衰期只有5年，过了5年又来一遍，还用旧的知识给患者治病是不可以的。乡镇医院的医生毕业后如果坚持学习，尤其是跟着我们的平台学习，可能就会超过县医院没持续学习的医生。不仅是基层医生要向老专家或大专家学习，大专家也应该作为小人物向其他学科的大专家学习。第三，医疗咨询。全国的医生在临床中遇到了实际问题、遇到了疑难重症患者怎么办？可以推到"大专家.COM"平台上来，病例资料上传后，有三级专家来帮你，为你提供咨询，在5个小时内解决问题。当然平台只是给医生提供一些建议和参考，因为患者是跟基层医生面对面的，我们平台的专家不做线上诊疗，具体诊疗还是靠基层医生。

医学科普、医学教育和医疗咨询三个方面，就是回答第二词"How"。

最后一个讲"What"，"大专家.COM"究竟要做什么？做一个事业要成功，一定要有自己的思想理论，或者是要扛一个大旗。做事业也罢，当医生也罢，一定要有个理论作为武装。什么是我们的理论呢？现代医学发展至今，世界医学发展至今，给人类创造了很多很多的奇迹，功不可没。向前看不可磨灭，往后想无与伦比。但现代医学一味地向技术发展，一味向微观渗透，造成了什么问题？两个"O"一个"F"：一个"O"叫 Over specialization，专业过度分化；另一个"O"是 Over division，专科过度细划；"F"是 Fragmented knowledge，医学知识碎片化。O_2F_1 造成的弊病大致有三方面，问题出在哪里？几乎向两个方向发展，一是现代医学成了等待医学。就是医生坐在诊室等你得病后我再治。生病是什么？医学人为地设定一条线，而且全世界都认可，越过这条线就是病了，就该我治；没过来，我就不治。如果这条线往左边移，发病率不断增高；往右边移，死亡率不断增高。再好的医生，哪怕院士，我往右边移，你肯定没有成绩；如往左边移，怎么都会搞到几个早期的，治疗效果肯定好。这种等待的做法，对吗？

二是现代医学成了对抗医疗。现代医学使用的这套理论和方法源于第一次卫生革命。一个病因一个病，一个疫苗就搞定。现在，我们遇到的是慢性病。它是多因素、多阶段造成的。摁住了葫芦起了瓢，它是一种状态的改变。我们抗肿瘤，用手术刀、药片、X线、γ射线，结果肿瘤没杀死，人却死了。对于慢性病一定要调节。整合医学（HIM）是"大专家.COM"的核心理念。我们希望把"大专家.COM"改成"HIM.COM"，结果被别人注册了。整合医学提出来不到10年，引起广泛反响。美国提出了"All of us research program"，就是全民整体健康研究计划，其实就是整合医学概念。WHO专门成立了整合医学处，去年在美国的华盛顿召开了全球性新医学体系会议，我受邀做第一个报告。2018年11月27日在中国澳门，WHO又召开了60多个国家的整合医学大会，我也应邀做报告。特别是在中国，中国工程院已经成立了中国工程院的整合医学研究院，一共80多位院士参加，在座所有院士都在其中。我们的整合医学大会，2018年4月29号召开的是第四届，它的规模、质量和影响可以说是中国医学史之最。一个大会去了81位院士、175位大学校长或副校长、3000位院长，2万人参会，当天媒体的点击超过1000万人次。作为她的姊妹会议，中国抗癌协会在沈阳召开了中国肿瘤学大会，这个大会是32 000人参加。我们的主题是"肿瘤防治，赢在整合"。《整合医学——理论与实践》丛书已出版4卷。所以"大专家.COM"的核心理念及重要任务是整合医学。这么多院士来干吗？就是整合资源，更主要是整合知识，为推进中国的医学事业服务。

整合医学的实践究竟怎么做？首先是反向的医学研究，即"Reverse medical study"。什么叫反向呢？我们的医学研究多数都是正向的，比如说肿瘤，肿瘤从机制开始，研究肿瘤患者，最后得到指南。一个肿瘤有多少机制，多少分子，研究到最后只有30%的结果有效，甚至还不到30%，而且可能再过一段时间就没效了。在美国，75%的抗癌药对患者是没有用的。能不能反过来，从经验反过来到机制呢？有时没有机制同样有效，就像板蓝根治疗感冒就没有找到活性成分，主要看你定在什么层面而已，这就是从机制因果性到经验因果性。屠呦呦是不是反向研究，通过青蒿得到青蒿素呢？三氧化二砷治疗白血病是不是最后才得到凋亡的机制？肠道微生态是不是先用肠道菌群治疗各种疾病呢？医学经验包括了科学，却不一定完全是科学，有时是心中了了、纸上难明。所以，一定要从机制才到治疗，就会像爱因斯坦说的，科学做到了纯洁性、明晰性和确定性，就丢掉了整体性。

当然，这个反向不仅限于前与后的反向，还有左与右、上与下、顺时针和逆时针……搞结构的想到功能，搞体外的想到体内，都是反向。也包括现在药品的研究，很多大药企生产的药品只能解决部分问题，一段时间以后就解决不了问题了，这就是研究方法出了问题。人为规定几个症状，然后用它来治选择的人群，最后得到结果是排除了很多人，于是那些人都成了意外。随着意外增多，就没有效果了，这就是药品研究。过去认为前瞻性研究更科学，但回顾性研究更医学。前瞻性研究是人为规定的两个因素，得出的是 Yes or No，而回顾性研究是从所有事件中间得出的经验。前者是结果，后者是效果；前者是人为的，而后者是为人的；前者叫试验，后者叫经验。

现在研究都是从一个机制开始研究一个药品，我们要反过来，叫"Reverse study"，强调的是真实状态，一定要 Reality，什么叫 Reality？举个例子：藿香正气液，胃肠道不舒服都用它治，国外也这么治。用了这么多年，对人体应该是没有毒的。没有毒应该怎样研究？中国第一个100万例的研究发现，它治疗痱子很有效果，痱子不是病吗？对于小孩来说绝对是病，在小孩的洗澡水里加2支藿香正气液，一洗宝宝就说爽歪歪。对胃肠道有效，对皮肤为什么没效呢？第二对头屑，一洗很多都好了。现在发现对牛皮癣的止痒或神经性皮炎的止痒，也是有作用的。

一个药品进入身体不止一个作用。我们把喜欢的作用叫正作用，不喜欢的叫副作用，副作用也是作用，可以用来治病，"伟哥"不就是这样的吗？

其次是医学的再教育，即"Re-education of medicine"。我们这个再教育是提升的再教育、转变观念的再教育、整合医学素质的再教育。接受这类教育你可能成为真正的医生，否则就是医匠。我是一名消化科医生，如果一个儿科或麻醉科的医生，要成为消化科专家，也许3年够了，但是消化科的专家成为麻醉科或儿科的医生，可能13年也不够。这就是医生和医匠的关系。

现在医学界很多情况下，接受了科学的规律，但丢掉了临床的经验。我还是这么认为，经验是最可靠的、最重要的。老院士为什么这么值得尊重呢？知识面非常全。我为什么自愧不如？因为太专。我专的，可能别人都干不了那么专，但是干得了不一定是干得好。

医学发展大致经过了六个"R"：第一个"Resection"切除，第二个

"Repairment"修复，第三个"Replacement"移植，第四个"Regeneration"再生，第五个"Rehabilitation"康复，最后一个"Rejuvenation"叫返老还童。前三个"R"是技术，会的只是医匠，后三个"R"会的是大师。

现在的临床医学，一个最大的倾向就是指南。我不反对指南，但我还是要声明，指南只能覆盖80%，还有20%包括不了。生命是多元的，你用单元的思维去分析，对吗？医学是非线性的，你用线性的分析，对吗？指南只能作为参考，不能作为准绳。有一天如果医学以指南作为准绳，那将是灾难。所有的事情都有一个标准，结果呢？到临床去看，不是所有的患者都符合标准。不标准我用标准给你治，死了是你自己的问题，因为我是用标准治的，打官司，肯定我对，你的死是合理合法的。我们的好多指南已经到了第8版甚至更高版，每一次指南的改版，都是以牺牲若干患者的生命为代价的！

刚才我讲的"Why"，大家都知道了为什么做这个事。第二个"How"，怎么做，大家也知道了。都知道了，那接下来要做What？就是要扛起整合医学大旗，从研究、教育、实践层面全面改变和提升。

有人说未来几年医学要垮台，医生要回家，说患者对着计算机就可以自己看病，能行吗？肯定不行。不过这个人最近改口了，这个事儿他干不成。他现在说，未来10～20年，能超过他的，唯一的就是健康事业。

健康事业做起来很难，做好更不容易，怎么办？"医生云"不失为一种可以考虑的办法。

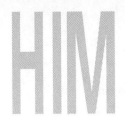

从"医生云"到"MedBrain"

——在第二届"医生云"大会上的主旨演讲

◎ 樊代明

习总书记说,"没有全民健康,就没有全面小康","要把人民健康放在优先发展的战略地位"。总书记为什么这么重视健康?因为我们在新时代遇到了健康方面的新问题:疾病谱发生了变化,从以传染病为主,到以慢性病为主。相比于传染病,慢性病更加复杂,它是多因素、多阶段发生的,防治更为困难。

随着老龄化的到来及其他因素,我们的患者从10年前每年的40亿人次,到现在的每年80多亿人次,患者越来越多,医生越来越累,效果越来越好吗?No!在美国,医源性死亡成了医院内死亡的第三死因。如果医源性死亡将来成了第一、第二死因,那医学的初衷在哪里?医学发展的目的又在哪里?这就是疾病发生的根本变化所带来的挑战。

现在的治疗方法很多,但一般是单打独斗,患者付了钱,很多疾病没治好,反倒治重了、治死了,导致医患矛盾日益严重。医改虽然一直在进行,但局部的医改、单因素的医改、短时效的医改,效果未必好。所以党中央和国务院给中国工程院了一项重要任务,我们组织了80多位院士、1000位专家,到20多个省市调研,组织会议200多场,最后拿出了一个建议;国务院领导高度重视,要求一定要拿出具体方案。我们提出了要构建整合型的医学服务体系,包括整合型的医学教育体系、医学科研体系、医疗服务体系、医学预防体系和医学管理体系,这样才能迎接现在和未来的挑战。在大家的努力下,中国学者提出了整体整合医学概念,很快得到了全国和国际上的响应,成为医学发展的又一个风向标,WHO旗下很快成立了世界整合医学会。

2018年,全世界新创办了10本以上的整合医学杂志,中国工程院成立了中国工程院整合医学研究院，160 名院士联合申请成立整合医学学会，18 个大学成立了整合医学研究院和整合药学研究院。中国整合医学大会每年召开一次，现在已经召开了五届，它规模、质量和影响堪称中国医学史之最。但整合医学怎么实践，需要什么样的平台，这些问题非常重要。

2014 年，我们提出要成立一个整合医学的实践平台，就是"大专家. COM"。为什么叫大专家？不是少数专业、少数专家的单打独斗，是由 75 位院士一起带动若干大专家形成的一个平台。所谓的"大专家"有四个"大"：一是数量足够大，现在有 120 万医生入驻平台；二是水平足够高，75 位院士；三是专业足够广，覆盖所有的专业；四是影响足够大。"大专家. COM"运行几年来，已经取得了很重要的成绩。

"医生云"（Doctor's clouds）就是要把全中国医生的智慧汇集起来，通过计算机、大数据和人工智能，形成一个整体的新的知识体系，也称"智库"或"MedBrain"，将其应用到百姓的防病治病、健康促进中去。中国的每一个医生就相当于一滴水，我们把它集合起来形成云，哪个地方需要就把它洒向哪里，成为甘露。

"医生云"中 100 多万医生的集体智慧，经过计算机人工智能处理，形成"MedBrain"。"MedBrain"就是"整合云"，整合医学就是要把现在先进的基础理论和最有效的临床经验，加以有机整合，根据自然、社会、心理来进行修正和调整，最终形成新的有益于治病、防病和健康的新医学知识体系，这个医学知识体系就是"MedBrain"。

"MedBrain"要做的几件事，即"3R"——Re 教育、Re 研究和 Re 实践。Re 教育就是整合医学知识的再教育，不是单个的教育。为此，"大专家. COM"在全国成立了近 200 个 Re 医学教育基地，从上海向全中国发散。Re 研究是反向医学研究，现在有几千种药，它们相互之间可否协调并举？通过反向医学研究发现，同一种药对同一种患者，只有 70% 左右有效，我们应该研究那 30% 为什么没有效，而没有效引起的副作用对其他的疾病又是效果。通过这样的上市后再研究，可以从现有的药品发现它的副作用、新的适应证。Re 实践，就是要对原来临床医学的不确定性、医学的不确定性和自然界的不确定性，开展真正的能够接地气的医学实践，可以让全中国的医生在院士和大专家的指导下进行医学实践。

什么叫"MedBrain"？什么叫"医生云"？简而言之就是通过计算机人工智能完成人类医学智慧软件化、健康数据知识化和医学大脑的智能化。希望大家行动起来，把这个事情做好，这才是响应习总书记号召，为国家解决问题，为民众解决问题，解决医学和健康时下遇到的前所未有的难题。

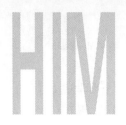

疫后整合医学的发展

——在第三届"医生云"大会上的主旨演讲

◎樊代明

　　感谢会议给我发言机会。这个发言很难，不仅线上听众已过百万，而且大家云集，在我前面的是"共和国勋章"获得者（钟南山），后面是"人民英雄"国家荣誉称号获得者（张伯礼）。前一个功勋，后一个英雄，我在中间怎么办？没关系，一可受前者启发，二可受后者指正，说错话不要紧。

　　这场突如其来的新冠肺炎疫情，可以说是惊心动魄。全国人民在党中央领导下，取得了伟大胜利，应该点赞。这期间有大量的论文、新闻、理论或者争论，还有许多难题尚待解决。比如抗疫要常态化，要持续多长时间？何时才能从被动防疫转为主动防疫？要回答这些问题，就要知己知彼。问题的实质是什么呢？即病毒有多狠，人类有多能。

　　这个病毒目前在全世界导致的死亡率是3%左右，可能会慢慢变低。按照李克强总理的报告，这场新冠肺炎疫情是传染最快、传播最广、防治最难，但是限于新中国成立以来。与200年来全人类所遇到的烈性传染病，如鼠疫、霍乱比较呢？那时欧洲一个国家可以在一周内死掉1/2甚至2/3人口。西班牙流感再加肺炎一下死掉1000多万人。现在遇到的这个病毒，死亡率并不高，但为什么能够震撼世界，让世界停摆呢？我个人觉得可能和社会经济科技高度发展，人类医学的管理和理论实践没有跟上有关。习总书记告诉我们要去找短板，这个短板可能是以前没做好的，也可能是将要做到的。大家想想，过去从一个省走到另外一个省，要多长时间？美国从东海岸到西海岸，18世纪走路要4年，19世纪用马车要4个月，20世纪坐火车是4天，现在坐飞机只需4小时。这么快的社会节奏，难道不会给医学、给社会管理带来挑战吗？我们还用过去的一套行吗？

　　过去我们叫司机为师傅，因为他通过查地图知道怎么去哪里，而且会修车。

现在他不会了，有 GPS 就有方向，我们也会了，不再叫他师傅了。但是大家想，如果 GPS 坏上一小时，那全世界的人都找不到回家的路。这就是社会分工细化带来的好处和弊病。

人类有多能？面对突如其来的新冠肺炎疫情，那几个月中，外科医生不能动刀，只能坐在家里跟家属一起看武汉的潮起潮落。内科医生除了呼吸科、传染科、ICU，还有中医的一部分，其他科治疗肺病有那么内行吗？

这是传染病，其实慢性病要比这个复杂得多，涉及的因素多得多，面对将来传染病和慢性病的威胁，我认为，单个国家和单个区域的单打独斗将力不从心，单个专业和单个专家的单打独斗将力不从心，单个技术和单个方法的单打独斗将力不从心，甚至单靠医学和医生的单打独斗也将力不从心。有时社会管理起了重要作用，切断传播途径就是封城，保护易感人群就戴口罩、宅在家，社会管理起了多么重要的作用。面对这样的情况，未来我们唯一的办法只有创建整合型的健康服务体系，才能任凭风浪起、稳坐钓鱼船。

整合型体系包括整合型医学研究体系、医学教育体系、医疗服务体系、医学防御体系、医学管理体系。只有这个新的整合型的健康服务体系建立以后，我们才能在实施健康中国伟大战略中，在呵护人类健康伟大事业中走得更稳、走得更快、走得更准，更重要的是走得更好。在这种情况下，整合医学理论和实践就显得尤为重要，整合医学在中国提出来不到十年，很快得到世界的认可，世界卫生组织（WHO）提出的口号是健康全覆盖，不提倡单因素单个专业的单打独斗，他们专门成立了整合医学处。中国工程院成立了中国整合医学发展战略研究院来研究整合医学。170 多位院士联名申请成立整合医学会，每年一度的整合医学大会，现在开了五届，它的规模、质量、影响堪称中国医学史之最。2019 年 4 月 29 日的中国整合医学大会来了 83 位院士、181 所大学的校长或副校长、3000 多位院长，共 2 万人参会。

最近中国抗癌协会在广州召开了 2020 中国肿瘤学大会，现场参会人数达26 000 人。我是大会主席，组织这个会，一方面我们要担一定风险，万一传染一个怎么办？另一方面我们等不起，每天我国有七八千名肿瘤患者死亡，有很多患者因为一床难求，没有做手术变成晚期，没有做化疗发生转移，没有做放疗出现复发，我们一定要一边抗疫一边抗癌啊。

我在"大专家.COM"做过 12 个报告。第 1 个叫《整合医学：医学发展的必然方向》；第 2 个叫《整合医学：医学发展的必由之路》；第 3 个叫《整合医学：医学发展的必定选择》。三个"必"构成了一个系列，叫《整合医学，走向医学发展的新时代》。紧接着是第 4 个报告《医学与科学》，为什么现在医学出现这样那样的问题呢？我们找短板，就是要正确对待医学与科学的关系。医学里面充满了科学，但有很多不属于科学却比科学更重要的东西。这次抗疫，社会管理起了很大作用，大家想想光是看病行吗？一方面要强调科学的作用，更要强调医学的特殊性。因为科学是求实，医学是证伪。有人说，樊代明说医学不是科学，我从来没有在任何地方说医学不是科学，我说医学不只是科学。当医生要比当科学家难得多，担得风险也大得多。第5个报告是《医学的系统论与整合观》。人类认识世界包括人体一定要系统论，改造世界包括治疗疾病一定要整合观。提出整合医学理论不是最终目标，要把它落到实处，我们提出整合医学实践的"3R"。第一个"R"也就是第6个报告，叫《医学文化的重塑》。首先是解决文化问题，文化是最高层面，但现在的医学文化出现了什么偏差呢？①科学技术对人体的研究已经走得很远了，但对生命本质的研究差得很远，所以有些"魂不附体"。②人类几千年的文化，包括古希腊文化、印度文化、中国文化，对人性诠释及生命的呵护已经很到位很体贴了，但现在我们只是在用只有200多年历史的单国单域的基督教医学伦理文化统治甚至取代全球人类文化，有些力不从心。③疾病谱发生根本变化，很多疾病是过去中西医没有见过的，我们却用简单的方法研究可变的人体，有些事与愿违。医学文化是引领医学正确发展的灵魂，医学文化不改，我们恐怕要走偏了。第二个"R"也就是第7个报告，叫《医学的反向研究》。现在的研究方法有局限性，医学是多元的，生命是非线性的，我们用单元、线性研究，求出平均数标准，治好回家符合医学的标准，没有治好是患者自己长得不标准。患者是异质的，我们用同质性思维；病情是变化的，我们用固化思维。大家想想会出现什么样的问题。反向研究是什么？比如说一直往前走，从器官、细胞到分子，你不能走着走着没了，你应该回来把自己丢掉的很多整体的东西捡回来，形成闭环研究才可能得到真理。一个药70%有效是好用，很多肿瘤药是19%有效，81%没有效而且有毒性。只70%有效，对那30%没有效的，没效也在吃药，天天在开；70%有效中，30%是不吃这个药也有效的，他们是对照组。30%不吃这个药有效，30%吃这个药没效，加起来成了60%，还有30%吃了一段时间产生耐药性也没效了。医学要研究倒过来看怎么样，"大专家.COM"正开展的上市后药品再研究，就是这个意思，对既定成果的再研究，这是法律赋予我们的责任。第三个"R"也就是第8个报告，叫《医学的正确实践》。我们过去临床治病不规范，想怎么治就怎么治，出了很多问题，现在我们又怎么了？我们有了共识，有了指南，但要防止另一个偏向。指南只是医生的最基本共识，只能覆盖一定的人群。有些指南已经变到第8版了，新冠肺炎疫情防控指南到了第9版。那就说明前面的各版有不准确或不完善的地方。

在抗击新冠肺炎疫情前几个月，我写了5万字的文章，分成4期发表。第9个报告叫《自然力与医学干预》。第10个是《健康主义的兴起与反思》，我们要健康没有错，但健康主义就有问题了，导致大量的过度诊断、过度医疗和大量的医源性疾病。是不是帮过了头？我们要反思。第11个报告是《临床思维的转变与循证医学的完善》。医学的思维跟普通的科学思维不一样，科学是线性思维和逻辑思维，或者平面思维。医学不是，是立体思维，随时间而变化。生命是八维十维，医生必须跟上。因为医学存在不确定性，我们用线性思维、逻辑思维、平面思维做出来的循证医学有8个方面的不足，要去克服，要去完善。第12个报告是《医学人文与人文医学》，重点讲人文医学，把人文当成药品或手术刀。医生治病语言也很重要。

第 13 个是《生命的物质世界》，第 14 个报告是《生命的文化世界》，还没有准备好，明年再讲。

我今天主要想强调的是第 9 个报告《自然力与医学干预》。医学发展才几千年，人类历史有 300 万年。没有医学人类是怎么过来的？靠自然力。动物没有医生，怎么过来的？靠自然力。这次武汉抗疫，中医取得了重要的成果，使部分患者从轻症不向重症转化，这就是提高人体的自然力抗病。有人说中医不科学，说中医是对照组，不吃药也有效，能把对照组找出来，不吃药也有效，这是靠自然力，这是最高水平。我们要纠正一些错误概念，我们其实常常是忽视了人的自然力。100 个人感染新冠病毒死亡了多少个？现在是 3% 多一点。但一定要减掉两个数，一个是自己死亡的，叫自死率，去年因肺癌和冠心病等死亡了多少人，感染新冠病毒死亡的人中应该减去去年同期死亡的那些人。第二减去治疗死亡的率，即治死率。医生不是万能的，开始没有经验总有因治疗死亡的，也要减去，病毒致死率应该减去患者的自死率和医生的治死率。不然就夸大了病毒的作用，也夸大了医生的作用，而忽略了患者的作用，这就是自然力。

我们不能忽略患者的自然力，它与生俱来，随生命不断成长。患者靠这个存活，医生治疗疾病是帮助他们的自然力，他要自己不好你怎么帮也很难好。自然力包括七大方面。第一是自主生成力，父母给我们一个受精卵，通过一分二、二分四，分到 41 代就成了 50 万亿细胞，由此组成了一个个体，还人人一样，动物也这样，这是自主生成力。第二是自相耦合力，器官与器官、细胞与细胞相互协调不冲突。第三是自发修复力，物体坏了一块长不起来，人可以长起来，长平了就不长了。肿瘤是长而不能控制，自然修复力出了问题。第四是自由代谢力，人不是生成这样就这样，而是在不断翻新。我们吃食物、吸氧气都是翻新，保持自己最好的状态迎接挑战。第五是自控平衡力，体内有升高血压就有降低血压的物质，有升高血糖就有降低血糖的物质，血压太高用药抗，血糖太高用药降，那是少数人。多数人有自我调节机制，否则糖尿病、高血压一吃药就要吃一辈子，这是好办法吗？第六是自我保护力，大家都说免疫力，这只是其中一个方面，其实，生病后所有症状都是自我保护力，吃坏了就吐出来或拉出去，不然就成问题。第七，也是最重要的是精神统控力，人跟其他动物不一样，我们眼不如鹰，鼻不如狗，耳不如蝙蝠，双腿不如猿猴，为什么会赢它们？我们有一个聪明的大脑，有精神统控力。这方面出错了，就可能抑郁跳楼了，就得精神病了。

当下，面对突如其来的新冠肺炎疫情，面对占死因 87% 以上的慢性病的威胁，世界变了，我们医学必须变，怎么变？单打独斗不成了，只有建立整合型的健康服务体系，我们才能在未来的常态化防疫、慢性病防控中"不管风吹浪打，胜似闲庭信步"，要闲庭信步，必须提高人体的自然力。

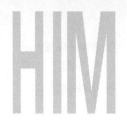

未来医学的发展与思维转变

——在中华中医药学会中医体质分会第十八次年会上的发言

◎ 樊代明

一、研究体质要回归生命的本质

从基因到表型，基因决定了生命的功能、人体的机能，包括发生的疾病，中间有很多很多故事。结合王琦教授的体质学说，我对"体质"的"质"的理解有三个层面：第一是物质的"质"，第二是质量的"质"，第三是本质的"质"，生命的本质。无论是西医还是中医，都应该研究生命的本质。中医的阴阳图，不仅仅只有平面上和下的转，还有左右的转，还有前后的转。这样的转动，在各方位相交的位置有若干个碰撞，在碰撞的过程中就会产生力量、发生变化，要么是两个物质传递的结果，要么是两个物质反应的结果，加在一起就会产生无穷无尽的自然力。自然力关系到人体的健康，一个人在不同的地方、不同的时间及身体不同的健康状态下，自然力是不一样的，所以一定要因地制宜、因时制宜、因人制宜。

二、整合医学是医学发展的新体系

新型冠状病毒是一个小小的病毒，几乎让全世界停摆，这提醒人类对健康、对医学的认识要有重大的转变。无论是新发的传染病，还是病因复杂的慢性病，单个国家地区的单打独斗将力不从心，单个专业或专家的单打独斗将力不从心，单个技术或方法的单打独斗也将力不从心，单靠医学和医生的单打独斗也会力不从心。只有建立整合型的医学 - 健康服务体系，包括整合型的医学科研体系、医疗服务体系、医学交流体系、医学防御体系，特别是医学管理体系，我们才能应对未来的挑战，任凭风浪起、稳坐钓鱼船。

整体整合医学（Holistic Integrative Medicine），简称整合医学，自中国学者提出至今不到10年时间，引起全世界强烈的反响。美国已经在精准医学之外提出了全民整体健康计划，不是说精准不行，精准只是整合的一个元素。要解决健康的问题，光靠某个专业、某些经验的单打独斗是不成的。

整合医学是医学发展的必然方向。人类发展大致经历了三个阶段：农业革命解决了人口的问题，工业革命解决了体能的问题，信息革命解决了智能的问题。解决了人口、体能和智能，就解决了人类的最终需要吗？人类的最终需要是健康，要想实现健康的目标，单靠治病是不行的，我们需要整合医学。

整合医学是医学发展的必由之路。人类社会发展到今天，我们必须重视三个大的趋势。第一，人口老龄化。现代人口寿命普遍延长，但我们的医学理论、方法和技术没有准备好。我们把在年轻人身上所得的经验编成教科书，教育医生去解决老年人的问题，把在单病种上所得的经验编成教科书，教育医生去治疗共病的患者，不仅治不好患者，反而是对老年人一次又一次的伤害。第二，居住城镇化。城市规模越来越大，人口越来越多，对医学带来新的考验，人口聚集带来的健康问题只有整合医学才能解决。第三，生活方式的现代化。现代社会的飞速发展导致生活方式的急剧变化，疾病谱也因此改变。因为这三个变化，我们需要整合医学。

整合医学是医学发展的必定选择。医学发展也有三个大的趋势。第一是现代医学成了等待医学。从生到死是一条曲线，每个人都要经过这条曲线。现在我们人为地设定一条线，在线前边是没病，在线后边叫作病，我们能不能治未病，到线前面去治呢？在患者的抵抗力还非常好、我强敌弱的时候，开始搏斗。现在各大城市都建大医院，大医院要大的队伍，大医院加大队伍就成了大院长，大院长天天带着大队伍站在医院的门前等着患者得病前来，这就是等待医学。第二是对抗医学，我们把疾病当成敌人来对付，其实疾病是健康的组成部分。第三是医学的异化。本来不该我们医生管的，现在通通归我们管，医学技术过多地干预人类的健康和生命，这就是医学的异化。

医学中充满了科学，但其中还有很多不属于科学、比科学重要得多的东西，比如说心理学、人文学等。科学，黑就是黑，白就是白，黑白分明；医学是黑中找白，白中找黑，工作在灰的地带。科学只有两个结果，是或者不是，0或者100%；医学是在0和100%中间找可能性，任何可能性都可能存在。科学只有两种结果；医学是一百种结果，何止一百种，有无穷多的结果，什么结果都会出现。在科学引入医学之前漫长的时间里，对于疾病我们采用扶正祛邪的方法。科学引入医学后，我们有显微镜，可以看到病毒、细菌、细胞，明确病因。比如说结核杆菌，显微镜看到以后可以用链霉素、卡介苗解决。我们尝到了甜头，认为所有的疾病都可以找到病因，但现在耐药结核杆菌的出现，发现有很多问题研究半天，最后我们无法解决。在这个研究过程中，分科越来越细，导致专业过度分化、专科过度细划和医学知识碎片化，最终导致单个医生的能力越来越差、越来越单一。比如说糖尿病，糖尿病没有器官并发症之前只是血糖高一点，出现并发症后就去治，比如先治肾科并发症，治肾病引起肝脏的问题，肝脏引起心脏的问题，心脏引起眼睛的问题，眼睛引起足病问题，前一个医生的努力工作，为后一个医生将要努力工作提供了机会。碎片化的知识是知识，但是对全局可能无关。我们找到了一个靶点赶紧去制药，加一个氟原子，加一个碳原子，新的一代出来了，结果更好吗？2013 年，美国 FDA 发布了一个消息，当时的九大类药品，抗抑郁药对40%的患者没有效果，抗癌药对 75%的患者没有效果。论文也是这样，这么多 SCI论文，只有3%有些参考价值。医学以发表论文作为前进的标志不知从何时开始，也不知何时为终。我觉得医学要以有效、无效作为绝对的标准。我的意思是，不是说论文没用，这么多论文，只有整合起来才有用。

三、整合医学实践的三个"R"

世界是由系统组成的，认识世界需要系统论，改造世界需要整合观，不是所有的东西拿来都有用，要进行有机整合，为人的目的性服务。我对天人合一的理解是，人的目的性要与自然的规律性相适应。整合医学实践需要三个"R"。第一个"R"，是 Reconstruction of medical culture，医学文化的重塑。什么是医学文化？医学文化高于假说、理论，是人所共生、人所共遵、人所共享的自觉，这就是文化。医学文化是引领医学正确发展的灵魂，可现在医学文化出现了三个问题。首先，科学技术对人体的研究走得很远，而我们对生命本质、对灵性的认识差得很远，是"魂不附体"。其次，人类几千年的文化对人性的诠释、生命的呵护和尊严的捍卫已经很到位、很体贴，但现在用只有 200 多年历史的单个国家的基督教文化试图弥盖、统治甚至取代几千年的全球文化，包括中国文化，是力不从心。再次，很多疾病是我们过去没有见过的或者见过了搞不定的，我们现在用简单的方法研究复杂可变的人体，事与愿违。从"魂不附体"到力不从心到事与愿违，医学文化不改，我们很难应对将来的挑战。第二个"R"叫 Reverse medical research，医学的反向研究。我们正向的研究太多，一个事物有正面、反面还有侧面，全世界只研究一个面就是片面，真理在对面和侧面，掌握在少数人手中。闭环式的研究才可能得到真理，否则研究就是片面的。我们现在习惯了正向的研究方法，对于疾病，先发现病因、机制或靶点，然后研制药品，其后进入临床试验，最后形成指南推广。但疾病可能有多种机制，还有无数靶点，只抓住一个机制、一个靶点得到的药品，只能解决疾病某类分子、某类细胞在某个时段的问题。这种单一的顺向研究方法，从机制入手，只抓住了事物的少数因素，解决的是少数问题。如果换一种思维，反过来，从经验到临床，再到机制（或靶点甚至病因），能研究出来后者更好，研究不出来，只要有效即可。比如屠呦呦分离青蒿素获得诺贝尔奖，其实葛洪在很早以前已经发现青蒿可以治疗"打摆子"，那时根本不知道药物的有效成分，也不知道疟原虫，这是一个典型的与顺向医学研究相反的研究方法。又比如很早中医发现砒霜能治疗血液病，那时没有显微镜，后来才知道早幼粒细胞性白血病，那时没有分子生物学，再后来才知道凋亡机制。又比如粪便移植治疗顽固性腹泻，同样也是后来才知道肠道菌群、肠道微生态。第三个"R"，叫 Real world medical practice，真实世界的医学实践，不是人为化的医学实践。我们过去不规范，想怎么干就怎么干，导致很大问题。现在我们有了指南，但过于教条，把患者看成一样的人，一样地治、一样地开方子，也不对。首先，医学是多元的，用单元的方法去分析，无法回到整体。其次，生命是非线性的，用线性的方法去分析也不行。世界上没有两个一样的患者，把一百个患者求平均数作为标准，所有的患者按照标准去治，可以吗？指南可以作为参考，但不能太教条。

四、整合医学与未来

科学思维具有逻辑性，是平面思维、二维思维；医学思维是立体思维，是可变性的、非线性的思维。世界上的知识分为两类：一类是显性知识，可以用语言表达、用符号表示、用科学求证；而医学知识是隐性知识，心中了了、纸上难明，只可意会、不可言传，要靠悟才行。循证医学按照科学思维实践，所得结果可以作为参考，但不能作为教条，要加以改正。

科学在努力发展，医学在努力发展，但面对复杂的世界，科学家要怎么走，人类要怎么走呢？法国总统请了75位诺贝尔奖获得者在一起讨论，最后形成宣言：如果人类要在21世纪生存下去，必须回到2500多年前去汲取孔子的智慧。我们要坚持以人为本的整体观、天人合一的整合观，只有将中国的整体观和西方先进国家的还原论整合形成新的医学文化和科技文化，才能引领人类医学走向远方。

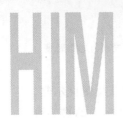

Multidisciplinary Team to Holistic Integrative Medicine

◎杨志平　樊代明

Multidisciplinary teams（MDTs）were introduced in 1995 following evidence of variation in cancer care delivery in the UK, as documented in the Calman-Hine report. Due to the well-recognized benefits, such as standardization and continuity of care, effective use of resources, improved patient outcomes and the safeguarding of patients from maverick doctors, MDTs have become widely accepted for the diagnosis, treatment and management of cancer patients. The MDT model has since been extended to many other medical fields involving complex diseases and conditions.

However, the decisions emerging from MDTs have not always been the best options. Teo et al. described the outcomes of 47 patients who underwent surgical resection despite a previous recommendation by a MDT against surgery. From their perspective, it was clear that the decisions made by the local MDTs were inappropriate, and that reversing the multidisciplinary decision changed the prognosis of the patients in 32 out of 47 cases.

The remaining question involves why did this reversal occur? The development of modern medicine is currently facing significant challenges due to the over-specialization and over – division of medical disciplines, as well as the fragmentation of medical knowledge. Even now, the senior professional within a team is only an expert in a very limited field or specialty. Teamwork has increasingly been used to solve this dilemma. As a knowledge team in health care, a MDT is comprised of a group of diverse health professionals, each contributing to the common goal of providing health care in accordance with his/her competence. All professionals do their best within the limitations imposed by current scientific approaches and their own knowledge. However, concerted efforts do not necessarily result in positive or optimal healthcare delivery for patients because the extensive procedures do not always have an impact on survival. Sometimes, these procedures can even lead to harmful outcomes and is why iatrogenic factors have become the third leading cause of overall mortality in the USA.

More worrisome is the fact that MDTs may encourage overtreatment. Collective decision making is known to reduce the sense of individual responsibility and to encourage riskier decisions. Under these circumstances, decisions made collectively in MDTs may be biased towards recommending aggressive treatments that have little positive effect but cause patients much misery. Who makes the final decision at the MDT meeting? It appears that every clinician in a MDT now fears making direct clinical decisions as they consider the MDT a defensive tool for escaping personal and legal responsibility in achieving a therapy plan.

In order to improve the effectiveness of MDTs, twocomponents are needed: a holistic view and integrative thinking. The human body is an organic being with dynamic changes and powerful self-regulatory and compensation mechanisms. It has been demonstrated that factors such as failure to consider holistic information or patient's views, and a lack of personal knowledge of the patient being discussed, all had an adverse impact on effective clinical decision making in MDTs. However, holistic thinking looks at the human being as a whole and places patients in a larger context, involving natural, social, psychological, and other factors. In fact, the All of Us Research Program (formerly named Precision Medicine Initiative) aims to determine whole health related factors, including lifestyle, socioeconomic factors, environment, and biologic characteristics to advance precision diagnosis, prevention, and treatment by enrolling a large diverse cohort of at least 1 million persons in the USA.

What is integrative thinking? Roger Martin, a famous Canadian management scientist, once elaborated on the concept of integrative thinking: that is, holding two contradictory views in the mind at the same time. From this definition, Martin came up with a solution that combines the advantages of both perspectives. This approach aims to deal with opposing views in a constructive way, not at the expense of choosing one over the other, but in an innovative way to eliminate the confrontationbetween the two views. The new views contain some elements of the opposing points and are superior to both of the original opposing points. In order to use integrative thinking, it is necessary to grasp several principles: ①expand the scope of the key factors in decision-making; ②consider multi-faceted and indirect causality; ③ in the decision-making process, the problem is not divided between several independent individuals to solve one by one, and rather each part is dealt with while maintaining the integrity of the problem. The fourth principle is to struggle to find innovative solutions such that each idea and process is more efficient and accurate than the previous one. For instance, consider an advanced cancer patient is faced with options such as surgery, chemotherapy, radiotherapy, and biological therapy. The order and degree of the treatments, and whether they are to be used in combination or sequentially requires integrative thinking to make the final decision in the MDT. This is the Holistic Integrative Medicine (HIM) that we have proposed and advocated. Evidence-based medicine (EBM), which has been widely used and established, is not enough alone for MDT. Evidence is the cornerstone of EBM, however, whether an "objective" piece of evidence reflects the truth depends on sample size and when and how the evidence is obtained. Moreover, even the same disease may manifest different symptoms in different patients and may change with time, which is the so-called heterogeneity effect. In the process from considering evidence to decision-making, we should use integrative thinking to see whether the evidence is useful and whether it needs to be used in the patient encountered.

To construct a new medical system more suitable for human health and disease management, HIM regards the human body as a holistic unit. In this sense, this approach organically integrates the most advanced knowledge and theories in each medical field and the most effective practices from various clinical specialties. HIM then develops corresponding revisions and adjustments according to social, environmental, and psychological conditions. By converting the data and evidence obtained from medical research back into their original facts, transforming knowledge and consensus gained from clinical practice into experience, and consolidating techniques and arts discerned from clinical explorations into medical approaches, HIM takes shape through these repeated practices at the level of facts, experience, and medical approaches (Fig. 1). From MDT to HIM, a multidisciplinary working model should be established to formulate an individualized integrated healthcare plan to achieve an optimal effect using the perspective of HIM.

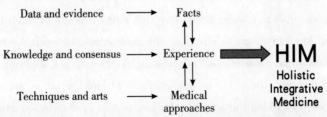

Figure 1　The connotation and evolvement of Holistic Integrative Medicine (HIM).

References

[1] Thornton S, Dodwell D. Multidisciplinary team working: The emperor without clothes? [J] . Br J Hosp Med (Lond), 2012, 73 (4): 186 – 187. DOI: 10. 12968/hmed. 2012. 73. 4. 186.

[2] Soukup T, Lamb BW, Sevdalis N, et al. Streamlining cancer multidisciplinary team meetings: Challenges and solutions [J] . Br J Hosp Med (Lond), 2020, 81 (3): 1 – 6. DOI: 10. 12968/ hmed. 2020. 0024.

[3] Teo C, Broggi M. Surgical outcome of patients considered to have "inoperable" tumors by specialized pediatric neuro-oncological multidisciplinary teams [J] . Childs Nerv Syst, 2010, 26 (9): 1219 – 1225. DOI: 10. 1007/s00381 – 010 – 1199 – 6.

[4] Fan D. Holistic Integrative Medicine: Toward a new era of medical advancement [J] . Front Med, 2017, 11 (1): 152 – 159. DOI: 10. 1007/s11684 – 017 – 0499 – 6.

[5] Quinlan E, Robertson S. Mutual understanding in multi-disciplinary primary health care teams [J] . J Interprof Care, 2010, 24 (5): 565 – 578. DOI: 10. 3109/13 561820903520385.

[6] Makary MA, Daniel M. Medical error—the third leading cause of death in the US [J] . BMJ, 2016, 353: i2139. DOI: 10. 1136/bmj. i2139.

[7] Eigenmann F. Multidisciplinary team meetings encourage overtreatment [J] . BMJ, 2015, 351: h4630. DOI: 10. 1136/bmj. h4630.

[8] Soukup T, Lamb BW, Arora S, et al. Successful strategies in implementing a multidisciplinary team working in the care of patients with cancer: an overview and synthesis of the available literature [J] . J Multidiscip Healthc, 2018, 11: 49 – 61. DOI: 10. 2147/JMDH. S117945.

[9] All of Us Research Program Investigators, Denny JC, Rutter JL, Goldstein DB, et al. The "All of Us" Research Program [J] . N Engl J Med, 2019, 381 (7): 668 – 676. DOI: 10. 1056/ NEJMsr1809937.

[10] Martin RL. The Opposable mind: How successful leaders win through integrative thinking [J] . Boston: Harvard Business School Press, 2007.

[11] Fan D M. Holistic Integrative Medicine [J] . Am J Digest Dis, 2014, 1 (1): 22 – 36.

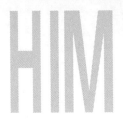

整合医学教育

◎门伟莉　海沙尔江·吾守尔　刘运芳　杨志平　樊代明

　　人才是卫生与健康事业的第一资源。医学教育承担着培养医药卫生人才的重任，与全民健康息息相关。20世纪70年代以后，由于"生物－心理－社会"医学模式的转变，人们进一步认识到决定健康与疾病的因素不再局限于生物因素，生活方式、环境、贫困等重要因素也成为医学研究和医学教育不能回避的问题。学科课程模式的弊端逐渐显现，为减少学科课程中的不连贯性，削减以学科专科为定向的教学形式，增强各学科间的联系，医学教育工作者开始探索新型的医学教育课程模式。因此，整合课程模式应运而生。20世纪50年代，美国凯斯西储大学医学院首先提出了以器官系统为中心的医学课程整合模式。随后，以问题为中心的课程模式、模块化整合课程模式、核心课程、双螺旋课程、以胜任力为导向的课程模式逐渐被提出，为医学课程改革提供了新思路、新方法。医学整合课程因其较好的学科融合性和应用性，逐渐被世界各国的医学教育学者所认可，在美国、加拿大、英国、德国、日本、新加坡等地被广泛应用。20世纪末期，香港大学医学院、华中科技大学同济医学院、中国医科大学等国内医学院校开始尝试进行医学课程的整合。

　　目前，医学教育领域主要存在的整合课程模式有：以器官系统为中心的课程模式、以问题为中心的课程模式、以临床表现为中心的课程模式等五种。每种教育模式有其优越性，但也存在不容忽视的局限性。我们应在调研国内外医学教育模式和发展现状的前提下，根据我国医学教育发展过程中遇到的挑战和机遇，积聚力量建立跨国家、跨行业的长期指导方针，以更灵活、迅速地调整医学卫生人才核心胜任能力，适应医学的未来发展。整合医学教育理念的提出正顺应了国际医学教育的发展和我国大健康的战略布局。

一、国际医学教育模式

（一）教育、课程与知识的相互关系

"教育"一词来源于孟子的"得天下英才而教育之"。对教育的定义，各国学者认识不同。广义的教育泛指一切有目的地影响人的身心发展的社会实践活动。狭义的教育是指专门组织的教育，即学校教育，它不仅包括全日制的学校教育，也包括半日制的、业余的学校教育、函授教育、刊授教育、广播学校和电视学校的教育等。它是根据一定的社会现实和未来的需要，遵循身心发展的规律，有目的、有计划、有组织、系统地引导受教育者获得知识技能、陶冶思想品德、发展智力和体力的一种活动，以便把受教育者培养成为适应一定社会需要和促进社会发展的人。对教育最本质性的理解，是社会对人们的知识灌输和行为指导：一，教育的对象是人；二，内容必须是良性的、有意义的。教育的目的，说是教化育人，其实就是让人接受各种有用的知识，以期将这些知识吸收、消化，能够将其直接作用于社会；或者把这些知识作为基础，升华出新的知识，即发现和发明。

"课程"一词最早出现在唐宋期间，唐朝孔颖达为《诗经·小雅·巧言》中"奕奕寝庙，君子作之"注疏："维护课程，必君子监之，乃依法制也"；宋代朱熹在《朱子全书·论学》中多次提及"课程"，如"宽着期限，紧着课程""小立课程，大作工夫"等。这里的"课程"仅指学习内容的安排次序和规定，没有涉及教学方面的要求，因此称为"学程"更为准确；到了近代，由于班级授课制的施行，赫尔巴特学派"五段教学法"的引入，人们开始关注教学的程序及设计，于是课程的含义从"学程"变成了"教程"。分科课程也称文化课程，是一种主张以学科为中心来编定的课程。主张课程要分科设置，分别从相应科学领域中选取知识，根据教育教学需要分科编排课程，进行教学。课程是指学校学生所应学习的学科总和及其进程与安排。课程是对教育目标、教学内容、教学活动方式的规划和设计，是教学计划、教学大纲等诸多方面实施过程的总和。广义的课程是指学校为实现培养目标而选择的教育内容及其进程的总和，它包括学校老师所教授的各门学科和有目的、有计划的教育活动。狭义的课程是指某一门学科。

知识是对某个主题确信的认识，并且这些认识拥有潜在的能力为特定目的而使用。从更加实用的角度来看，知识通常被某些群体所共享，在这种情况下，知识可以通过不同的方式来操作和管理。

当课程被认识为知识并付诸实践时，一般特点在于：①课程体系是以科学逻辑组织的；②课程是社会选择和社会意志的体现；③课程是既定的、先验的、静态的；④课程是外在于学习者的，并且是凌驾于学习者之上的。

（二）分科教育与课程整合模式

20世纪60年代以来关于学科课程的理论主要有：美国教育心理学家布鲁纳（Bruner J. S.）的结构主义课程论、德国教育学家瓦根舍因（Wagenschein M.）的

范例方式课程论、苏联教育家赞科夫（Bahkob J. B.）的发展主义课程论。布鲁纳的结构主义课程论基本观点：主张课程内容以各门学科的基本结构为中心，学科的基本结构是由科学知识的基本概念、基本原理所构成的；其次，在课程设计上，主张根据儿童智力发展阶段的特点安排学科的基本结构；最后，提倡发现法学习。布鲁纳的很多思想体现了很强的时代精神，对当前学校教育仍具有很强的现实意义。但也存在不足之处，如片面强调内容的学术性，致使教学内容过于抽象；将学生定位太高，好像要把每一个学生都培养成这门学科的专家；同时在处理知识、技能和智力的关系上也不很成功。但布鲁纳的思想对今天我们的课程研究仍具有重要的借鉴意义。

分科课程将科学知识加以系统组织，使教材依一定的逻辑顺序排列，以便学生在学习中可以掌握一定的基础知识、基本技能。但由于分科过细，只关注学科的逻辑体系，容易脱离学生生活实际，不易调动学生学习的积极性。

为解决目前分科教育造成的学科割裂严重、知识碎片化的弊端，各国教育学家先后提出多种课程整合模式，以区别于传统的课程整合模式，在医学领域，课程整合的尝试包括以问题为中心的课程整合模式、以器官系统为基础的课程整合模式或以临床症状为基础的课程整合模式等多种。各种模式在具有一定优势的同时，也存在难以克服的局限性，因此，医学教育呈现多种整合模式并存的现状。目前医学课程整合更多的是关注学科内不同课程体系和知识的整合。

"整合"一词用于医学教育领域，始于 20 世纪 50 年代美国凯斯西储大学的以"器官系统为基础"的课程改革和 60 年代加拿大麦克马斯特大学的"以问题为基础"（PBL）的综合课程模式。两项改革对各国的医学教育发展产生了深远影响。1984 年美国医学院协会发表了名为 *General Professional Education of the Physicians* 的报告（简称 GPEP 报告），成为现代医学教育的纲领性文件之一。报告强调整体医学观念在医学教育中的地位，鼓励采用 PBL 教学法，打破学科界限，培养学生自主学习、终生学习的能力，建议在医学课程中融入经济学、医患关系、人文教育内容，建立跨学科的教学团队、加强医学教育体系连续性等，全球医学院校围绕这些理念开展的课程改革持续至今。美国著名的教育学家詹姆斯·比恩（James A. Beane）认为，课程整合主要是一种课程设计的整合，而经由课程设计的整合可以达成经验的整合、知识的整合和社会的整合。广义的课程整合涵盖了四个层面，即经验整合、知识整合、社会整合和课程整合，而狭义的课程整合被认为是一种课程设计方法。学界对于课程整合并没有统一的概念，不同专家学者依据自身研究视角及学科立场，对课程整合有不同认识。一种观点认为，课程整合是指将两种或两种以上的学科知识依据其内在的联系性进行整合，从而形成一门综合性的整合课程。还有观点认为，课程整合是一种组织和安排课程内容的理念，对课程结构的组织安排与课程设计起着理念上的指导作用。此外，孙宝志教授在《实用医学教育学》一书中指出：整合课程模式是指"将具有内在逻辑或价值关联的原有分科课程内容以及其他形式的课程内容整合在一起，旨在消除各类知识之间的界限，使学生形成关于世界的整体性认识和全息观念，并养成深刻理解和灵活运用知识、整合解决现实问题能力的一种课程模式"。

（三）国际主要医学教育模式

医学教育模式是指在医学教学实践中形成的设计教学课程和组织教学的理论，这种教学理论体现为相对稳定的标准式样，一般包含教学过程的思想和理论、教学目标、课程及其结构、条件、程序和评价六个因素，以上因素相互依存、互相作用，构成完整的教育模式。

目前世界上存在的医学教育模式主要包括：①以带徒培训为基础的课程模式；②以学科为基础的课程模式；③以器官系统为基础的课程模式；④以假设演绎推理为基础的课程模式；⑤以疾病为基础的课程模式；⑥以问题为基础的课程模式；⑦以临床表现为基础的课程模式；⑧以患者为基础的课程模式；⑨基于岗位胜任力的课程模式。其中后 7 种为医学课程在不同程度、不同纬度的整合。国内外医学领域课程整合模式并不统一，按照出现的时间先后，课程整合的存在形式主要包括：以器官系统或疾病为基础的课程模式，以问题为基础的课程模式，以临床表现为基础的课程模式，以模块为基础的课程模式，以岗位胜任力为基础的课程模式。

1. 以带徒培训为基础的课程模式

以带徒培训为基础的课程模式（Apprenticeship-based Curriculum Model，ABCM）分为师徒传授和家传两种。以师带徒、师徒传授是我国自古以来的一种教育方式，这种教育方式起于何时，虽然没有精确考证，但据史书记载：先秦时期的神医扁鹊，就曾随老师长桑君学医；汉代医圣张仲景曾师从同乡张伯祖。后来，由于封建家族观念的兴起，形成另一种医学知识传授形式——家传。

以上两种传授方式沿袭了几千年，成为中国医学教育的主要形式，对集成、推动和发展中国医学发挥了重要作用。但随着历史的发展和医药卫生的进步，这种传授方式必然不能满足社会对医学生数量上的需求，于是出现了集体传授医学知识的机构——医学院。据考证，中国最早设置的医学院是在南北朝（公元 443 年），刘宋王朝开创医学教育机构，曾设立"太医署"，为宫廷贵族培养医学生；北魏也设有太医博士及太医助教，这些都是教授医学知识的机构和管制。但该种教育模式虽然保证了教育质量，但单纯师徒相授具有保守性，开放性不足。

2. 以学科为基础的课程模式

以学科为基础的课程模式（Principle-based Curriculum Model，PBC；或 Discipline-based Curriculum Model，DBCM）是以医学知识本身作为认识起点，以从"基础"到"专业"循序渐进的认知逻辑编排课程，并将基础科学（如物理学、生物学和化学）作为现代医学教育、医疗实践和医学研究的知识基础，强调医学知识本身的系统性和逻辑性。医学教育多年来一直沿用医学基础课、临床专业课和临床实习三段式教学模式培养医学生。

3. 以器官系统为基础的课程模式

以器官系统为基础的课程模式（Organ & System-based Curriculum Model，OSBCM），由美国凯斯西储大学于20世纪50年代在全球首先提出。旨在减少以学科为中心的课程模式中的不连贯性，削减以学科专科为定向的教学信息，增强各学科间的联系。该模式按照器官系统、形态与功能重新组合学科知识，打破了原有的学科界限，加强了学科间的交叉融合。同时，该课程模式还将临床应用作为基础课程学习的目标，使基础与临床紧密结合在一起。与传统的以学科为中心的课程体系相比，其对原有教学内容的优化整合，打破了原有的学科界限，有利于精简内容、减轻负担、缩短学制；与此同时，该模式打破了前后期教育阶段的分界，可以使学生早期接触临床，有利于激发学习兴趣；同期进行教学方法的改革与评价体系的建设，有利于教学内容的有效实施和教学效果的合理评价。

以器官系统为基础的课程模式大致经历了三个发展阶段。①打破按学科体系课程的传统模式，以某一器官为切入点，由来自不同学科的教师围绕该系统教授有关的解剖、生理、生化等学科知识，使学生了解结构和功能的关系。该阶段的课程整合较为浅显，主要是学科课程的拼接，纳入整合的课程以基础医学课程为主。②按照各系统的正常功能、功能失调、临床体征与综合征以及疾病诊治方法，联系相应的疾病将相关的知识整合在一起，帮助学生了解综合性知识的相关性。此阶段，课程整合的深度有所加强，纳入整合的课程也由单纯的基础医学课延伸到临床医学课。③课程整合的思路进一步拓宽，纳入整合的课程门类扩展到预防医学、循证医学、人文科学等内容，课程整合的广度得到延展。同时在这一阶段，更加重视对临床的应用，重视对新知识和新技术的介绍。

医生的主要任务是从可能发病的组织、器官、系统中明确诊断，并确定最佳治疗方法。以器官系统为中心的课程模式虽然是对传统学科模式的改进，但在培养学生临床思维方面仍存在一定局限：从某一个器官或系统出发组织医学知识，人为地将认知视角缩小到某一特定范围，不能很好地培养学生的批判思维。另外，由于压缩了相关知识，该模式无法保证学生扎实地掌握基础知识。

4. 以问题为基础的课程模式

以问题为基础的课程模式（Problem-based Curriculum Model，PBC或PBL）最早由加拿大麦克马斯特大学的鲍罗斯（Borrows）教授于1969年提出，他遵循演绎推理的基本过程制定了以问题为中心的教学流程，即信息的理解和解释、提出假设、制定调查策略、问题的形成、做出诊断和治疗决策。随着在世界范围内的推广应用，该课程模式演变出不同的形式。①局部PBL课程，主要结合传统的学科课程开展，通过案例解决学科内的问题；采用教学角色转换（教学中，教师以"支持者"形式出现，学生成为主角），学生以查阅文献书籍、学习内容咨询等方式主动参与课程进展，并通过小组讨论建立学生间互相教育、互相学习的氛围；致力于教学内容精简，注重对不同学科知识的梳理和整合，借助案例将教学与临床实践紧密整合，更早地培养学生发现和解决临床问题的能力。然而，该类课程未能解决学科间的相互联系问题。②混合 PBL 课程，实现课程与案例的有机整合。主要表现在以人体系统为主体，将解剖学、生理学、病理学、病理生理学及药理学等课程整合在一起，并通过案例实现医学教育的目标。该种教学模式要求尽量避免不同课程中重复内容的设置，压缩理论教学课时，为案例教学提供充足的时间，是目前一些国内医学院校（西安交通大学、华中科技大学、哈尔滨医科大学等）课程改革主要采用的模式。③单纯 PBL 课程，以案例为主导，较少安排理论课程，对教师及学校的教学资源配备要求较高，目前主要在加拿大麦克马斯特大学、中国台湾辅仁大学等少数医学院校应用。

尽管以问题为中心的课程模式是医学教育中的一次革新式探索，但在实际教学过程中仍存在一些问题：①医生对某一临床问题做出的判断高度依赖于他对同类问题以及相关常见病的知识，但在病案教学中，学生能否给出正确答案，往往取决于案例描述的"典型性"，在实际的临床工作中优秀案例的编写往往是教学中遇到的一个重要瓶颈；②PBL 教学中倾向于培养学生"向后推理"的认知思维，这将影响学生临床鉴别诊断能力的形成和批判性思维的养成；③小组讨论的效果不易控制，由于指导教师的能力、课堂激发性及实践水平的差异，小组教学效果不确定；以学生为中心的小组讨论无法超越学生自身知识的局限性，讨论过程往往效率较低，即使在讨论过程中遇到困难也难以得到及时的指导。

5. 以临床表现为基础的课程模式

以临床表现为基础的课程模式（Clinical Presentation-based Curriculum Model, CPBCM）是加拿大卡尔加里大学医学院于 1991 年首先推出。围绕常见的临床表现，综合丰富的临床经验，将基础学科和临床学科的知识联系起来，运用图解法（决策树）进行教学。在教学方法的选择上，该课程模式综合运用讲座和 PBL 小组讨论教学的形式，以期全面培养学生的整合能力。在图解的绘制过程中，每一级或每一分组都代表一种综合性原因，每一亚项进一步被细分到病因的水平，最后对每一种可能的原因都列明诊断清单。这种层层推进的图解教学，能够较好地从临床实际出发培养学生解决问题的思维和能力。

在医学院开发 CPBCM 课程的过程中，考虑到一般的解决过程并不属于精深的专业技能，因此在课程设定上是特别针对不同的教育目标，定向选择了一部分临床表现作为主要的授课内容，如在以初级保健定向的课程中，共列入 120 种临床表现供学生了解。但由于该课程模式的教学始于图解的讲授，学生对基础知识的掌握并不牢固，如何实现基础课程与临床课程的同步推进和整合是该模式进一步发展的方向。

（四）主要医学教育模式对比（表1）

对比上述国际主要医学教育模式，目前多数国家和学校的教育改革呈现出四个阶段的混合体，许多国家进行了以问题为基础的课程设置改革，甚至有的国家已经进入跨专业、跨行业的专业医学人才培养阶段，但有些国家仍保留着传统的以学科为基础的课程设置的教学方法。对于中国医学教育而言，教育模式和课程设置方式仍需继续进行大力度的改革。

表1　国际主要医学教育模式对比分析

特点	以带徒培训为基础的课程模式（ABCM）	以学科为基础的课程模式（DBCM）	以器官系统为基础的课程模式（OSBCM）	以问题为基础的课程模式（PBL）	以临床表现为基础的课程模式（CPBCM）
首次出现国家		美国	美国	加拿大	加拿大
课程组织核心	具体课程	具体学科	器官系统	临床病例	临床表现
课程控制主体	教师	院系	专题委员会	课程委员会	课程委员会
临床/基础关系	隔离，临床工作是重点	隔离，基础学科是重点	按习惯实行学科间临床与基础的交叉融会	按临床病例综合融会，重点在临床	按特定问题的图解综合疾病临床表现
知识组织方式	课程	学科	正常或异常的器官系统，体征及综合征	学习者、小组或导师设定临床问题	特定的临床表现，专家知识体现的图解
教学方式方法	授课	授课	授课为主，小组讨论为辅	小组讨论或小组活动	授课与小组活动
认知技能重点	生搬硬套、死记硬背	临床思维	解决问题	解决问题	分类
患者接触时间	迟滞	临床见习期间	学习早期，但时间有限	早期单病种的例证	早期多病种例证
学习指导方式	授课笔记＋教科书	授课笔记＋教科书	学习目标＋教科书	学习目标＋临床问题	教学目标＋专家图解
解决问题模式	无	假设－演绎	假设－演绎	假设－演绎	问题为导向的图解
优劣势对比	稳定、保守、"近亲繁殖"	医学系统/逻辑	内容精简，基础知识不足	正文中①②③	从临床出发，基础知识不足

二、国际医学教育研究现状

（一）国际医学教育研究力量分布

在国际 Web of Science 数据库检索 1900—2016 年医学教育"medical education"相关文献（文献类型为 article，review，editorial material 和 letter），获得 17 余万篇。对 1945—2020 年医学教育线骨干的主题词进行分析，该时期的研究热点包括教育标准、课程设置与教育模式、医学教育趋势、学习方法、经济学分析和历史学分析等方面。

据分析，参与医学教育研究的 100 余个国家与其他国家存在不同程度的合作关系，只有哥伦比亚、喀麦隆、蒙古等国家没有参与国际合作。国际医学教育领域合作强度最大的国家为美国，其次为加拿大、英国、荷兰、法国和西班牙等。中国在国际上处于医学教育合作网络中，与美国、加拿大、英国、荷兰和澳大利亚等国际合作大国相比还存在明显的差距。

（二）国际医学教育研究主题分布

目前，国际医学教育已经发展成为一个多元化的研究领域，从具体研究内容来看，研究主题可分为五类。

1. 教育主体和教育客体研究

多为案例研究或实证研究。如美国印第安纳大学开展的学生对 PBL 学习方式的态度的研究，认为 PBL 案例教学能使学生更好地理解医学概念，在掌握牙科知识方面更有自信。瑞典乌普萨拉大学附属医院等通过问卷调查发现，PBL 学习方式对医学生的独立性、临床思考、解决问题的能力、决策能力、课外学习能力和其他教师认为较为重要的技能和行为培养有重要影响，但学生对这种教学方式的认同度较低。

2. 教育模式和教育标准研究

北美国家及英国、荷兰和澳大利亚等国的医学院校都在积极探索课程改革和教学模式创新。1969 年加拿大麦克马斯特大学提出 PBL 课程模式后，此教育模式被认为是课程整合、激励学生、帮助学生认清学习问题、设定学习目标的重要教育策略而迅速在多所医学院校施行。墨尔本大学某团队通过 PubMed、EMBASE、PsycINFO 和 HighWire 数据库收录的 PBL 学习方式方面的研究成果，系统分析了该方式在课程设置、实施中所面临的挑战，并对实施过程中遇到的障碍和未来可能面临的问题进行评价。中山大学光华口腔医学院研究了中国口腔医学 1995—2000 年由政府主导的课程设置沿革及在教学方法和学习方式上的变革；多伦多大学 Yu MY 等通过对比分析多伦多大学和广西医科大学精神病学项目，揭示了中加两国乃至中西方精神病学大学教育改革的根本差异。结果表明，课程设置反映了各国历史、政治、文化和社会经济情况。

3. 过程管理和协调机制研究

如 Linda S. 等分析了西欧国家部分医学院校在网络资源上的利用不足和由此导致的国际合作不足，该团队主要从政治、保密和人才招募角度分析了导致这些不足的原因。

4. 教育内容与教育评估研究

如美国布兰斯迪大学 Bandini J. 团队通过对哈佛大学 25 个医学生进行访谈，认为隐性课程具有塑造临床学习环境的作用，因此，越来越多的医学院校开始重视隐性课程在医学生能力培养中的作用。另外，日本东京女子医科大学的 Okubo、加拿大蒙特利尔大学的 Laliberte M.、西班牙格拉纳达大学的 Jimenez M. E. 等研究并评价了不同教学模式、课程设置和临床表现以及课程体系中急救医学的设置和作用，以及不同教师主导的 PBL 学习方式和医学教育环境中道德教学的多样性等。

5. 医学教育理论研究

目前医学教育模式研究是国际医学教育研究的热点之一，各国研究人员根据已有模式的缺陷提出了不同的课程整合模式，如以器官系统为基础的课程体系、以问题为中心的课程体系和以临床表现为基础的课程体系。国内北京大学医学部、重庆医科大学、上海交通大学医学院、四川大学华西临床医学院、复旦大学上海医学院、中山大学医学院等都开展了不同的整合课程模式探讨，并付诸实施具体改革措施。如重庆医科大学在组建基层学术组织、进行实验课和理论课程整合的同时，出版了全国首套"以器官系统为主线"、基础与临床全线贯通的整合课程系列教材。不同课程体系均有其优劣。

医学教育研究与相应理论研究的桥接是当前医学教育相关研究的难点之一。美国凯斯西储大学医学院基于认知理论提出 OSBCM 课程改革，加拿大 PBL 教学方法是基于科学决定论和医学的人道主义性质提出，具有理论基础支撑的课程体系设计，具有较强的针对性和生命力。国内医学教育改革受国际医学教育改革的启发，在移植整合课程模式的同时，根据国内教育体系进行了相应的调整，以解决水土不服问题，但仍然受限于已有的教育体系，更缺乏相应的理论基础，相关的理论研究更是匮乏。如何培养医学生及相应的医学教育理论和实践研究仍然是国际医学教育研究的焦点和重点之一。

（三）国际医学教育中心转移

科学史上把科学活动中心在世界范围内周期转移的现象称为汤浅现象，这是日本科学史家汤浅光朝在 1962 年对 1501—1950 年科技编年表的科学成果和人物传记词典中编选的科学家做统计处理后而提出的。如果定义一个国家的科学成果数占全世界的 25%，称其处于科学兴隆期，那么科学兴隆期在世界范围内曾按下列顺序转移：意大利（1540—1610）、英国（1660—1730）、法国（1770—1830）、德国（1810—1920）、美国（1920—至今），而且上述各国的科学兴隆期平均约为

80 年。

一流大学的形成与发展是一个国家成为世界科学中心的重要原因，这一点在意大利、德国和美国的科学中心形成中显得尤为明显。同时，在科学中心转移过程中，科学技术和科学家群体的发展也深刻影响到大学的办学理念和学术潜力，从而促进了一流大学的形成与发展，大学教育与科学技术形成良性的互动关系。自近代自然科学产生以来，世界高等教育中心被认为经历了从意大利（1410—1530）到英国（1600—1750）、法国（1650—1830）、德国（1770—1830）再到美国（1830—）的四次转移，形成了五大中心。从意大利、英国、法国到德国，再到美国的每一次世界高等教育中心的转移，不仅仅是世界高等教育中心的区域性转移，更是其时领军世界高等教育的教育中心的变革与成长。

在医学教育方面，我们认为，医学教育中心应至少具备以下几个方面的特征：①某个国家或地区的医学教育在某个时间段内规模宏大，学术科研成就显著；②某个国家或地区的医学教育不仅能够独立自主地解决本国在医学发展中出现的重大理论和实践问题，同时能够培养、吸引和惠及大批优秀的医学人才；③某个国家或地区的医学教育创造出具有世界领先水平的科研成果，能够为人类进步、世界文明和全球经济发展做出贡献；④某个国家或地区的医学教育能够影响和引领世界医学教育乃至医学的发展，成为世界各国医学教育学习和模仿的范本。借鉴科技中心转移和教育中心转移的概念，本研究将医学教育中心的地域性转移称为世界医学教育中心转移。

17 世纪的临床医学家西德纳姆（Sydenham T.）指出："与医生最有直接关系的既非解剖学之实习，也非生理学之实验，乃是被疾病所苦的患者。故医生的任务首先要正确探明痛苦之本质，也就是应多观察同样病患的情况，然后再进行解剖、生理等知识学习，以导出疾病之解释和疗法。"全球性的快速变化对所有医学卫生人才的知识、技能和价值观提出了挑战。

通过对百余年医学教育相关文献的分析，我们认为，纵观全球医学教育国家合作网络，全球形成以美国、英国、加拿大、荷兰和法国为中心的几大主要合作阵营。中国处于以美国、加拿大和英国为中心的三大合作阵营中。美国在国际医学教育合作方面虽然呈现出绝对的中心优势，但近年来中心地位逐渐削弱；加拿大、中国和巴西呈现出越来越明显的合作优势，三者均有可能成为文献层面上的下一个医学教育合作中心。这为我国医学教育模式的变革和整合医学教育模式的提出提供了有利的契机。

（四）中国教育和中国医疗卫生面临的挑战和问题

我国医学教育处在中国教育和中国医疗现状叠加的社会大背景下，因此，考察我国医学教育存在的挑战和问题，需要概括性审视我国教育和医疗系统中存在的问题和挑战。

改革开放以来，中国教育取得了令人瞩目的成绩，培育了一大批德智体全面发展的人才，为社会发展和人类进步做出了重要的贡献。但随着贫富差距的日益显著和社会资源的高度集中化趋势，中国教育存在的问题日益凸显。目前中国教育存在的最大问题是教育的商业化和功利性，由此带来教育目标应试化、教育内容虚化、教育管理行政化、教师地位边缘化等诸多问题。这集中体现了社会发展所需的阶层稳定的需求与人们期望的教育阶层疏通功能之间的矛盾。

根据"我国全民健康与医药卫生发展战略研究"的研究成果，改革开放以来，我国全民健康与医药卫生事业取得了举世瞩目的成就，然而，随着我国社会经济高速发展，工业化、城镇化进程加快，生态环境、人口结构、生活方式改变，导致疾病谱发生广泛、深刻、急剧的变化，加之民众对健康需求的迫切性日益增长，我国全民健康与医药卫生事业面临 10 个严峻的挑战，绝大多数与医学教育有关，具体表现在：①法规建设跟不上全民健康事业的快速发展；②医保管理体系不完善，对全民健康促进的作用难以有效发挥；③医疗资源配置失衡，公共服务均等化推进艰难；④"防""治"分离，现有防控体系不能适应全民健康促进新需求；⑤医学教育与现实需求严重脱节，不能适应医药卫生事业发展的需求；⑥医学研究投入不足，学术影响有限，成果转化率低，未能形成健康促进的驱动力；⑦中医西化倾向过度，优势特色发挥受阻，传承压力巨大；⑧全民健康教育法定意识淡薄，缺乏政府主导的行动计划；⑨医药卫生事业重心亟待转移，政出多门的管理体系有碍大健康事业的发展。

在这种背景下，中国医学教育的发展也遇到了多重困难和挑战。我国医学教育主要面临着医学知识体系空前膨胀、人口老龄化趋势难以逆转、公众期望值普遍增加、行为风险愈发突出、患者就医行为方式变化、患者文化多元性和人群多元化等空前挑战，存在基础与临床医学脱节严重、不同专业知识体系隔绝，专业人才数量相对不足、跨专业跨行业合作不佳、专业人才"数""质"失衡、人才流失严重，教育评价及考核前瞻性不足、学科信息和计量学评价薄弱，临床胜任能力与患者需求不符及医学教育研究架空、理论基础研究缺乏等问题。

实施整合医学教育不仅是推行整合医学理念的根本举措，也是化解目前我国医学教育困境的可能方式之一——整合医学人才的数量和质量对整合医学的未来发展都将形成强力的支撑。

三、我国整合医学教育体系框架

目前整合医学发展如火如荼，整合医学理念的提出正值医学发展的重要战略机遇期，已显示出巨大的发展潜力和国际影响力。但由于整合医学提出时间短、理论研究不足、实践经验不够，还面临诸多的困难。理论人才培养是整合医学发展的重要因素。目前高等医学院校没有专门的整合医学专业，缺乏整合医学专业师资和教材，临床医生缺乏整合医学继续教育的平台，从学历教育到职业教育，都未形成系统完整的整合医学人才培养体系。

（一）整合医学教育模式的概念与内涵

1. 整合医学教育概念辨识

整合医学全称整体整合医学（Holistic Integrative Medicine，HIM），是从人的整体出发，将医学及相关领域最先进的理论知识和临床各专科最有效的实践经验分别加以有机整合，并根据社会、环境、心理的现实进行修正、调整，使之成为更加符合、更加适合人体健康和疾病诊疗的新的医学知识体系。整合医学与当前世界上流行的转化医学、循证医学和精准医学等医学模式及中国传统的中医学模式有密切联系但更有本质区别。整合医学的理论基础是从整体观、整合观和医学观出发，将人视为一个整体，并将人放在更大的整体中（包括自然、社会、心理等）考察，将医学研究发现的数据和证据还原成事实，把在临床实践中获得的知识和共识转化成经验，将临床探索中发现的技术和艺术聚合成医术，在事实、经验和艺术层面来回实践，从而形成整体整合医学。

根据前述整合医学、课程与教育的关系及课程整合的论述，我们将整体整合医学教育定义为：医学各学科内部知识整合及医学与其他学科跨学科知识整合的系统教育体系，包括临床与基础、中医与西医、医学与药学等学科内知识整合，医学与护理以及医学与艺术、医学与体育、医学与文学、医学与工程等跨学科、跨领域的知识整合，简称为整合医学。与目前课程整合模式相比，整合医学教育不只强调医学各学科内部的课程整合，更重视医学内部知识及跨专业、跨学科知识的整合。

不论是以问题为中心还是以器官系统为基础、以临床症状为基础的课程整合模式都旨在提高专业化医生的质量，是以专业化为基础和归宿的，是只限于专业内的课程整合，而非医学领域内跨专业甚至跨行业的知识整合。整体整合医学教育以培养兼通多个专科的高阶全科医生，或跨专业甚至跨行业的医疗卫生人才为宗旨，以医学知识的重组和整合为培养目标。

2. 整合医学教育十大内容要素

医学整合教育的呼声源自20世纪50年代。历经五六十年的"求合"，一直进展缓慢，另一方面"求分"的潮流却势不可当，严重影响了医学整合教育的进程。医学的整合教育模式"强调整体医学观念，打破学科专业界线，增加医学教育内容，培养学生学习能力"。美国教育学家詹姆斯·比恩认为教育整合分狭义及广义两种，狭义专指课程整合，而广义整合除课程整合外，还包括知识整合、经验整合和社会整合。我们此处的整合医学教育模式是在广义的教育整合基础上建立的。面对医学乃至全民健康的新要求，特别要解决中国医学教育面临的困境，我们认为，未来的健康教育包括医学教育，应立足于至少医－医整合、医－药整合、医－护整合、医－工整合、医－防整合、医－体整合、医－艺整合等10个方面。

（1）医－医整合　总结分析转化医学实施的现状与问题，重点找准基础与临床之间转化困难的症结所在，研究如何搭建基础与临床之间整合的桥梁和路径。探索基础学科的功能整合和人员整合，例如将原有的各学科组成五个大部：①人体生理部，将解剖、组胚、生理、免疫和遗传等教研室整合成一个部，重点讲授和研究正常人体从宏观到微观的结构组成和从微观到宏观的生理功能；②人体病理部，将病理、病生、免疫和病原等教研室整合成一个部，重点讲授和研究常见的多发病从宏观到微观的结构变化，从局部到系统的生理变化，特别是病原在上述两种变化中的作用。③生化药学部，将生化、免疫学、分子生物学、药物学等教研室整合成一个部，重点讲授这些领域对人体组织结构和功能及其在病理状态下的影响及作用，从中提出诊疗理论及研制药品。④预防医学部，结合上述三个部学到的知识讲授疾病预防、保健、康复、养生的知识和方法。⑤医学人文部，专门讲授和研究哲学、社会学、人类学、心理学、伦理学等对医学的作用，以及对疾病的影响和治疗。

（2）医-药整合　研究整合药学的理论基础，创新整合药学的方法和技术。重新审视寻找有效靶点的传统科学研究方法的局限性，探究网络药理学的机制，充分考虑患者潜在的抵抗力和自愈力，借鉴中医药学"君臣佐使"的药物配伍思想，大力发展整合药学的新方法和新手段。同时，加强生物药和老药新用的战略研究，推动我国药品研发体系的转型发展，提出适合我国国情同时又领先国际的整合药学新体系。

（3）医-养（营养）整合　利用居民健康档案和全国人口健康普查的大数据，挖掘我国城市、农村和不同区域人群的营养状况和变化趋势，分析营养缺乏和营养过剩所致的疾病负担、危险因素和重点防控人群。探索营养学在预防保健、疾病治疗和康复等方面全过程、全人群、全因素的整合应用，提出整合营养学的国人行动改进计划。

（4）医-工整合　以"攻关和共享核心技术，独享产品权利"的模式，提出我国体制优势和市场优势相结合的多学科联合攻关的"医学工程行动计划"，特别是针对移动式可穿戴医疗设备的研发与兴起，研究健康大数据在预防保健和疾病诊疗中的应用，将医学信息与工程技术有机整合起来，形成流动有序的闭环而非信息孤岛。通过医工整合诱发新的科学问题、创立新的研究方法，比如力、热、声、光、电、磁在人体的生物效应，可以用来阐明生理功能和病理表现的机制或基础，也可以用其来治疗疾病。

（5）医-防整合　针对慢性病防控的严峻形势和突出问题，制定疾病预防与临床诊治相整合的新型防控体系。探索新媒体与爱国卫生运动和强制性健康教育的融合应用，改变人民群众轻预防、重治疗的传统错误观念，发挥预防医学的关口前移作用。研究全科医生制度在预防与治疗之间的桥梁作用，探讨整合医学在新型全科医生培养中的任务和职能，构建新型全科医生的管理机制和激励机制。具备整合医学素质的新型全科医生将不再是低级医生，更不是万能医生，而是对所辖社区服务人群的健康状况最为了解，帮助他们组织各种医疗保健生产要素并整合各种医疗卫生资源的健康管理专家、高级代理人和服务者。

（6）中－西整合　分析比较中医与西医的本质差别，从两者的不同之处找准整合的切入点。中医和西医不仅是两种医学技术，而且是两种医学文化，将两种不同的文化、理论、技术进行有机整合，取其所长，互补不足，不仅可以传承各自的优势，而且可以创造新思想、新理论、新技术和新诊疗模式，为推进人类医学的发展、繁荣人类健康事业做出贡献。

（7）医－艺整合　加快加强医学与艺术的整合，利用一切可利用的资源来为健康服务是未来发展的方向，也是人类走向现代文明的标志。

（8）医－文整合　研究医学科学与人文精神有机整合的方式和途径，提出医学人文教育的新思路和新举措，改变传统观念中将人文教育作为医学教育的补充，要让人文成为医学教育的重要组成部分。探索如何在医疗实践和科学研究中发挥医学人文的作用，促进和谐医患关系的建立，适应社会伦理的同步发展，实现医学从求真务实到行善至美的境界转变。

（9）医－体整合　通过调研全民健身公共服务体系，制定和完善全民健身实施计划和行动指南，建立完善针对不同人群、不同环境、不同身体状况的运动处方库，推动形成医－体整合的疾病管理与健康服务新模式，发挥全民健身在健康促进、慢性病预防和康复等方面的作用。评估开展国民体质测试，完善体质健康检测体系的可行性，开发应用国民体质健康检测大数据，开展运动风险评估。

（10）医－养（养生）整合　研究生命线、生理线和病理线这三条线的基本规律，探讨影响健康三条线的生活方式、行为方式、环境变化等因素，通过与养生的整合寻找促进健康三条线的办法和途径，亦可与药品和器械相整合探寻养生对策。

上述 10 个领域与医学的整合，构成了保障人身健康的复杂整合网络。从医学教育出发，把医学知识加以整合，使整合医学理念真正走向并服务于我国的医疗卫生行业。当然，这 10 个领域只是整合的其中一部分，还有医－护整合、医－心整合等，不胜枚举。

3. 整合医学教育十大体系要素

虽然大部分医学教育改革聚焦于现代临床医学教育改革，但中国正在发生的医学教育改革还涉及护理、预防医学、医药和民族传统医学等方面。庞大的人口基数使我国医学教育系统成为世界上最大的卫生人力来源，中国医学教育的改革和发展，势必将对国际医疗体系产生重要且深远的影响。

借鉴国家医学教育专家委员会 21 世纪医学教育展望报告《新世纪医学卫生人才培养：在相互依存的世界为加强卫生系统而改革医学教育》中"卫生系统和教育系统"的框架，我国医学教育由卫生部（现卫健委）和教育部同时管理，卫生子系统和教育子系统相互依存，虽然在更多情况下，政府会由于政治原因而非市场或者流行病学现状对医学卫生人才的供给施加影响（如"文化大革命"时期乡村医生数量的暴增）。但理想状态下，教育机构会根据卫生机构需要的劳动力市场培养人才。由于整合医学已经成为当前医学发展的必然趋势，因此，如何培养适应这种医学模式的医学人才，并使他们逐渐成为卫生人才市场中具有绝对竞争优势的人力资源，是我们面临的首要任务。

根据医学教育的流程，我们将整合医学教育体系分为 10 个要素，它们分别是：教育理念、教育目标、教育机构、教师队伍、教材教具、教育环境、教育经验、考核与晋升、就业渠道和薪酬待遇。其中"教学理念和教学目标"的设定是整合医学教育能够推行的先决条件；教育环境涵盖"教育机构、教师队伍、教材教具"，也包括整合医学教育所处的医疗卫生环境和中国教育大背景，是整个教育改革的主要呈现形式，构成医学教育改革的主要框架，也是医学教育改革的核心任务；教育经验的交流与集成为医学教育改革提供措施保障；教育考核和就业渠道是整合医学教育得以顺利实施的外部保障，薪酬待遇和职业晋升是推行整合医学教育最直接、最有效的激励机制。

（二）我国整合医学教育模式思考

（1）统一整合医学意识，重新设计卫生系统　医学卫生人才的工作和待遇会被安排得更加合理，传统的专业间界限可被淡化，现行的充斥于个专业间的保护性就业标准和资格将有可能被逾越。

对于专业内和跨专业教育，由于卫生系统的转型，跨学科教学和培养团队合作精神变得愈来愈重要。非传染性疾病已经成为主要健康威胁，使得医疗工作转变为"家庭－医院－康复中心－家庭"一系列服务，需要包括社工、护士、医生、治疗师和医疗顾问在内的多种人员共同协作，提供完善的服务网络。除了非传染性疾病，其他医疗服务也离不开团队合作。传染病的防治需要团队的指导与协调来完成疫情监测、免疫接种、疫情控制、患者治疗以及社会基本需求的满足，如干净的水源和卫生清洁。与之类似，伤害的防控也需要医疗人员与工程师、警方、政府官员和其他职业人员多方面的共同协作。

（2）前延后伸，注重医学生整体素质的选拔和整合能力的培养　目前课程整合的医学教育模式在中国的适用性上出现了诸多问题，根源之一是中国医学的普适教育与医学教育本身为精英教育的属性相违背。整合医学教育体系是建立在精英教育基础之上的，因此，我们需要对该教育体系涉及的生源进行遴选或对现有的医学生进行补救性培训；将本科生的团队合作延伸至毕业前和毕业后的社会活动和学习过程中，作为终身学习的一部分，对医学毕业生进行持续的毕业后再教育，强化医学整体观素养和整合能力的培养。

（3）强调跨行业团队合作，增强整合医学教育的可操作性　重视团队合作、奖励机制，并将之融入所有卫生工作者的培养过程中。以团队为基础的教学还应包括非医学专业人员，尤其是基层辅助人员、行政管理人员、政策制定者和社区领导人。

卫生服务环境日趋复杂，团队合作日趋重要，唯有在教学中加强团队合作能力的培养，医疗卫生工作者才能在以后的工作中更加适应团队合作，从而实现良好的医疗卫生服务。培植医学教育领导力，争取政府和社会职能部门的支持。医学教育中的领导力应当来自学术和专业群体，但在制定影响卫生系统资源分配的政策时，需要得到政府和社会其他部门领导力的支持。

（三）我国整合医学教育体系框架

整合医学教育体系框架主要涉及教育系统、整合医学教育系统和医疗卫生系统三部分，也成为整合医学教育系统的三阶段。整合医学教育系统作为教育系统和医疗卫生系统的连接部分，从现有的教育系统中遴选合适的人群进行医学教育培训；完成医学教育的医疗卫生人才进入医疗卫生系统从事整合医学疾病预防与治疗。如前所述，整合医学教育体系由十大要素组成，在此不予赘述。整合医学教育体系的其他两部分或阶段如下。

1. 人才遴选阶段

在人才遴选阶段，相对于其他职业，医生需要在 STEM 领域有更好的知识背景。STEM 代表科学（Science）、技术（Technology）、工程（Engineering）、数学（Mathematics）。STEM 教育就是科学、技术、工程、数学的教育。在国家实力的比较中，获得 STEM 学位的人数成为一个重要的指标。美国政府 STEM 计划是一项鼓励学生主修科学、技术、工程和数学（STEM）领域的计划，并不断加大科学、技术、工程和数学教育的投入，培养学生的科技理工素养。

2020 年 12 月 17 日，美国国家科学院发布报告《无止境的前沿：科学的未来75 年》（*The Endless Frontier：The Next 75 Years in Science*），建言美国未来的科技政策。该报告是为纪念万尼瓦尔·布什（Vannevar Bush）的《科学：无止境的前沿》（简称《布什报告》）发表 75 周年。美国国家科学院于 2020 年 2 月 26 日召开了科技政策专题研讨会，该科技政策专题研讨会邀请学术机构、政府部门和商业界的领袖人士，共同研讨在新的时代挑战背景下，为美国创新提供动力的现代科研组织结构是否需要重构这一议题。报告提出了将美国的基础研究与今后几十年的经济增长关联起来的对策建议，其中提到，未来必须更加重视 STEM 教育，为尽可能多的人提供高质量、可获得和负担得起的科技教育，持续增强引进和留住国外顶尖科技人才的能力，不断提升技能人才素质，为未来数字经济做好准备。

为适应整合医学教育的现实需求，结合我国在引进外来成熟教育模式时的诸多不良反应，在医学生遴选阶段，除上述提及的 STEM 外，还需要考察医学生人文素养和基础医学知识素养。只有提高入学门槛，才有可能识别出真正适合整合医学教育的可塑之才。

2. 整合医学教育阶段

（1）教育理念的形成与引导　医学教育从家传师授为主到以培养岗位胜任力

为基础的院校教育，医学教育经历了教师本位、学生本位和患者本位的教育理念。

患者本位的教育理念体现了整体整合医学的思想，即从人体整体出发，将医学各领域最先进的知识理论和临床各专科最有效的实践经验进行有机整合，形成更加符合人体健康、更加适合疾病诊疗的新的医学教育体系。

（2）教学目标的制定与统一　竞争性择优录取政策下招录的多为最优秀、最聪明的学术型和领导型人才。均衡民族、城乡和社会文化差异的招生政策预示医学院校的办学目标更注重医疗卫生服务的社会公平问题。

1995年，国家教委（1998年更名为教育部）制定了高等医学教育的总体培养目标："培养具有良好的思想品德和职业道德，较广泛的社会科学知识，较宽厚的医学基础，较熟练的专业实践能力和解决医学实际问题的医学专门人才"，此培养目标强调了医学人才的职业道德和医学专业区别于其他专业的特有素质（包括科学知识、医学基础、专业实践能力和解决问题的能力）；1999年，国际医学教育专门委员会提出了全球医学人才基本能力，除上述培养目标外，新增了职业态度、行为、沟通技巧、群体健康和卫生系统、信息管理及批判性思维和研究等能力。为适应目前国际医学模式和我国人口结构及流行病学的变化，并打通医学教育和卫生系统的各个环节，整合医学教育的目标需做必要的调整和统一。

（3）教材、教学、机构设计　教材设计包括传统教材、多媒体教材、数字化教材；教学设计包括教学方法设计，录取、学制、教学进程设计，教学评估、能力考核设计；教学机构设计包括机构的结构设计和可持续的运行、维持机制设计。在进行教学设计时，应将整合医学的理念贯穿于已有的课程体系中，在缩减重复课程所花费的学时的同时，培养学生将相关医学知识融会贯通的能力。

（4）专业知识的整合与传承　目前，国内外医学教育实行的改革多是水平方向或垂直方向上的课程或学科整合。如果能实现立体式专业知识的整合，将极大地提高目前医学教育的效率。调研和借鉴国际先进医学教育模式，通过开创新的医学知识教育体系，形成中国特色和国家竞争力。

（5）人文科学的融合与贯通　将医学可能涉及的人文科学知识融会到整合医学教育过程中，培养医学人才的人文情怀和人文素养，全面提升医学生对医学本质的认识，并将之用于改良医疗过程。可能涉及的人文学科包括宗教/哲学、语言学、人际关系学、教育学、心理学、社会学等。

（6）学习环境的塑造与维护　学习环境包括物理环境（学习空间、学习工具及医学院和医院的其他基础设施）、资源环境（管理资源、数据资源、教师资源等）、科技环境（技术环境、科技政策环境、学术环境和能力环境等）和人文环境（教育理念、认知环境、国际化的大教育环境和国内外医疗环境等），四者之间相互依赖、相互影响。如何塑造适合整合医学教育的学习环境并维持这种环境，我们需要进行深入的思考。

（7）评价机制的完善与改革　学科评价和吸引人力资源评价是一个学科发展

的指挥棒和风向标。借鉴国内外医学生的能力标准及医师能力评价方法等，可有针对性地完善甚至改革我国医学教育评价机制。经遴选，可调研和对比的机构包括加拿大医学会、美国医学院联合会、美国外科培训联合委员会、英国毕业后继续教育委员会、美国毕业后医学教育认证委员会、澳大利亚皇家外科医学院和国际医学教育组织。

（8）就业渠道的畅通与开拓　整合医学教育培养的卫生人才如何顺利地进入教育系统或国际/国内的卫生系统并扩大其竞争优势，是保证整合医学教育模式可持续发展的关键因素。

就业渠道的拓展有赖于整合医学教育所培养的卫生人才具有行业所必需的社会公信力。获得这种社会公信力的关键是评定机构的社会目的、驱动力、教育内容、培养出的胜任能力与实际行业需求是否协调一致。目前世界上没有统一的认证标准，但全球的统一原则将使职业认证变得更加一致、透明和具有公信力，有助于培养更多基础知识和临床实践丰富的医学卫生人才，并增加医学人才的跨国迁移。在此背景下，实现一定程度上的全球与局部地区平衡是首要问题，并使特定区域特定背景下的临床实践、教学和职业评估适应全球化趋势。

3. 整合医学疾病预防与治疗阶段

与目前的医疗卫生系统重治疗、轻预防相比，重构后的医疗卫生系统将重点前置为传染性或非传染性疾病防控。其中非传染性疾病涉及的地点包括家庭、医院、康复中心，涉及的人员为社工、护士、医生和医疗顾问；传染性疾病涉及疫情监测、免疫接种、疫情控制、患者治疗等阶段，为了满足传染性疾病防控的社会基本需求（水源、卫生清洁），还需要工程师、警方、政府和其他相关职业的社会人员参与。

参考文献

［1］Greer Williams. Western Reserve's experiment in meidical education and its outcome［M］. New York：Oxford University Press，1980.

［2］Barrows，H. S. Taxonomy of problem-based-learning methods［J］. Medical Education，1986，(20)：481－486.

［3］耿景海，文民刚，周增桓. 医学教育改革热点及发展趋势［J］. 医学研究与教育，2012(4)：86－91.

［4］臧凯. 医学生批判性思维能力培养研究［J］. 科技创新导报，2015，(26)：151－152.

［5］Mandin H，Harasym P，Eagle C，et al. Developing a "clinical presentation" curriculum at the University of Calgary［J］. Academic Medicine Journal of the Association of American Medical Colleges，1995，70 (3)：186－193.

［6］门伟莉. 我国医学教育研究［D］. 博士后研究报告. 北京：中国工程院战略咨询中心，2019.

[7] Birgegard G, Lindquist U. Change in student attitudes to medical school after the introduction of problem-based learning in spite of low ratings [J]. Med Educ, 1998 (32): 46–49.

[8] Azer SA, Azer D. Group interaction in problem-based learning tutorials: A systematic review [J]. Eur J Dent Educ, 2015 (19): 194–208.

[9] Ling J, Yun Fu. Recent changes in the curriculum of Chinese dental schools [J]. J Dent Educ, 2007 (71): 1447–1456.

[10] Laliberte M, Hudon A, Mazer B, et al. An in-depth analysis of ethics teaching in Canadian physiotherapy and occupational therapy programs [J]. Disability and Rehabilitation, 2015, 37 (24): 2305–2311.

[11] Louis J, Ling L, Thompson bowles, et al. Emergency medicine in the medical school curriculum [J]. Academic Emergency Medicine, 2010 (17): 10.

[12] Susanne Gerhardt-Szep, Florian Kunkel, Andreas Moeltner, et al. Evaluating differently tutored groups in problem-based learning in a German dental curriculum: A mixed methods study [J]. Bmc Medical Education, 2016 (16): 1.

[13] Tahra Almahmoud, M Jawad Hashim, Margaret Ann Elzubeir, et al. Ethics teaching in a medical education environment: preferences for diversity of learning and assessment methods [J]. Med Educ Online, 2017, 22 (1).

[14] Pagel, Hudetz. Scholarly productivity of United States academic cardiothoracic anesthesiologists: Influence of fellowship accreditation and transesophageal echocardiographic credentials on h-index and other citation bibliometrics [J]. Journal of Cardiothoracic and Vascular Anesthesia, 2011, 25 (5): 761–765.

[15] Kazakis NA, Diamantidis AD, Fragidis LL, et al. Evaluating the research performance of the Greek medical schools using bibliometrics [J]. Scientometrics, 2014, 98 (2): 1367–1384.

[16] Mou Dongmei, Zheng Xiaoyue, Wang Ping, et al. Use of Social Network Analysis in Disciplinary Knowledge Structure Research Revisited [J]. Information Studies: Theory & Application, 2016 (8): 22–27.

[17] 樊代明. HIM, 医学发展新时代的必由之路 [J]. 医学争鸣, 2017 (3): 1–19.

[18] Weili Men, Haijuan Xiao, Zhiping Yang, et al. Agglomeration effect of medical education: Based on the Web of Science Database [J]. Journal of Translational Internal Medicine, 2018, 6 (4): 165–172.

[19] 中国工程院. 我国全民健康与医药卫生事业发展战略研究 [R]. 北京: 中国工程院, 2016.

[20] Julio Frenk, Lincoln Chen, Zulfiqar AB, et al. Health professionals for a new century: transforming education to strengthen health systems in an inter-dependent world [J]. The Lancet, 2011, 5 (4): 286–321.

[21] Dong Xu, Baozhi Sun, Xuehong Wan, et al. Reformation of medical education in China [J]. The Lancet, 2010, 375 (9725): 1502–1504.

[22] National Academies of Sciences, Engineering, and Medicine. The Endless frontier: The next 75 years in science [M]. Washington: The National Academies Press, 2020.

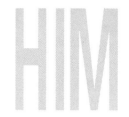

从整合医学理论看整合药学的发展

◎海沙尔江·吾守尔　门伟莉　刘运芳　杨志平　樊代明

党的十九大报告提出，要全面贯彻"健康中国"战略部署，加快推进"健康中国"建设。要实现"健康中国"战略目标，唯有实现大卫生、大健康、"以疾病为中心"向"以人民健康为中心"的医疗观念的转变，促进整体整合医学理念的实践与发展。药学是医学实现治病救人目的的手段及工具，我们应全力推进全民健康事业及整体整合医学理念在我国的全面落实及大力发展，建立适合我国国情的现代药物研发、应用、转化模式，制定推动医学与药学整合战略的路线图、实施规范和共识意见，为我国 2035 年基本实现社会主义现代化的奋斗目标提供理论基础和政策保障。

根据《中华人民共和国药品管理法》第 102 条关于药品的定义：药品是指用于预防、治疗、诊断人的疾病，有目的地调节人的生理机能并规定有适应证或者功能主治、用法和用量的物质，包括中药材、中药饮片、中成药、化学原料药及其制剂、抗生素、生化药品、放射性药品、血清、疫苗、血液制品和诊断药品等。药品的种类复杂、品种繁多，根据不同原则可以有多种分类方法。如：根据药物的起源和指导理论，可以分为现代药和传统药；根据购买和使用方式可以分为处方药和非处方药；根据药物的创新程度可以分为创新药和仿制药；根据审批机关范围可以分为上市药和医院制剂；根据药品在管理机构的地位，可以分为国家基本药物、基本医疗保险目录药和国家储备药；根据管理的严格程度，可以分为特殊管理药品和一般管理药品。

我国目前有中药制剂 5000 多种，西药制剂 4000 多种。因为药品不是独立的商品，药品与药学和医学的发展紧密相连，尤其与药学的关系更为密切。药学主要研究药物的来源、炮制、性状、药理作用、药物分析、药物鉴定、新药研发、生产应用、安全监管等内容，药学的主要任务是不断开发有效的药物，不断提高药物质量，保证用药安全，为抵御疾病发挥作用。纵观药学发展史，主要揭示了药物的发明和应用的历史，以及在这一历史过程中引发的医学和社会问题。四大文明古国都积累了原始的药物知识，借助大自然固有的植物、动物及部分矿物质，开始了治疗疾病的探索，中国古代药物学成就尤其显著。在古代西方，古希腊和古罗马的医药学家发明了原始的药方制剂。欧洲经历了中世纪的黑暗，迎来了文艺复兴时期，步入了以艺术为先导，带动医学和科学进步的新时代。在自然科学迅速发展之下，物理学和化学推动了现代药物学的发展。人们从19世纪开始提纯药物的有效成分，进而用化学方法合成新药物。以麻醉药为开端，西药开始以全新的姿态登上历史舞台。抗生素、激素、维生素药物的发明，使人类看到战胜疾病的希望。但在欣喜之余，化学药物造成的恶性事件使人们重新思考药物的药理作用、药物的治疗作用、药物的毒副作用、药物的致畸作用，认识到药物监管的重要性，意识到药物安全问题不可回避。

我国的药品发展历史，纵向经历了古今的时代变迁，横向经历了国际环境的冲击。在继承古代中药学成就的基础上，走出了开发传统中药，让中药走向国际的中国特色道路。日内瓦时间2019年5月25日，第72届世界卫生大会通过了包含起源于中国的传统医学的国际疾病分类第11版（ICD-11）。历经10年努力，中医药正式进入国际主流医学这一分类体系，展现了中国传统医药的价值，中药的贡献功不可没。在我国药品发展的历史上，不仅要书写传统中药的历史，也要留下西药发展的足迹。鸦片战争以后，西医以势不可挡之势进入中国，西药伴随西医进入中国人的视野。新中国成立以前，中国没有医药工业，只有一些小制药厂或作坊，化学原料药几乎全部来自国外。没有原料药就没有药品制剂。为了打破国外的经济封锁，保障国家的生存和安全，中国人在设备极其简陋的条件下，依靠自己的力量研发国内没有生产的西药药品。西药药品在中国开启了从无到有、从国外进口到国内自产的历史，但这是一条艰难的道路。我国西药药品生产的历史，按照时间来划分，可以分为四个时期：新中国成立初期的初步发展、十年动乱的停滞阶段、改革开放的蓬勃发展、创新驱动快速发展；按照创新程度来划分，可以分为跟踪仿制、模仿创新、仿创结合、原始创新四个阶段。

现代科学的不断发展，使药学逐渐走上独立的发展道路，药学既与物理学、化学、医学、生物工程、基因工程等自然科学密不可分，又与政治、经济、人文社会科学存在千丝万缕的联系。培养现代药学专业人才任务愈发艰巨，由于分科过细，更需要掌握多学科的专业知识，才能成为合格的药学专业人才。因此，下文以整合医学理论为基础，从药学基础理论研究、经典药物研发、生物药物和生物技术进展、中药学发展、药物生产流通与监管、药学人才培养等几个方面，进行综合梳理，探究整合药学在理论与实践中的发展战略问题，以便为"什么是整合药学""为什么要整合药学以及怎样开展整合药学"等战略问题的讨论和解决奠定基础。

一、中国药品发展概述

（一）药学理论基础研究

药理学是生命科学领域中的一门重要学科，是连接药学和医学、基础医学和临床医学、基础科学与应用科学、生命科学与化学，以及其他多学科与医药科学的桥梁学科，药理学科的发展与医学科学的进步、药学科学的发展和人类防病治病维护健康的关系密切，与社会发展和经济建设密切相关，在现代科学进步和社会发展中发挥着重要作用。

1. 药理学研究

药理学科的发展主要表现在以下三个方面。一是认识药物作用机制，指导临床合理用药。通过研究药物作用的机制和特点，评价药物作用的效果和安全性，指导临床合理用药，充分发挥药物的药理作用，达到最佳治疗效果。药理学发展的水平直接关系到临床用药的科学性和合理性，关系到临床医疗水平的提升。因此，药物的药理作用、作用机制、不良反应的研究与实验治疗学的研究非常重要。二是新药发现和新药作用评价，开发新型药物。采用药理学研究的技术方法评价可以作为药用的物质，是新药发现的重要途径之一。对发现的具有药理作用的物质进行系统的药物作用机制、药物体内过程和药物安全性的临床前研究，为新药的临床研究和应用提供实验依据是药理学的重要研究内容。三是探索生命科学的机制，促进生命科学发展。药理学是生命科学的重要组成部分，大量对生命活动的机制认识，是在药理学研究的过程中发现的。

药物与人民健康休戚相关。药物引起的不良反应和不良事件使人们更加重视药物的应用，医药卫生体制改革对临床合理、科学、安全地应用药物提出了新的要求，药物在经济建设中的重要作用促进了我国对生物医药产业的重视，特别是2009 年 5 月国家科技重大专项"重大新药创制"的启动，推动了我国创新药物的研究。

2. 药物代谢动力学研究

药物代谢动力学（即药动学）是研究机体对药物的作用规律的学科，它应用动力学原理与数学模型，定量地描述药物在机体内的吸收、分布、代谢和排泄的过程。

21 世纪后，药物代谢动力学的发展更加迅速。新型的体外及体内模型为研究药物在体内的转运机制提供了有效的手段，计算机模拟技术、药物基因组学、表观遗传学在药物代谢酶及转运体的结构、功能研究以及个体化用药研究等方面发挥了十分重要的作用。

药动学药效学结合（PK – PD）模型逐步应用于抗生素以外的其他化学合成药物的研究中，如麻醉性镇痛药芬太尼、生物技术药物阿仑单抗、心血管系统药物阿替洛尔、肾上腺皮质激素类药物甲基氢化泼尼松及抗肿瘤药物托泊替康等。我国则已将该模型应用于中药的研究中，为中药的研究开发和临床合理应用提供了科学依据。

在系统生物学的推动下，药物代谢组学应运而生。我国在"十一五"期间，"临床前药物代谢动力学技术平台"成为"重大新药创制"科技重大专项之一。药物代谢动力学技术平台的建设，重在解决创新药物研究中高通量药物代谢动力学的研究与评价、高灵敏性的生物大分子药物代谢分析等关键技术难题，制定既符合我国国情同时又与国际接轨的药物代谢动力学研究技术规范，从而使我国药物代谢动力学的整体研究水平达到国际先进。

在毒代动力学研究方面，重视特殊种类药物的安全性评价与研究。针对我国在临床试验或应用中某些中药注射剂出现的不良反应，开展了中药注射剂的再评价；对纳米药物安全性及其评价模式进行了探索性研究。

3. 药剂学研究

近年来，我国药剂学研究发展十分迅速，药物制剂技术不断提高，药物制剂相关的理论研究也有明显进展，多种国际先进水平的药物制剂在我国已经投入生产，一些新型药物制剂在研究过程中。

在固体口服制剂研究中，针对口服促吸收载体的研究取得一定进展，使难溶性药物通过制剂形式的改变及药物的生物利用度，有效保证了药物的治疗效果。在解决口服难溶性药物制剂研究中，采用了难溶性药物微粒载体增溶技术，并探讨了释药载体形成机制及其对药物理化性质和药代动力学特征的影响，为难溶性药物的开发提供了技术保障。

口服缓控释制剂在我国的研究开展较早，近年来，在缓控释技术和材料研究方面有了明显进步，缓控释效果基本满足了药物制剂的要求，有效提高了固体口服制剂的质量水平。蛋白多肽类药物长效微球的研究，为生物技术药物的研发提供了技术支持。

靶向药物制剂的研究近年来也有明显的进步，部分经过制剂改造具有靶向性的抗肿瘤药物已经进入临床研究，如新型肿瘤靶向免疫纳米胶束，实验证明具有较好的靶向性，不仅可以提高疗效，而且可以降低不良反应。具有定向分布和缓慢释放特征的紫杉醇新型纳米乳，消除了过敏反应，降低了全身毒副作用，提高了耐受剂量及治疗效果。

此外，经皮促透技术、微球技术、纳米技术、渗透泵控释技术、组织靶向技术等也成为近年研究的热点。

4. 药物分析研究

药物分析是一门综合性的应用学科，其主要任务是运用各种科学技术手段控制、检测药品的质量，保证用药安全有效。

药物分析是药物标准研究的重要手段，也是进行药物质量控制的重要手段，无论对于药物研究还是药品生产和应用，都具有重要的意义。长期以来，我国药物以仿制为主，制药工业基础比较薄弱，药品质量控制的分析技术能力比较差。自20世纪90年代以来，分析技术和信息技术飞速发展，药物相关分析技术得到长足进步，仪器分析技术得到快速发展。药物质量控制的重要因素之一是需要有一定的标准物质，缺乏国际认可的统一的国家级标准物质影响着我国药物质量的提高。尤其是对于中药研究，缺乏标准成为中药国际化和现代化研究中最主要的障碍。2010年，中国医学科学院药物研究所在科技部、卫生部（现卫健委）、中国医学科学院领导的支持与关怀下，经过多学科研究人员刻苦攻关，研制的首批15种中药材成分分析与化学纯度分析国家一级标准物质获得国家质量监督检验检疫总局（现国家市场监督管理总局）批准。这标志着我国具有了能够反映中药材药效成分的有证标准物质，奠定了中药研究国际化的物质基础。新研究成功的15种中药材成分分析和相关有效标识化学纯度成分国家一级标准物质，填补了我国在有证标准物质领域及药学领域中的两项空白。

晶型药物分析方法研究取得进展。研究证明，固体化学药物的晶型状态严重影响药物的生物利用度和药物的作用，中国医学科学院药物研究所研究人员经过大量实验证明，国产仿制药物的质量差异多数是由于晶型变化引起的，我国研发的药物缺乏对晶型的控制，导致疗效波动。为了提高国产药物质量水平，保证药物疗效的稳定，研究人员对晶型药物的分析方法、晶型稳定性评价方法、晶型药物的生物学评价方法和晶型药物的质量控制方法进行了比较系统的研究，取得了显著进展，为晶型药物研究奠定了技术基础。

药物分析技术水平的提高和对质量标准的科学认识，是保证我国药物质量的基本条件。但是，我们必须清醒看到，目前在分析学科中，仪器分析成为主要的分析手段，而先进的分析检测仪器几乎全部都需要依赖进口，这是我们与国际先进水平短期内无法弥补的差距。分析技术和药物分析学科的全面进步发展，仍有待于国家整体技术水平和实力的提高。

（二）经典药物研发

现代药学在现代医学中占有重要的地位，对现代医学的整体发展有着重大影响。现代药学作为医学的一部分，其发展受社会背景的制约，与社会的政治、经济、文化有密切的关系；另一方面，药学的发展又有其本身的内在规律。与医学的发展规律一样，中国的现代药学发展也是随着社会大环境的发展而发展的。在其发展过程中，大致经历了四个不同时期：20世纪50年代初期及国民经济恢复时期的奠基和初步发展，十年动乱中的停滞及发展，改革开放后的蓬勃发展，实施"创新驱动发展"战略以来的高速发展。

中国的药学科学在实施"重大新药创制"国家科技重大专项的推动下，得到全面快速发展，围绕创新药物研究的相关科学研究和技术创新呈现出前所未有的态势。通过创新药物研究，为社会和医疗提供更为有效的药物；通过技术改造，进一步降低药物成本，为社会提供价格合理的药物；通过质量标准研究，进一步提高药品质量，使国产药物质量达到国际先进水平。我国的药物专利数量不断增加，创新性和实用性更加突出，药学研究水平显著提升。

1. 心血管系统药物研究

新中国成立后的前 10 年，我国对心血管药物的研究主要是寻找国产萝芙木资源和品种的引进。对萝芙木化学、药理、临床和生产也进行了综合研究。生产出总生物碱制剂——降压灵，还研究了从催吐萝芙木根中提取分离利血平的工业生产方法。

20 世纪 70 年代末期，心血管系统药物的品种已达到 100 多种。我国对新药的开发以中草药的有效成分研究居多。80 年代至 90 年代初，为寻找新的钙拮抗剂，药理方面的研究报道较多，且以中草药有效成分及其结构改造物为主要对象，并不断取得新进展。

20 世纪 90 年代以后，心血管系统药物成为新药研究中最为活跃的领域之一。根据疾病类型，心血管药物主要分为降脂药、抗心律失常药、抗心绞痛药、抗高血压药和强心药。降脂药通过阻断内源性胆固醇的生物合成或促进体内胆固醇、甘油三酯的代谢，降低血液中胆固醇和甘油三酯的含量，减缓动脉粥样硬化的形成。降脂药是治疗动脉粥样硬化的药物，可被看作心血管疾病的预防药物。其中，丹皮酚（Paeonol，PAE）又称牡丹酚，是中药牡丹皮［牡丹（Paeonol Suffruticosa）的根皮］和徐长卿（Cynanchum Paniculatum）全草的主要活性成分，其在心血管方面的药理活性越来越受到人们重视。氧化苦参碱（Oxymatrine，OMT）为苦参类生物碱之一，是从豆科植物苦参、广豆根中提取的生物碱，具有四环喹嗪啶类结构，其具有抗心律失常等多方面的药理活性和临床功能。胰高血糖素样肽 1（Glucagon-like peptide－1，GLP－1）又称肠促胰岛素，除能降低血糖外，还具有剂量依赖性的舒张血管等独特功能。人工麝香具有改善心血管微循环障碍、增加心肌营养性血流量、扩张冠状动脉、抗心绞痛等作用。

此外，我国科研工作者还发现丹参酮、二苯乙烯苷、白藜芦醇、葛根素、粉防己碱、银杏内酯 B、灯盏花素、埃他卡林、羟苯氨酮、双苯氟嗪以及他汀类药物亦在心血管系统领域有重要应用。国内医院常用的抗高血压药物主要以钙通道阻滞剂（地平类）、血管紧张素转化酶抑制剂（普利类）和血管紧张素受体 II 抑制剂（沙坦类）三大类药物为主，这三大类药物的国际品种多达 40～50 种（中国市场上亦有 30～40 种）。随着药品国产化率的不断提高以及中国居民用药水平与西方发达国家用药水平上的差距不断缩小，目前即使是价格非常昂贵的沙坦类降压药也已越来越多地进入中国。

2. 神经系统药物研究

20 世纪 80 年代初期对神经系统药物的研究，主要是从民间应用植物中研究神经系统药物，并取得了一定进展。由于在针刺镇痛和中药麻醉中存在肌松不全的问题，推动了寻找新肌松药的研究。在 1984 年以后的几年中，除继续寻找新的药物外，还开展了某些药物治疗浓度的监测工作。此外，对喹诺酮类化合物、吲哚类化合物进行了结构改造，从中寻找有活性的新化合物；合成了具有抗胆碱活性的取代羟乙酸哌啶醇酯类化合物和三取代乙酸酯类化合物。1989 年以后对神经系统药物的研究在深度和广度上有了很大发展，如异喹啉化合物对单胺受体的影响的研究拓宽了研究思路。

20 世纪 90 年代后，神经保护类药物不断发展，被广泛有效用于治疗脑缺血、脑损伤、阿尔茨海默病、帕金森病、视网膜疾病等，常用的神经保护剂包括钙通道拮抗剂、自由基清除剂、谷氨酸拮抗剂、细胞膜稳定剂等。其中，脑复康（别名吡乙酰胺、酰胺吡酮、酰胺吡）为氨酪酸的同类物，具有激活、保护和修复脑细胞的作用，能阻断细胞内钙超载，解除血管痉挛，增加血流量，改善微循环。神经节苷脂（GM1）可稳定生物膜上酶的活性，保护线粒体，同时又具有拮抗兴奋性神经毒作用和加强神经生长因子的作用。近年来，应用兴奋性氨基酸受体阻断剂治疗缺血性脑血管疾病的研究日趋受到重视，并已开展了对多种药物的临床前及临床药理学试验研究。已有多类神经保护药的研究进入 Ⅲ 期临床试验阶段，如钙通道阻滞剂尼莫地平、兴奋性氨基酸受体阻断剂、自由基清除剂、抗细胞间黏附分子 - 1 抗体、胞磷胆碱等。

3. 抗肿瘤药物研究

20 世纪 60 年代，在合成药物研制上进展较快，发现了多个有效的烷化剂药物。70 年代起至 80 年代，国内在天然药物及其他类型抗癌药物的开发上进展显著。进入 21 世纪，分子靶向抗肿瘤药物研发成为主流。传统的细胞毒类药物非特异性地阻断细胞分裂从而引起细胞死亡，在杀死肿瘤细胞的同时，也破坏了人体正常细胞，容易引起治疗相关的毒性，反而可能缩短患者寿命。因此研发可选择性杀伤或抑制肿瘤细胞的新型抗肿瘤药物成为研究者的目标。抗肿瘤药物开发从细胞毒类药物和广谱的细胞周期抑制剂转向更具特异性的细胞信号转导抑制剂，包括大分子单克隆抗休和小分子化合物。其中又以小分子酪氨酸激酶抑制剂（Tyrosine kinase inhibitor, TKI）为热点。2005 年以前，国家食品药品监督管理局（后组建为国家市场监督管理总局）受理的 TKI 类新药不足 5 个，而到了 2011 年底，累计申报总量已经超过 50 个。

肿瘤领域另一个突出的研究进展是生物标志物的确定及其诊断试剂的开发利用，这些研究使得某些肿瘤领域对患者的分层筛选和个体化治疗模式成为现实。由于生物标志物的鉴定，医生们可以依靠诊断技术为患者选择最有效的药物。

2014 年 12 月 13 日，我国首个完全自主研发的抗癌新药艾坦（阿帕替尼）上市，这是目前晚期胃癌靶向药物中唯一的口服制剂，可显著延长晚期胃癌患者的生存时间。同时，艾坦也是全球首个被证实在晚期胃癌标准化疗失败后，安全有效的小分子抗血管生成靶向药物。此外，紫杉醇注射液、高三尖杉酯碱注射液、多西他赛注射液、注射用帕米膦酸二钠等亦在临床抗肿瘤领域有广泛应用。

抗肿瘤植物药数量很多，我国先后对400多种中药材做了较深入的化学成分研究，填补了一大批中草药化学成分空白，筛选出800多个生物活性成分，由于传统中医学强调整体观念，中药也存在对机体作用的整体性，这就导致了其有效成分的多样化和复杂的作用机制，即使已确定了中药活性成分，往往单独使用时也很难达到原有的作用效果。

市场对抗肿瘤药物的需求逐年增长。自2007年以来，抗肿瘤药物一直是全球医药市场的领军类别，中国市场的复合增长率高达20.4%，远远高于全球增长水平。潜力巨大的抗肿瘤药物市场，引起了国内外药企的极大兴趣。全球新药研发投入中，至少有40%~45%投入到抗肿瘤药物研发上，目前全球几大跨国制药企业都在争相将最新的抗肿瘤药物推向中国市场。中国抗肿瘤药物研发虽然一度落后，但在药品价格调整、医改启动及大病医保扩容等因素的影响下，很多本土企业都开始把研发抗肿瘤用药作为企业未来发展的重点。

替尼类药物严重扎堆。排队申报的多是血管内皮生长因子受体（VEGFR）、表皮生长因子受体（EGFR）抑制剂靶点，鲜见国外热门的RAF/MEK、ALK、c-Met、JAK靶点。2014年，阿法替尼、吉非替尼、阿昔替尼和厄洛替尼的受理号都超过10个。在中国，替尼类创新药的申报如火如荼。综合2014年申报的抗肿瘤化学药新药申请来看，替尼类品种共有23个，申报厂家达44个，一个厂家多个品种及多个受理号的情况也比较常见。粗略统计，目前我国自主研发的替尼类药物至少有42个，加上仿制的20多个品种，替尼类药物申报的速度和热度明显超出业界预期。2009—2013年，共有14家国内制药企业递交了替尼类药物（酪氨酸激酶抑制剂）的1类新药临床申请，涉及23个品种。此外，还有5家国内制药企业递交了替尼类药物的3类新药临床申请，涉及4个品种。替尼类已成为我国1类抗肿瘤新药研发品种的重要阵地。

此外，自全球首个程序性死亡受体-1（PD-1）/程序性死亡配体-1（PD-L1）抗体Opdivo于2014年7月在日本上市后，PD-1和PD-L1的研发在全球盛行。国内PD-1/PD-L1单抗市场已经从药物研发阶段进入药物商业化阶段。2018年6月15日，纳武利尤单抗（Opdivo，BMS）获得国家药品监督管理局（NMPA）批准上市，成为国内首个获批上市的PD-1单抗。在随后短短的1年时间内，NMPA先后批准上市了4款PD-1单抗，其中1款为进口［帕博利珠单抗（Keytruda，默沙东）］，3款为国产［特瑞普利单抗（拓益，君实生物）、信迪利单抗（达伯舒，信达生物）、卡瑞利珠单抗（艾立妥，恒瑞医药）］。截至目前，另外3款PD-1/PD-L1单抗［替雷利珠单抗（百济神州）、德瓦鲁单抗（Imfinzi，英飞凡；阿斯利康）、阿替利珠单抗（Tecentriq，泰圣奇；罗氏）］也已经向NMPA提交了上市申请。

4. 甾体药物研究

目前，我国甾体激素的生产规模、工艺及产品质量总体上已接近世界先进水平，但在微生物转化技术和优良菌种的选育等关键生产技术方面与国外先进厂家尚存在差距，新产品的研发能力也不足。由于科研开发能力相对滞后，国内生产的品种只有40余种，仅占全球的14%，且大多为中低档产品。在皮质激素类药物中，我国生产的绝大多数为初中级品种，如泼尼松、氢化可的松、醋酸可的松等，醋酸确炎舒松、醋酸肤轻松、醋酸地塞米松和倍他米松等高级皮质激素品种产量所占比例还较低。性激素类药物方面，国外厂家已能够生产雌激素药物30余个品种，而我国仅能生产炔雌醇、雌二醇、戊酸雌二醇、苯甲酸雌二醇、炔雌醚、雌三醇、尼尔雌醇等几个品种；全球范围内孕激素已有近50种左右，而我国只能生产孕酮、己酸孕酮、甲孕酮、甲地孕酮、醋酸甲羟孕酮、氯地孕酮、炔诺酮、18－甲基炔诺酮、醋炔醚、妊娠素、米非司酮等10余种。麻醉类药物方面，我国仅在肌松药物方面达到国外先进水平。因此，我国在甾体药物的结构提升方面仍有巨大的空间。

5. 抗生素研究

1949年以后，国家对抗生素的研究和生产十分重视，1951年试制出第一批结晶青霉素，1953年5月1日正式投产。1955年又增加了氯霉素和合霉素等品种的生产。1957年华北药厂建成投产，标志着我国进入抗生素大发展时期。目前我国已成为全球抗生素产量最大的国家，并形成了以广州白云山制药、石家庄制药、哈药等公司为代表的一批优秀的抗生素生产企业。截至2009年，中国抗生素原料药的生产企业已有181家之多，产量合计14.7万吨，其中2.47万吨用于出口。全球约75%的青霉素工业盐、80%的头孢菌素类抗生素和90%的链霉素类抗生素均产于中国。到目前为止，中国已有100余种抗生素品种实现了产业化，尤其在青霉素、链霉素、四环素、土霉素和庆大霉素等原料药生产方面，我国拥有绝对优势。与此同时，我国也是抗生素的使用大国。在我国医院内的药物消耗量中，抗生素约占30%左右，在一些基层医院该数值甚至高达50%。受如此巨大的市场需求的推动，我国抗生素的市场规模也在逐年攀升。

近年来，中国抗生素市场的规模虽然逐年增加，但是盈利能力却在下降。究其主要原因是在抗生素的研发方面，中国还处于起步阶段，表现在现有产品大多为仿制药，且同质化严重，从而造成了产能过剩、环保压力大、低水平重复建设等诸多问题，和欧美国家、日本等发达国家相比还有相当大的差距。因此，加强自主创新能力以形成核心竞争力，推动产业由"中国制造"向"中国智造"升级，成为中国抗生素产业的一项迫切要求。目前，中国抗生素产业逐渐形成了一批规模化产业集团和完整产业链，这在硬件和资金上为自主创新提供了基础条件。而经过多年的竞争和积累，中国抗生素生产企业集成国内外技术资源的能力在提高，这为技术创新也打下了一定基础。如今，中国抗生素企业正积极参与国外高端规范市场的认证，范围涵盖产品质量、环保、职业健康安全等；并且更多的企业开始关注创新药物和创新能力，力求在仿制的基础上实现创新，在工艺创新上有长足发展，以使自身从低端价值向高端价值攀升。此外，很多中国企业还纷纷与知名跨国药企展开合作，以提高自己在技术、工艺、管理和市场营销等方面的核心竞争力。

6. 抗寄生虫病药物研究

20世纪80年代以后，抗寄生虫病药物的研究主要是在原有药物基础上的改进或合成工艺上的改进，进行结构改造以后合成新的衍生物，或进行剂型上的改进等，目的是提高疗效，降低副反应。如抗疟新药青蒿素具有速效、低毒等优点，但近期复发率较高，若将其制成油剂，注射后复发率则显著降低。

利用现代生物技术等手段，在新药研究中进行分子靶向识别和药物高通量筛选是早期研发的必经过程。基于新的分子药物靶位的识别和验证，获得寄生虫基因组序列，为药物研发提供了保障。抗寄生虫药物研发的长期目标是发现与已知药物无关的新的活性物质或创制、筛选新的化学实体。几十年来，我国在抗动物寄生虫药物的研究应用上主要为化学药物，且主要以仿制药物为主。例如盐酸锥双净、地克珠利、三氮脒等一批药物在防治寄生虫病中发挥了重要作用。近年来国内企业新开发的仿制药物包括动物专用抗生素伊维菌素、多拉菌素（抗体内外寄生虫药）、氯芬新（宠物用杀外寄生虫药）、莫能菌素（抗球虫药、牛用促生长剂）和妥曲球利（抗球虫药）等，这些药物已成为我国动物寄生虫病防治的主体产品。

血吸虫病防治药物研发曾是一项国家级科研任务，针对酒石酸锑钾疗程长、毒性大的缺点，国内研发了多种结构类型化合物，成功的新药有没食子酸锑钠、呋喃丙胺等。上海医工院创制的呋喃丙胺曾是非锑类抗血吸虫病药物的佼佼者，其化学结构类型受到国内外学者的关注，国内用于治疗日本血吸虫病患者达百万余人次，但限于毒副作用发生率和单用远期疗效较差、剂量大、服用时间长等问题，最后完全被毒性低、疗效高、疗程短的仿制新药吡喹酮（20世纪70年代上市）替代。

7. 化学合成药物研究

研发新药、改进工艺曾经是特定历史时期我国药物化学的主要任务。在新中国成立以前，中国没有医药工业，只有一些小制药厂或作坊，化学原料药几乎全部来自国外。1950年统计，国营和公私合营药厂73个，私营药厂371个，职工总人数约1.5万，主要生产制剂，86%以上原料药靠进口。没有原料药就没有药品制剂。为了打破国外的经济封锁，保障国家生存和安全，我国的科研工作者在设备极其简陋的条件下，依靠自己的力量研发国内没有生产的抗生素、磺胺、抗结核病药、地方病防治药、解热镇痛药和维生素等原料药，同时研究提高制备工艺水平，这成为我国药物化学学科队伍的头等重大任务。大批国产药品相继投产上市，如青霉素钾盐、合霉素、土霉素、磺胺噻唑、磺胺嘧啶、磺胺甲氧嘧啶、氯胍、环氯胍、异烟肼、葡萄糖酸锑钠、海群生、阿斯匹林、非那西丁、苯巴比妥、维生素 C、维生素 B2、维生素 B6、咖啡因等。

1985 年 9 月，我国独创的两步发酵法生产维生素 C 技术以 550 美元转让给罗氏公司，这是当时我国价值最高的医药技术出口项目。在这一阶段逐渐积累起来的化学合成优势，为今天中国成为原料药出口大国奠定了坚实的基础。

随着研发上市的化学药品增加，药物的品种结构和工艺越来越复杂，如可的松、氢化可的松、泼尼松、9α-氟氢可的松、炔诺酮、半合成抗生素等。20 世纪 90 年代又抢仿了一批在中国无知识产权限制的国外新药，其中不乏优良品种。目前我国生产 24 个大类 1500 多种原料药，仿制产品占到 97% 以上，总产量位居世界第二，基本都是在这种背景下形成的。1949 年，我国人口预期寿命为 35 岁，2017 年 9 月国家统计局发布的改革开放 40 年经济社会发展成就系列报告中指出，改革开放以来，中国人口健康水平稳步提高，人口平均预期寿命已经上升到 76.7 岁。新药对人口预期寿命的延长做出了直接贡献。

研究药物合成工艺、改进提高收率和药品质量是药物化学研究的任务之一。原料药出口是我国医药工业的优势，也是医药经济的重要组成部分，目前每年销售额已达 20 多亿美元。出口品种几乎都是专利过期的仿制药品或相关的医药中间体，因此技术创新显得尤为重要。例如 20 世纪 80 年代到 90 年代初，国内非专利药品地塞米松的市场几乎全被外国公司占领；天津药业经工艺研究创新，技术水平大大提高，药品质量与外国公司产品相当，且成本较低，从而把跨国公司产品挤出了国内市场，并占领了 50% 以上的亚洲市场。此外，他们在维生素 C、维生素 B6、维生素 Bl、维生素 E、甲氧苄啶等产品的新技术、新工艺上都创造了较大的经济效益。再比如辅酶 Q10，辅酶 Q10 是一种重要的临床非专利药品，主要用于心血管疾病和癌症的综合治疗，近来广泛用于保健品、化妆品和食品添加剂，市场需求不断上升。辅酶 Q10 的主要生产工艺是微生物发酵法和化学合成法。国际上日本公司产品的质量和价格一直占有很大优势，国内有多家单位从事技术创新研究。浙江新昌制药厂在新技术基础上改进制造工艺，已经形成辅酶 Q10 年产 20 吨的生产能力，产品全部出口。复旦大学比较系统地研究了辅酶 Q10 的化学合成方法，生产成本大大降低，使之具有市场竞争力，新工艺已转让给新昌制药厂，并开始工艺放大。在特定形势下，这种仿制和工艺创新能力将有力保证我国药品供给链的安全，不致受制于人。2005 年中国面临禽流感威胁之际，瑞士罗氏公司防治禽流感的专利药"达菲"异常紧缺，国家又急需，国内几个单位用几周时间仿制出"达菲"，并研究了合成新工艺，其产品质量后来获得罗氏公司的技术鉴定认可。这种仿制能力对降低药价、安全保障药品供应具有重要作用，特别是对保障低收入人群的用药需求具有重大意义。

设计合成新结构创新药物是药物化学学科的核心任务和发展动力。在仪器、试剂、信息获取极其困难的条件下，中国创制新药的能力逐步发展提高。据统计，从 20 世纪 50 年代到 80 年代中期，我国科研人员共研制国内首次上市或经临床试验并鉴定过的化学类创新药 127 种，其中已知结构新适应证新药 54 种，创制新药 73 种（合成药 34 种，中草药有效成分 21 种，抗生素 3 种，半合成药品 15 种）。在合成药中，抗肿瘤药 14 种，其中氮芥衍生物 10 种，抗疟及抗血吸虫药 15 种，如氮甲、硝卡芥、甘磷酰芥、二巯基丁二酸钠、山莨菪碱、青蒿素、蒿甲醚、酞丁安、双炔失碳酯、丹参酮ⅡA磺酸钠等。自 1985 年我国实行新药审评办法以来，共批准一类创新化学药 30 种，如青蒿琥酯、双氢青蒿素、本芴醇、萘酚喹、毛冬青甲、利福喷汀、苯环壬酯、石杉碱甲、甲异靛、卡前列甲酯、卡前列酸、二氢埃托啡、促肝细胞生成素、血卟啉、依替米星、乙氧苯柳胺、戊乙奎醚、爱普列特、双环醇、丁苯酞、甘氨双唑钠、氯氧喹、三苯双脒、20（S）人参皂苷 Rg3、槐定碱、盐酸关附甲素、注射用心肌肽等，其他创新药制剂 7 种，总计 164 种。

我国主要采用的新药发现技术是：普筛寻找新结构类型创新药物，如叔胺型胆碱酯酶重活化剂 D–1571 和 L–1164；用已知药物为先导进行结构改造创制新药，如苯环壬酯、戊乙奎醚、本芴醇、萘酚喹；从中草药分离药理活性单体或加合成化学研究创制新药，如石杉碱甲、槐定碱、丁苯酞、联苯双酯；选择已知化合物非专利化合物开发新药，如二氢埃托啡、爱普列特。1985—2001 年我国共批准新药 1193 个，其中 1 类新药 147 个，但这些 1 类新药包含多种抢仿国外原研并处于临床试验阶段且结果较好的品种，也包含多种国外已批准上市的生物技术药品。其中真正自主研发的化学类创新药只有 20 种，约占同期批准药物品种的 1%。多种统计数据显示，国内医药市场销售额排名前 50 位的化学药品中，没有国内原创的新化学实体药物。我国的创新药物研究虽然先后获得了几十项国家技术发明奖等科技奖励，其中不乏一些优良品种，有些品种列为国家基本药物和收载于国家药典中，但是多数国产创新药物对临床和医药市场的影响不大，因此创新药物研发任重而道远。

（三）生物药物及生物技术发展

生物制药产品是以微生物、动物毒素、动物细胞、生物组织等为原始材料，采用生物学工艺或分离纯化技术制备，并以生物学技术和分析技术控制中间产物和成品质量制成的生物活化制剂。生物药物（Biopharmaceuticals）主要包括生化药物（Biochemical drugs）、生物技术药物（Biotechnology drugs）和生物制品（Biological products）。生物技术是利用生物体或其组成部分发展产品的技术体系。现在常说的生物技术一般指现代生物技术，包括基因工程、细胞工程、酶工程和先进发酵工程。生物技术是一种手段，用以研究和开发生化药物，由于用现代生物技术研制的药物日渐增多，这类药物也称为生物技术药物（或生物工程药物），其中用基因工程生产的药物则称为基因工程药物（Genetic engineering drugs）。生物制品主要包括疫苗、菌苗、类毒素和抗毒素等。

1. 生化药物发展

新中国成立前，我国的生化制药基本上处于萌芽状态，只有上海的杨氏制药厂及广州的明兴制药厂等生产少量的生化药物，如口服水解蛋白、肝注射液、垂体后叶素注射液及胃蛋白酶制剂等。1956 年杨氏制药厂更名为上海生化制药厂。杨氏制药厂创始人杨树勋在我国最早研究成功治疗 1 型糖尿病的猪胰岛素。同时，经过调整建立了我国第一个生化药物研究机构——上海医药工业研究院下属生化制品室。这些专业性生化药厂和研究机构的建立，为发展我国生化制药发挥了先驱作用。

新中国成立后，我国生化制药事业主要经历了两个阶段：改革开放前在计划经济体制下，主要是从牲畜原料中提取天然生化药物，并在多肽合成、微生物发酵等方面取得了很大进展；1978 年后，国家处在改革开放的新形势下，迎来了世界生物技术药物发展的新阶段。从 20 世纪 50 年代初到 1964 年，我国的生化制药生产分属两个部门管理，即专业性生化药厂由化工部领导，综合利用性生化药厂由商业部领导。前者缺乏脏器原料但掌控制药技术及机械、化工原料和包装材料的生产和分配；而后者垄断原料资源，但技术力量薄弱、设备落后。这一局面在一定程度上制约了我国生化制药的发展。20 世纪 60 年代遭遇 "文革" 对社会生产力的破坏，使生化药物供需矛盾越发加剧，1974 年在国家计委领导下，组成了由商业部、化工部、卫生部参加的脏器生化制药联合调查组，对生化制药重点省市进行实地调查，促进了 1977 年国家计委做出决定，将生化制药由商业部统一归口管理。

1978—1988 年，通过归口管理，生化制药业有了很大的发展，1988 年总产值为 4.99 亿元，比 1978 年的 1.22 亿元翻了两番，平均年递增率达 14.56%。20 世纪 90 年代以后，随着生物技术药物的崛起，大多数处于旧式生产关系的生化药厂被迫关闭。1982 年世界上第一个重组基因工程药物胰岛素在美国上市，不久后我国也自主研发出基因工程生物药物。1989 年，我国自行研制的、采用中国健康人血白细胞来源的干扰素基因克隆表达干扰素 α1b 获得成功。90 年代，我国的一些基因工程产品药物如肿瘤坏死因子、人白介素-4、人生长激素释放因子等相继克隆表达成功，并有许多产品步入产业化。1996 年，我国生物技术药物的产值为 18 亿元，实现利润 5 亿元；到 1997 年，上市的基因工程药物有 12 种，年产值达 30 亿元；2000 年产值达 69 亿元，2003 年产值达 99 亿元，2005 年的产值达 400 亿元，2007 年产值超 500 亿元。据 1998 年统计，我国新批准的基因工程生物药物还有：重组人干扰素 α2a 及 α2b、重组人白介素－2、重组链激酶、重组人碱性成纤维细胞生长因子、促红细胞生成素等。生物技术药物的加入使我国生物制药的历史翻开了新的篇章，进入生物技术药物飞速发展的时代。

2. 生物药物产业发展

20 世纪 90 年代以来，我国生物药物的研究开发取得了巨大进展，新的天然生理活性药物不断被发现，除原有药物在医疗上的用途外又发现了新的用途，药物新剂型增多，生物技术普遍进入实验室，第二代生物技术药物正在取代第一代多肽、蛋白类替代治疗剂，生物制药工业已成为现代制药工业新的经济增长点。以基因工程药物为核心的生物制药工业蓬勃发展，并成为新药开发的重要发展方向之一。我国已批准上市的生物技术药物（表1）和生产的生物技术药物品种，与国外已批准的常用药品十分相近，并已有一批相当规模的生物制药企业，这些成绩说明我国的现代生物制药工业体系已初步形成。

1989年，中国第一个基因工程药物重组人干扰素α1b问世，这也是当时由中国科学家发明的唯一拥有自主知识产权的基因工程药物；到1996年，中国已有12种基因工程药物投入市场。销售收入从1996年的2200万元迅速增长到1998年的7200万元，再到2000年的2.28亿元，平均每年以79%的速度增长，这种增长速度远远高于医药行业平均12%的增速。目前，我国已经上市的基因工程药物和疫苗有20多个，生物技术产值达20亿元，诊断试剂产品的销售额为30亿元，生化制药工业产值达40亿元左右。

表1　我国已批准生产的生物技术药物

名称	适应证或作用
重组人干扰素（INF）α1b（外用）	病毒性角膜炎
重组人干扰素（INF）α1b	乙肝、丙肝
重组人干扰素（INF）α2a	乙肝、丙肝、疱疹等
重组人干扰素（INF）α2b	乙肝、丙肝、白血病等
重组人干扰素（INF）α2a（栓剂）	妇科病
重组人干扰素（INF）α2b（凝胶剂）	疱疹等
重组人干扰素（INF）γ	类风湿性关节炎
重组人表皮生长因子（EGF）（外用）	烧伤、创伤
重组人表皮生长因子（EGF）衍生物	烧伤、创伤
重组人粒细胞集落刺激因子（G-CSF）	刺激产生白细胞
重组人粒细胞巨噬细胞集落刺激因子（GM-CSF）	刺激产生白细胞、骨髓移植
重组人促红细胞生成素（EPO）	产生红细胞
重组人生长激素（GH）	矮小病
重组人碱性成纤维细胞生长因子（bFGF）（外用）	创伤、烧伤
重组人白介素2（IL－2）	癌症辅助治疗
重组人白介素2（IL－2^{125}Ser）	癌症辅助治疗
重组链激酶（RSK）	溶栓（心肌梗死）
抗白介素8（IL－8）单抗乳膏剂	银屑病
人胰岛素	糖尿病
乙肝疫苗	预防乙肝
痢疾疫苗	预防痢疾

2005 年我国批准了 4 个具有自主知识产权的生物技术药物：重组人脑利钠肽、[131]碘 - 美妥昔单抗注射液、重组人血管内皮抑制剂和重组人 5 型腺病毒注射液，表明我国的生物药物研究已开始从仿制转入创新的起始阶段。2006 年申报的新品种有：重组人组织型纤溶酶原激酶衍生物，注射用重组人甲状旁腺激素，注射用重组促胰岛素分泌素，注射用重组尿酸氧化酶，重组人肝细胞生长因子裸质粒注射液。

目前，我国已有生物制药企业 200 多家，其中有生产能力的近百家，已有 30 种左右的生物技术药物获批上市，世界上销售前 10 位的生物技术药物，我国已能生产 8 种，并有多种具有自主知识产权的生物技术药物和疫苗获得新药证书，我国生物技术药物研究已步入自主创新开发的新阶段。

3. 生物药物发展前景

生物技术药物已发展到蛋白质工程药物新阶段：第一代重组生物技术药物逐渐被第二代蛋白质工程药物所取代，蛋白质工程技术日新月异，点突变技术（Site-directed mutagenesis）、DNA 改组技术（DNA shuffling）、融合蛋白技术、定向进化技术（Direction evolution）、基因插入等技术使蛋白质工程药物新品种迅速增加，全球批准的蛋白质工程药物不断增加（表 2）。

表 2　全球已批准的蛋白质工程药物

产品名称	公司	蛋白质工程技术特点	改构物的特性
瑞替普酶（Retavase）	Boehringer Mannheim/ Centocor	除去天然 tPA 5 个结构域的 3 个结构域（N 末端指形结构域、EGF 结构域和 Kringgle2 结构域）	加速血栓溶解
Ecokinase	Galenus Mannheim	改构 tPA，保留天然 tPA 的 2 个结构域	治疗急性心肌炎
Rapilysin（改构胰岛素）	Boehringer Mannheim Humalog and liprolog Eli Lily	除了 B 链 PK 序列的 28、29 位氨基酸残基改变外，其他序列与天然人胰岛素一致	产生更快速的胰岛素作用
诺和锐（Novo Rapid）	Novo Nordisk	除了 B 链 28 位氨基酸被天冬氨酸取代外，其他氨基酸序列与天然人胰岛素一致	产生快速的胰岛素作用
甘精胰岛素（Lanrus）	Aventis	与人胰岛素不同之处是 21 位天冬氨酸被甘氨酸取代，在 B 链 C 末端加了 2 个精氨酸残基	产生长效胰岛素的作用

表2（续）

产品名称	公司	蛋白质工程技术特点	改构物的特性
Infergen（合成干扰素）	Amgen	合成Ⅰ型干扰素，含有人干扰素α亚型在相应位置上最常见的氨基酸残基	比干扰素α2a或干扰素γ2b具有更高的抗病毒活性、抗增殖作用及NK细胞激活性
ReFacto（改构血液因子）	Pfizer	与天然因子Ⅷ的不同处是去除其B结构域	相对分子量较低而仍然具有和天然因子Ⅷ完全相同的生物活性
Ontak（融合蛋白）	Ligand	由白喉毒素与白介素2（IL-2）受体结合部位组成的融合蛋白	特异性结合于肿瘤淋巴细胞表面的IL-2受体，依赖于白喉毒素的胞内递送，抑制蛋白质合成，诱导细胞死亡
依那西普（Enbrel）	Immunex	TNF受体（p750）的胞外配体结合部位与IgG Fc部位连接构成的融合蛋白	通过结合融合蛋白抑制TNF活性
利妥昔单抗（Rituxan）	Genentech/IDEC	嵌合抗体，由小鼠抗体可变区与人的抗体恒定区组成	降低了免疫原性，激活人体应答功能和能力
英夫利昔单抗（Remicade）	Centocor	定向TNF-α的嵌合性单抗	提高靶向性，针对细胞表面IL-2受体的结合
重组巴利昔单抗（Simulect）	Novartic	针对IL-2受体α链的单抗	增强抗排斥反应
帕利珠单抗（Synagis）	Medimmume/Abbott	人源化单抗，由人抗体序列组成，进入鼠源性单抗的抗原结合区	极大地减少和消除免疫原性，激活人体应答功能活性
达利珠单抗（Zenapax）	Hoffman La Rache	针对IL-2受体α链的单抗	增强抗排斥反应

（四）中药学发展

1. 中药资源及生产

我国是世界上药用植物资源最丰富的国家，对药用植物栽培研究具有悠久的历史，中药野生品种占80%左右。为了高产稳产，保证药材供应，国家有计划地开展了中药材的生产研究。经过40多年的努力，各地开展了人工培植和饲养研究，有些原来依靠进口的中药材现已自行生产。20世纪50年代初，60余种药材依靠进口。经引种研究，栽培成功的有砂仁、丁香、豆蔻、肉桂、西洋参、番红花、安息香等 20 多种。全国家种药材面积不断扩大，药材产量不断提高。

2. 中药加工与质量控制

在对单味药物炮制的沿革方面开展了如下工作。如对神曲的起源、处方演变、医疗用途做了考证；对半夏、附子的炮制做了溯源，说明各种炮制品是按照中医理论应用于临床；对酸枣仁生熟功效做了历史分析，认为生熟枣仁都可以治疗不眠，而临床实践证明两者的功效不会相反；对半夏、大黄、地黄的炮制沿革也有系统的研究。文献记载的半夏的炮制方法有 70 多种，最早辅料用生姜，宋代始用白矾，元代又增了皂角，法制半夏始创于明代，至清代其制法已渐趋统一。熟大黄在汉以前就有不加辅料的蒸法，自宋至清代，工艺有较大发展，用辅料制开始盛行，方书中有酒蒸、酒煮、酒醋合煎、醋煮、醋炒、蜜蒸、小便浸煨、米泔水浸炒等；现代熟大黄多用酒蒸法与酒炖法，其炮制目的是缓和"泻下"及"伤胃气""伤阴血"的副作用，改变药性，突出清热解毒、活血化瘀的功能。地黄历代文献记载的炮制品至少有 16 种，其中如蒸制熟地、酒制熟地、生地黄、地黄炭等仍为目前所沿用，炮制目的在于改变生地黄的大寒之性，蒸制后转为寒（凉）而主补肾虚，而经酒制后则性转为微温主补血虚。地黄炭入药历史上极少见，并不用于止血，近代始有地黄炭加强止血作用之说，且用量增多。此外，还探讨了厚朴、黄芪、当归、知母等的炮制沿革。

中药制剂大多数为复方，其中成分复杂，有效成分不明确，且含量甚微，相互干扰，故检测困难。近来采用现代的分析技术和仪器，在对中成药制剂中某一有效成分的含量测定研究上已取得显著进展，目前应用的方法有化学分析方法和仪器分析方法等，可收到灵敏、准确、快速的效果。如采用紫外分光光度法测定灯盏花中的有效成分灯盏素、银黄注射液中的黄芩苷；用薄层层析 - 紫外分光光度法测定了南五味子中的主要成分；用纸层析 - 紫外分光光度法测定银黄注射液中的绿原酸。

中成药释放度测定是研究固体及半固体制剂的处方组成、辅料品种和性质、生产工艺等，以对制剂质量进行统一的方法。中药固体制剂的释放度试验可以评价中成药质量，如相同药物的不同剂型及不同厂家或不同批号的相同中成药品种质量的优劣，考察和筛选制剂处方、工艺、辅料等，从而提高中药制剂的内在质量。

随着微量分析方法的发展、同位素的应用及对中药有效成分的不断阐明，在中药制剂的研究中，开始运用现代科学理论和技术研究药物及其剂型在体内的吸收、分布、代谢与排泄过程，阐明药物的剂型因素、用药对象与药效三者的关系，为正确评价中药制剂质量、合理用药提供理论依据。

3. 中药药理研究

20 世纪 80 年代逐步开展中药归经理论的研究。1984 年的全国第一次中药归经理论专题学术会议上提交了 32 篇论文，超过以前归经论文总和的 3 倍。内容涉及中药归经理论研究的基本情况，归经、引经的理论基础和实践依据，以及应用经验等。主要观点：以经络理论为基础的穴位半导全器件特性是归经现象的主要实质；通过对口服生大黄家兔体表及器官多种物理信息的计算机分析或冷光测定计算机处理，绘制各种"地形图"探索归经的实质；中药有效成分在体内的分布是归经的基础；以某些中药成分在脏器中选择性富集作为归经的指征；有效成分的选择性分布是归经的依据，而不完全取决于分布量的多少；药物所含微量元素及其配位化合物对组织器官的亲合、富集是归经的主要实质。

有关十八反、十九畏研究：十八反、十九畏是特殊的药性理论，这些中药配伍禁忌的药理正在从正常机体中的研究，转向深入到病态条件下的观察。十九畏的研究比十八反要少一些。最为突出的特点是十八反的研究报告中，研究结论互不一致，没有一个组对是绝对的配伍禁忌。十八反实验研究的结果与制剂方法、种类、配伍比例、给药途径、动物种类、机体状况等有关，在没有深入研究之前，十八反还不能轻易否定。

妊娠禁忌药研究：半夏、冰片、穿心莲、丹皮酚、甘遂、贯众、姜黄、雷公藤、骆驼蓬、莪术、麝香、水蛭、雪莲、寻骨风等多种中草药或其提取物可以终止实验动物妊娠，其中许多是传统的妊娠禁忌药。然而除少数例外，许多都在临床上用于妊娠者而未导致流产。争议最多的是半夏。对于妊娠禁忌药的研究主要是以是否流产为指标，越来越多的实验研究注意到了上述药物终止妊娠以外的生物效应，如染色体畸变、姊妹染色体交换等，微核试验及致突变试验等方法、技术都被用来研究妊娠禁忌药的作用。

中药的功能和治法是事物的两个方面。功能是药性的特点，是药性应用的具体化；治法是中医基础理论思维的具体化。功能和治法都以具体药物为衔接点。根据中药传统分类的功能和治法，20 世纪 60 年代初开展了补肾研究。随而对脾、气、血、阴、阳等补法都进行了大量探索，特别是对内分泌系统、呼吸系统、血液系统以及骨伤科疾病等的防治，取得了可观的成就，影响所及几乎囊括了临床各科。有关学者围绕大量补剂的药物和方剂进行了不同程度的药理学研究，并对扶正固本、滋阴、益气等功能和治法也开展了多方面的药理学探索。在活血化瘀、清热解毒及攻里通下等治法上，以药理学为主体的研究相继展开。

清热解毒药是中医治疗温热病的主要药物，常用于痈肿、疮毒、毒痢等证。清热解毒药是一类具有寒凉性质的药物，以清热、泻火、凉血、解毒治疗温热病表现的热证、火证、毒证。大量的药理研究证明，这类药物具有抗病原微生物、增强机体防御功能及消炎解毒作用。如贯众、七里香、蟛蜞菊等，对流感病毒或乙脑病毒有显著抑制作用。许多清热解毒药体外实验无抑菌作用，但临床效果都非常好。与抗生素相比，清热解毒药抗菌效能一般不如抗生素，但毒性小。

（五）药物生产流通与监管

1. 药品监管机构与措施

1978 年 7 月以前，医药工业生产与商品供应工作分别归化工部、卫生部、商业部管理。1998 年 4 月，国家药品监督管理局成立。2003 年 4 月，国家食品药品监督管理局成立。2008 年 3 月，国家食品药品监督管理局改由卫生部管理；同年 11 月，国务院办公厅下发《关于调整省级以下食品药品监督管理体制有关问题的通知》，撤销食品药品监督管理机构省级以下的垂直管理，改为由地方政府分级管理。由此加强了地方对食品药品监督管理的各部门协调，强调了地方对食品药品监督管理的责任。

2013 年 3 月，"国家食品药品监督管理局"（SFDA）改名为"国家食品药品监督管理总局"（CFDA），成为国务院综合监督管理药品、医疗器械、化妆品、保健食品和餐饮环节食品安全的直属机构，负责起草食品（含食品添加剂、保健食品，下同）安全、药品（含中药、民族药，下同）、医疗器械、化妆品监督管理的法律法规草案，制定食品行政许可的实施办法并监督实施，组织制定、公布国家药典等药品和医疗器械标准、分类管理制度并监督实施，制定食品、药品、医疗器械、化妆品监督管理的稽查制度并组织实施，组织查处重大违法行为。

2018 年 3 月，"国家食品药品监督管理总局"改名为"国家药品监督管理局（NMPA）"，由国家市场监督管理总局管理。市场监管实行分级管理，药品监管机构只设到省一级，药品经营销售等行为的监管由市县市场监管部门统一承担。

1978 年，我国颁布了《药政管理条例（试行）》，这部法规的出台使药物研发变得有法可依。1985 年，卫生部颁布了《新药审批办法》，在这部法规中，新药被定义为我国未生产过的药品。这项定义对我国仿制药的开放起到了积极的促进作用。2002 年，国家药监局发文《药品注册管理办法（试行）》，将新药定义为未曾在中国境内上市销售的药品。2016 年，新的药品注册分类管理办法将新药定义为境内外均未上市的药品，并且颁布落地了一系列成体系的真正鼓励药物创新的政策，发布上市许可持有人制度、临床试验机构备案、临床试验 60 天默许认可等，这一改变让我国医药研发的概念逐步与全球主流理念趋同。2017 年，国家食品药品监督管理总局加入人用药品注册技术要求国际协调会（ICH），这也意味着我国境内原创药物开发所实施的规范体系全面与国际接轨，国内的原创药物将可以与世界其他国家生产的原研药一样以全球作为目标市场。

1985—2001 年我国共批准新药 1193 个，其中大部分是对国外已有产品的模仿。此外，诸多中外合资公司如西安杨森、中美上海施贵宝、史克必成等外资企业研发的系列产品也能在国内以新药的身份获批。

我国第一部《专利法》制定实施于 1985 年，当时这部法律仅对药品的生产工艺而不是化学结构实施专利保护。1993 年，《专利法》第一次修订，明确了专利保护的范围从之前的制药方法扩大到由制药方法得到的最终产品。2000 年修订的

《专利法》沿袭了 1993 年专利法对药品的保护，所有的医药专利主要分为三类：作为药物活性成分的药品化合物、生物制剂和药品组合物，制备药品的办法，药品的用途专利。随着我国知识产权体系的日臻完善，《专利法》的修订为未来中国医药创新行为提供了良好的知识产权保护依据。

2. 药企改革与发展

药品质量直接关系到药物疗效，《药典》是国家进行药物质量控制的法典。我国自 1953 年颁布第一版《中华人民共和国药典》（简称《药典》）以来，分别于 1963 年、1977 年、1985 年、1990 年、1995 年、2000 年、2005 年、2010 年、2015 年、2020 年进行修订。从《药典》历版关于药物质量的要求可以看出，经过多年的努力，我国多数药物的质量已接近或达到国际水平，保证了人民用药的安全和药品生产的质量控制。随着国外生产的制药设备和仪器大量引进，我国的药物生产技术水平已接近国际先进水平。

改革开放以来，我国医药流通业得到了长足发展。2002 年，医药流通企业 17 万多家，其中批发企业 13 262 个，零售药店 16 万余个（其中药品零售连锁企业已超过 500 家，连锁门店逾 3 万家），从业人员 53.5 万人，医药产品销售总额 2034 亿元，资产总额 1004 亿元，利润总额 9.4 亿元。较好地保障了全国医疗单位和广大人民群众用药的及时有效供应。

2010 年我国开始实行政府主导、以省（自治区、直辖市）为单位的药品集中采购制度。对于基本药物，国务院明确要求在实行以省为单位网上集中采购时，必须落实招采合一、量价挂钩、双信封制、集中支付、全程监控等政策。截至 2011 年底，全国共有药品批发企业 1.39 万家，药品零售连锁企业 2607 家，下辖门店 14.67 万个，零售单体药店 27.71 万个，零售药店门店总数达 42.38 万个。2012 年底，全国具有互联网药品交易服务资格的企业 117 家。全国共成立 15 家省级药店联盟，覆盖 19 个省（自治区、直辖市），共有成员单位 463 家，门店总量 21 402 家，年度销售总额达 355.57 亿元，约占全国药品零售市场总额的 1/5。

1990 年以后，医疗卫生需求的增长、全国卫生总费用的提高刺激着医药制造行业的快速发展。2000—2016 年，我国医药工业总产值从 1834 亿元增长到 32 398 亿元，年均复合增长率 20.02%。2017 年医药工业总产值完成 3.57 万亿元，同比增长 12.70%；主营业务收入 2.98 万亿元，同比增长 12.20%；实现利润 3519.7 亿元，同比增长 16.60%；实现出口额 607.99 亿美元，同比增长 9.44%。

2018 年，规模以上医药工业增加值同比增长 9.7%，高于全国工业整体增速 3.5 个百分点。规模以上企业主营业务收入达到 25 840.0 亿元，同比增长 12.7%，利润总额达到 3364.5 亿元，同比增长 10.9%，继续保持 2017 年以来两位数的增长速率。企业分化加剧，累计亏损企业数量达到 14.3%，同比增长 6.5%。各子行业中，主营业务收入增长最快的是化学药品制剂、卫生材料与医药用品及生物药品制造，增速分别为 19.4%、11.7% 和 11.4%；利润增长最快的是医疗仪器设备及器械、卫生材料与医药用品、中药饮片加工制造，增速分别为 24.1%、16.7% 和 15.5%。随着发展环境变化，医药工业发展正在步入中高速增长的新常态。

（六）药学人才培养

1. 药学教育概况

随着生物医药科学的发展和社会的重视，各类大学均相继开设药学相关专业，其中包括综合性大学、医学院校，甚至在一些工科大学内也建立了药学专业和药学院系。

药学院系的师资队伍也在不断成长壮大。一批在国外留学的药学人员纷纷加盟国内新药研究队伍，不仅充实了国内药学研究队伍，而且带来了新的思想和新的技术，对我国新药研发和药学发展发挥了积极作用。

1978—2006 年，卫生部教材办公室和人民卫生出版社共实施了六轮规划教材的编写。《药物化学》《药物分析》《药理学》《天然药物学》《药用植物资源学》《无机及分析化学实验》等 20 余种药学类教材被评为国家级精品教材。2007 年教育部启动双语教学示范课程项目。目前，药学类国家级的双语教学课程有药物化学、药理学、药理学实验、生物化学等。中国医药科技出版社还出版了一套英文版供药学专业使用的实验教材。中、高等院校进行了一系列药学教学体制改革，有力地推进了教育思想和教育观念的转变。

2. 高等药学教育

1993 年国家教委（1998 年更名为教育部）颁发的《普通高等学校本科专业设置规定》，明确规定设有医学门类药学本科学科类的医药院校，增设药学学科类其他专业，可由学校自主审定，学校主管部门报国家教委备案；由此药学专业办学点迅速增加。至 1999 年，全国开设药学类专业的学校已达 158 所。至 2002 年年底统计，全国设有药学、中药学、药物制剂、制药工程等专业的普通高等学校共 201 所，比 1980 年增加了 467.4%，比 1999 年增加了 209.4%。截至 2004 年底，全国设置有药学、中药学、药物制剂、制药工程等本科专业的高等院校已增至 347 所。

1995 年，国家教委决定组织实施《高等医药教育面向 21 世纪教学内容和课程体系改革计划》。1999 年，教育部启动新一轮教改项目，其中药学教育改革项目 7 项。北京大学医学部药学院自 2001 年起实行六年制的药学教育，通过"六年一贯制，本硕融通"的模式来培养研究型人才。2002 年，中国药科大学、沈阳药科大学建立生命科学与技术人才培养基地，探索研究型、创业型人才的培养模式。

2004 年《护理、药学和医学相关类高等教育改革和发展规划》颁布，文件指出：在限制医学类专业专科教育的同时，继续发展专科层次护理、药学和医学相关类高等职业教育；在稳定医学类专业本科教育规模的同时，发展本科层次的护理、药学和医学相关类高等教育；逐步发展研究生层次的护理、药学和医学相关类高等教育。通过以上措施，使护理、药学和医学相关类高等教育年招生总数中本科以上所占比例逐步提高到 40% ~ 50%。各级教育和卫生行政主管部门应加强对护理、药学和医学相关类高等教育的管理，形成相对统一、集中的护理、药学和医学相关类高等教育管理体制。规范办学行为，并逐步建立护理、药学和医学相关类高等教育的认证制度。

1989 年在国家教委和国家中医药管理局的全力支持下，经中国高等教育学会批准，中国高等教育学会中医药高等教育学会正式成立，标志着我国中医药高等教育的科学研究、学术交流及发展和改革出现了一个新的局面。1990 年，业内对德育教育、药学教育评估、高等药学院（系）与工业企业合作教育、培养医院药师等方面进行了深入的探讨和研究。1992 年中国医药教育协会成立，下设全国高等药学院校（系）委员会；1994 年，成立了中国高等教育学会医学教育委员会药学教育研究会，《药学教育》杂志被指定为协作组、研究会的会刊，是药学教育界唯一公开发行的社科类刊物。

至 1990 年代中期，全国中等药科类学校卫生系统已达 103 所，国家医药局系统有 18 所。设置专业有 18 种，包括卫生系统中专设 3 个专业，即药剂、中药（蒙药、维药）和生物制品；医药局系统中专设 17 个专业。卫生系统中等药学毕业生的就业去向主要是医院，作为药剂士进行日常药品保管、调制、配发工作。国家医药局系统的中专毕业生主要去向为药厂，担任车间初级技术人员或在医药经销单位从事商业工作。

2010 年的全国高职教育改革与发展研讨会提出，要以提高质量为核心，以"合作办学、合作就业、合作育人、合作发展"为主线，进一步大力推动体制和机制的创新，进一步深化高职教育教学改革，打造具有中国特色的现代高等职业教育。

2017 年起，广东药科大学、首都医科大学、杭州师范大学等高等教育学府率先建立了以整合药学为重点教育内容和科研方向，集产学研于一体的整合药学院，鼓励多学科交叉，促进科研与教学融合，理论与实践结合，创新产学研三位一体的培养模式，着重培养医药产业复合型、应用型本科生与研究生，创建一流学科。

3. 成人药学教育

从 20 世纪 90 年代后期起，随着计算机技术和网络通信的飞速发展，"互联网＋"融入教育业，远程网络教育为医药教育的资源共享和融合提供了新的契机。例如：上海医药职工大学是上海市人民政府批准的已有 80 年办学历史的学院，2005 年 6 月经上海市教委同意，北京大学在上海医药职工大学设立上海现代远程学习中心，2006 年面向社会招收应用药学专业高中起点专科、本科生。北京大学医学网络教育学院上海学习中心成立以来，教学过程严谨、运转合理、规范有序，受到学员好评。让更多人有机会足不出户享受北大教育。现代远程教育（网络教育）是现代信息技术应用于教育后产生的一种新概念、新形式、新趋势。

执业药师继续教育是针对取得执业药师资格的人员进行的有关法律法规、职业道德和专业知识与技能的继续教育，我国执业药师继续教育由各省级药品监督管理机构负责。执业药师须自觉参加继续教育。

2002 年我国行政审批制度改革后，重新明确了国家药监局、省级药监局、局执业药师资格认证中心、中国执业药师协会的职责和任务。国家药监局负责全国执业药师继续教育工作，具体职责为：①制定执业药师继续教育政策和管理办法；②审定全国执业药师继续教育指导大纲和全国执业药师继续教育推荐培训教材；③负责执业药师继续教育管理人员和师资的业务培训，组织执业药师继续教育，国际、国内学术研究与交流；④指导和检查各省、自治区、直辖市食品药品监督管理局、国家食品药品监督管理局执业药师资格认证中心、中国执业药师协会执业药师继续教育管理工作。2002 年的行政审批制度改革取消了国务院及省级药品监管部门的执业药师培训中心行政审批项目和一类、二类继续教育指导项目的行政审批，这意味着，我国禁止垄断继续教育活动、侵犯执业药师在继续教育方面的合理选择权、损害执业药师利益的行为。

二、整合药学发展的理论基础及现实意义

习近平在 2016 年全国卫生与健康大会上指出："没有全民健康，就没有全面小康。"人民健康是民族昌盛和国家富强的重要标志，支撑着中华民族伟大复兴的实现。会议提出的"健康中国"战略已正式列入国家的"十三五"规划，体现了我国"发展为了人民，发展成果由人民共享"的发展理念。同时，党的十九大报告也指出，要实施"健康中国"战略，完善国民健康政策，为人民群众提供全方位、全周期的健康服务。在此时代背景下，医药卫生事业处于优先发展的战略位置。樊代明院士提出的"整合医学"为当前医药卫生界存在的诸多难题提供了解决方案，也为实施"健康中国"战略提供了强有力的支持。"整合医学"已成为我国医学界的热点，并逐渐取得广泛共识，在此背景下"整合药学"也应运而生。

（一）整合药学的概念与内涵

1. 整合药学的概念

整合药学是在整合医学的基础上，以人为本，以"做好药、用好药"为核心，将药学与传统医药、现代医学、现代新兴技术、基础研究、应用开发及人文相整合，融汇药学相关学科的方法与知识，打通学科壁垒，构建更符合人类健康需求的新型药学理论和实践体系。

2. 整合药学的内涵

整合药学是对药学相关领域的知识和实践进行有机整合。它不是反对药学学科的细化、专业的细分、技术的精细，而是在"细"和"精"的发展趋势中回归整体。整合药学并非药学各专业的加和，而是各领域、各层次的不断交融和深化，具体可包括以下几方面。

（1）现代医学与传统医药相整合的整合药学　整体观和个体化、动态化的辨证论治是传统医药的核心。传统医药重视整体的效果，对疾病治疗机制的解释注重与哲学思维的结合。现代医学与药学是以系统思维为导向，经过长期的发展、积累，形成了如今比较系统的生命科学认知体系和疾病诊疗体系，属于自然与人文相结合的、系统的、非线性的科学。同时由于广泛的社会参与、多学科的渗透和先进技术的应用，还发展完善了与之相适应的技术设备和治疗手段。现代医学与传统医药整合，将传统医药中的辨证论治、天人合一理念融入现代医学中，形成以人为中心的整合理念，同时，又保留现代医学与时俱进、科学性和先进性的特点。两者理论和实践互通互联、优势互补、整合提升，能更好地实现为大众健康服务的目的。

（2）新药研发中的整合药学　在协同创新背景下，整合药学可打破基础研究与应用研究的传统两分法模式，为科学与技术之间的互动融合带来更多可能，并且通过整合药学可以构建两者交叉结合的双赢创新模式，加强产学研深度合作，通过功能定位、创新资金、创新环节、创新评价等实现有效技术创新。

（3）临床治疗中的整合药学　人不仅是生物的人，还是心理的人、社会的人；疾病不仅是"病从口入"，而且"还自心生、还由耳生目起"。对于疾病的治疗和预防仅从药物方面着手是远远不够的，还要从患者心理、生理等不同层面着手。因此，药学不能简单地看成自然科学，而是人文科学与自然科学的综合，不应仅是技术型学科，还应是"以人为中心"、具有浓郁人文精神的学科。整合药学强调既要关心药物对于疾病的生物治疗作用，也要关爱和尊重人类本身。

（4）制药工程中的整合药学　现代新兴技术，比如云计算、大数据、人工智能、3D 打印技术等为药学的发展提供了强有力的技术支撑，让药学如虎添翼。如利用 3D 打印技术得到的活体组织和器官用于药物筛选和药物实验，可解决由于动物模型和人体组织之间的差异导致的晚期阶段的药物临床试验失败问题，而且有望解放实验动物，这类技术与药学的整合必定会成为未来发展的新趋势。因此，以学科融合理念为指导，通过现代新兴关键技术平台整合的方式实现中药、化学药和生物药等的融合，可实现药学最前沿知识的快速整合，以及药物研发最有效实践经验的运用整合。

（二）整合药学的发展方向及现实意义

1. 整合药学的发展方向

整合药学应是在整合思维的指导下，在医学各相关学科的基础上，以人为本，以提高临床药学服务质量、创新药物研发体系、推进中医药现代化、培养高质量药学人才、加强药品安全监管为核心，通过融汇药学相关学科的理论与实践，打通学科壁垒，构建更符合人类健康需求的新型药学理论和实践体系。整合药学的发展方向可包括以下几方面。

（1）基于整合药学的临床药物实践　国内现用药品数量巨大，存在临床药物治疗经验化、尝试化、随意化的严峻问题。新疾病的不断发展和变化进一步提高了对医生及药师在临床用药方面的要求，以符合安全合理用药的原则。整合药学为临床治疗中的药物应用提供了更为合理的思维方式和实践准则。在临床实践中，患者作为一个独立的不断变化的个体，综合评估疾病治疗过程中患者的性别、年龄、身体基本状况、疾病特点、进展和预后等因素，应相应地调整选药、用药及治疗手段，即治病的同时更要治人；从药物的角度来讲，药物除了具有主要的药理作用及适应证，还具有对机体其他器官的影响，因此在选择某种药物时，也应充分评估患者的整体状态。基于此，应建立"患者－疾病－药物"的整体治疗思路，而非"症状－靶点－药物"的用药原则，以提升临床治疗中药物应用的有效性及安全性。因此，以整体观、整合观的思维指导临床药物实践将为患者提供更具有针对性的医疗服务。

（2）基于整合药学的创新药物研发　临床实践是检验药物药效的最终标准。人体是由多细胞、多器官、多系统协调运行构成的生物体。疾病的发生也伴随着多个基因突变、多种蛋白表达异常、多个细胞组织功能失调、多个器官系统运行障碍等一系列环节。纠正一个异常环节，其他的异常环节会代偿性地发挥致病作用。虽然基础医学和生命科学研究的结果发现了大量的可调节疾病进程的分子或蛋白，可作为疾病治疗和药物研发的靶点。但疾病的整体性使得单纯靶向于某个分子和蛋白的药物及临床干预措施在疾病治疗中顾此失彼。因而，有潜力的新药不应是拮抗某个特定的致病靶点，而是应具有多靶点效应，即可通过干预多靶点纠正机体的整体异常，协调机体各系统使之协调运转。在协同整合背景下，基于整合药学的创新药物研发致力于打破基础研究与应用研究的传统两分法模式，为科学研究与技术应用之间的互动融合带来更多可能，并且通过整合药学可以促进基础研究与应用研究的交叉结合，以基础研究引导应用研究，构建科学发现与技术创新双赢的创新药物研发模式。此外，通过加强产学研各领域的深度合作，通过药物设计思路的创新、药物评价体系的创新、药物评审政策的创新，促进最坚实的药学基础理论、最前沿的应用科学技术和最有效的临床实践经验在新药研发中的碰撞、交融，可加快更多、更好、有自主知识产权的原创性药物的发现和转化。

（3）现代医药与传统医药的整合　传统医药以整体思维为导向，在理论上具有独特的生理观、病理观、疾病防治观。传统医药重视从人体整体功能判断健康状况和疾病进展、重视个体化辨证论治、重视以人为本。现代药学是以系统思维为导向，经过长期的发展、积累形成的，是揭示药物与人体、药物与病原生物体等相互作用及规律的科学，属于自然与人文相结合的、系统的、非线性的科学。现代药学与传统医药整合，将传统医药中以人为本、辨证论治的理念融入现代药学中，将促进整合药学在临床诊疗实践中的贯彻实施；传统医学的思维及经验与现代科学技术有效整合，将更加有助于产生原创性药物，促进中药新药的创制。

现代药学与传统医药的整合，不仅仅是现代医学与传统中药或其疗法的共同应用，而是需要采用严格的、科学的方法，让整合药学从传统医药及现代药学中获得进步，以便更好地解决临床实践中的相关问题，满足医疗需求。

（4）基于整合药学的药品安全监管 药品安全是社会关注的重点问题。药品安全的主要任务是尽量减少药品的安全隐患及其对消费者的损害。药品的不良反应问题、质量问题和不合理用药问题是影响药品安全性的最主要因素，通过对药品研发、生产、使用各个环节进行规范化管理，可部分降低药品安全事件的发生概率及严重性，但药品市场中不良反应事件、假药劣药事件及不合理用药现象仍然存在。为保证公众的用药安全、促进我国药品事业的良性发展，推进基于整合药学的药品安全监管，是公众身体健康及生命安全的重要保障。

（5）整合药学教育及人才培养 药学教育的发展，必须以满足医药行业发展对不同层次药学人才的总体需求为目标。随着我国进入经济新常态和社会主义新时代，人们对生活质量要求越来越高，药学教育在遵循高等教育发展基本规律的前提下，应结合自身的特点与优势，调整药学高等教育人才培养方式，逐步培养出高素质、顺应时代潮流、符合时代要求、把握时代方向的药学人才，构建符合我国国情、具有中国特色的药学教育模式。整合药学教育强调整体观念，打破学科专业界限，消除各类知识之间的界限，培养学生自主学习能力，解决现实遇到的及未来可能遇到的实际问题。学生除了具备扎实的药学基础科学知识，还应掌握药品的药理作用、临床应用、剂型特点、药效强度、不良反应等药物临床应用知识；不仅具备医学各相关学科知识，还要重视培养与患者的沟通技巧及解决临床实际问题的能力。把"整合"理念应用到药学学科建设及人才培养中，推进药学教育和人才培养模式由"药品生产和制备"的传统药学教育模式转向"化学－生物学－医学－药学－管理－人文"相结合的整合型药学人才培养新模式，才能促进我国药学服务由"以药物为中心"转变为"以患者为中心"。基于医学与药学整合的药学学科建设及人才培养，应将目标定位于培养面向制药企业的制药工程型应用人才，培养面向临床、能解决药品安全合理使用的药师服务型人才，培养面向药品监管部门、能进行科学决策及组织协调和管理的医药经营管理应用型人才。因此，适时调整专业设置与教学课程内容和方法，打破目前专业过度细化、学科过度细分、课程过度独立的教育方法，对药学基础课程、医学类课程、生物学课程、人文与管理学课程进行有机整合优化，使其整体化、系统化，以建立以医学为基础的整合药学教育体系，引领药学教育发展的新趋势。

2. 整合药学发展的现实意义

（1）整合药学是使药物更有效防治疾病的需要 人的机体时刻发生着变化，疾病的病因也"随机应变"，它们之间互相干扰、互相协调，使得疾病的发生与发展变得异常复杂。因此，疾病的高度复杂性和动态性对药物的预防和治疗提出了更高的要求。药物治疗方案要根据特定人群制订，需参考每个人、每个发病阶段、每个发病机制，因人、因时、因地调整药物治疗思路和方案。因此，整合药学是使药物更加有效地发挥预防、诊断、治疗疾病作用的需要。

（2）整合药学是创新药物研发的理论依据　目前我国药物创新遭遇瓶颈期，新药研发力量薄弱，造成原研药物占比小、仿制药物占比大。新药研发是一项需要长期投入的系统工程，专业知识密集、技术含量高、多学科高度综合。在新药研发过程中，研究人员除需掌握药物设计、合成工艺外，还需掌握相关药物的专利、行政保护、药理、药剂等各学科知识。因此，需要各学科密切配合，共同完成新药的设计、合成、制备、筛选、临床前及临床药效学研究、药物代谢动力学研究、质量控制等重要工作。此外，科研的突破点往往是交叉学科，多学科的交叉整合实现了各学科之间的交流和良性互动，从而加速学科发展，尤其是基于医学的创新药物研发。因此，医学与药学的整合，为创新药物的研发提供了理论依据。

（3）整合药学是药物临床实践的基本准则　医药科学的快速发展，一方面为疾病治疗提供了更多的途径和方法，另一方面也因不合理使用药物导致了药源性疾病发生率的迅速升高。当前，世界医药发展趋势已从"以药品为中心"慢慢过渡到"以患者为中心、以合理用药为目的"。但我国大部分地区仍处于"以药品为中心、保障药品供应"这一初级阶段，临床药学发展相对滞后。因此，需要建立以人为本的药物临床实践体系，从根本上改变药学界长期以来存在的"重药物、轻患者"的现象，把培养人才的教育重心从药物转移到临床应用上。

（4）整合药学是人们健康生活的重要保障　健康是每个人的立身之本，也是国家的立国之基，是全面建成小康社会的重要基础，也是人类社会发展与进步的永续追求。中共中央、国务院印发的《"健康中国2030"规划纲要》明确将"共建共享全民健康"作为健康中国发展的基本路径和根本目的。党的十九大报告指出"中国特色社会主义进入新时代，我国社会的主要矛盾已经转化为人民日益增长的美好生活需要和不平衡不充分的发展之间的矛盾"。从药学的角度来看，药学还正处于不平衡不充分的发展阶段，远远不能满足人民的健康生活需要。整合药学契合了"健康中国"的国家战略，从药物临床应用、创新药物研发、药物监督管理、中医药结合、药学学科建设、药学人才培养等多方面入手，全面推进医学与药学的整合，可为人民日益增长的美好生活需要提供坚实的健康支撑。

参考文献

[1] 谢惠民，丛骆骆. 中国药学史参考 [M]. 北京：人民卫生出版社，2014.

[2] 安琪. 药物代谢动力学在药物研发中的意义及应用 [J]. 化学工程与装备，2017（1）：186 - 187.

[3] 邓铁涛，程之范. 中国医学通史：近代卷 [M]. 北京：人民卫生出版社，2000.

[4] 梁林金，吴玲芳，叶婷，等. 中药化学成分 PK/PD 研究进展 [J]. 世界科学技术 - 中医药

现代化, 2017, 19 (11): 1872 - 1877.

[5] 蔡景峰, 李庆华, 张冰浣. 中国医学通史: 现代卷 [M]. 北京: 人民卫生出版社, 2000.

[6] 陈代锋. 药剂学研究的现状和对我国药剂学发展的战略思考 [J]. 大家健康 (学术版), 2013, 7 (21): 210 - 211.

[7] 龚俊波, 王琦, 董伟兵, 等. 药物晶型转化与控制的研究进展 [J]. 化工学报, 2013, 64 (2): 385 - 392.

[8] 田丽娟. 中国现代药学史研究 [D]. 沈阳药科大学, 2006.

[9] 付佃华, 付亚杰, 张栋栋, 等. 丹皮酚抗肿瘤作用研究进展 [J]. 基层医学论坛, 2019, 23 (35): 5159 - 5160.

[10] 恽榴红. 中国化学药物研发的历史回顾与展望 [A]. 第六届中国药学会学术年会大会报告集, 2006.

[11] 罗甸, 吕娜, 廖凌敏, 等. 金丝马尾连中 1 个具有抗病毒活性的异喹啉新生物碱 [J]. 中国中药杂志, 2020, 45 (11): 2568 - 2570.

[12] Wang J, Wang P, Wang X, et al. Use and prescription of antibiotics in primary health care settings in China [J]. JAMA Intern Med, 2014, 174 (12): 1914 - 1920. DOI: 10.1001/jamainternmed.2014.5214.

[13] 刘桂菊, 冯淑文, 张宝库, 等. 呋喃丙胺治疗埃及血吸虫病的观察 [J]. 哈尔滨医科大学学报, 1991 (1): 45.

[14] 沈伟伟, 尉怀怀, 蒲中枢, 等. 蒿甲醚联合复方双氢青蒿素片治疗维和任务区非重症疟疾的疗效 [J]. 中国热带医学, 2020, 20 (6): 565 - 568, 594.

[15] 黄坡, 李博, 郭玉红, 等. 石杉碱甲治疗轻度认知障碍患者有效性与安全性的系统评价与 Meta 分析 [J]. 中国中药杂志, 2019, 44 (3): 582 - 588.

[16] 俞文元, 谢建树, 王明伟. 化学合成及新作用机制抗菌药物的研究进展 [J]. 中国新药杂志, 2006 (24): 2094 - 2099.

[17] 周斌, 吴晓明. 生物药品制造业发展态势与前景分析 [J]. 中国医药工业杂志. 2014, 45 (7): 703 - 705.

[18] 陶然, 余正. 我国生物制药产业的现状及发展建议 [J]. 中国药房. 2012, 23 (37): 3463 - 3465.

[19] 刘静, 崔永镇, 吕英. 蛋白质及多肽类药物多种剂型给药系统的研究进展 [J]. 畜牧兽医科技信息, 2007 (12): 16 - 17.

[20] 曹丽娟, 白霞, 余自强, 等. α1 抗胰蛋白酶 Pittsburg 突变: 同一家系二例报告 [J]. 中华血液学杂志, 2017, 38 (11): 968 - 971.

[21] 周海明. 中药炒炭止血机理的概述 [J]. 海峡药学, 2012, 24 (11): 56 - 57.

[22] 李煜, 陈仁寿, 李陆杰, 等. 经典名方半夏厚朴汤的古代文献分析与考证 [J/OL]. 中国实验方剂学杂志, 2020, 26 (18): 8 - 17

[23] 李宁, 李玲玲, 李春晓, 等. 中药十八反和十九畏的历史沿革与临床应用情况探析 [J]. 中国药房, 2019, 30 (4): 513 - 517.

[24] 张旭斌, 华臻, 王建伟. 中医外治法治疗膝骨关节炎的最新研究进展 [J]. 针灸临床杂志, 2018, 34 (11): 79 - 82.

[25] Zhao G Z, Chen R B, Li B, et al. Clinical practice guideline on traditional Chinese medicine

therapy alone or combined with antibiotics for sepsis［J］. Ann Transl Med, 2019, 7（6）：122.

［26］詹佳虹，楚世峰. 补益药治疗缺血性脑卒中的研究进展［J］. 神经药理学报, 2018, 8（6）：61.

［27］陈曦. 通里攻下方防治脓毒症致急性胃肠损伤的临床进展［J］. 医学理论与实践, 2019, 32（15）：2349 – 2350, 2342.

［28］何宁，胡明. 药事管理学（中医院校药学类"十三五"规划教材）［M］. 北京：中国医药科技出版社, 2018.

［29］米内网. 2018 年度中国医药市场发蓝皮书［OL］.［2021 – 03 – 22］. https：//shuju. menet. com. cn/NEWVIPZone/KKSearch/kkSearchIndex. jsp.

［30］潘海勇. 以需求为导向的高职药学专业学生能力培养的研究［D］. 济南：山东大学, 2014.

［31］杨世民，问媛媛. 新中国成立 60 年我国高等药学教育事业的发展［J］. 中国药学杂志, 2009, 44（19）：1459 – 1463.

［32］奚念朱，江志强. 中国药学教育的现状和展望［J］. 药学教育, 1997, 11（5）：342 – 343.

［33］刘运芳. 浅析整合医学与系统论［D］. 北京：中国工程院战略咨询中心, 2016.

［34］杨志平. 整合医学理论的建立与应用探索［D］. 北京：中国工程院战略咨询中心, 2017.

［35］樊代明. 整合医学的内涵与外延［J］. 医学与哲学, 2017, 38（1）：7 – 13.

［36］樊代明. 整合医学再探［A］//樊代明. 整合医学——理论与实践. 西安：世界图书出版西安有限公司, 2016.

［37］郭姣，陈钢，索蓄斌，等. 整合药学——药学教育发展新时代［J］. 药学教育, 2018, 34（3）：1 – 4.

［38］樊代明. 合理用药和用药合理［A］//樊代明. 整合医学——理论与实践. 西安：世界图书出版西安有限公司, 2016.

［39］杨宝峰. 整合药学之我见［A］//樊代明. 整合医学——理论与实践④. 西安：世界图书出版西安有限公司, 2018.

［40］Tian X Y, Liu L. Drug discovery enters a new era with multi-target intervention strategy［J］. Chin J Integr Med, 2012, 18（7）：539 – 542.

［41］Seifirad S, Haghpanah V. Inappropriate modeling of chronic and complex disorders：How to reconsider the approach in the context of predictive, preventive and personalized medicine, and translational medicine［J］. EPMA J, 2019, 10：195 – 209.

［42］沙玉申. 对我国药品审评审批制度的观察与思考［J］. 医学与法学, 2016, 8（2）：56 – 61.

［43］Wang Y, Fan X H, Qu H B, et al. Strategies and techniques for multi-component drug design from medicinal herbs and traditional chinese medicine［J］. Curr Top Med Chem, 2012, 12：1356 – 1362.

［44］李学军. 多靶点药物治疗进展［J］. 中国药理通讯, 2009, 26（2）：8 – 9.

［45］Chong CR, Sullivan DJ. New uses for old drugs［J］. Nature, 2007, 448（7154）：645 – 646.

［46］崔建梅，尹大力. 药物重新定位策略在新药发现中的应用与进展［J］. 中国药学杂志, 2005, 20：8 – 10.

［47］Boguski MS, Mandl KD, Sukhatme VP. Drug discovery：Repurposing with a difference［J］.

Science, 2009, 324 (5933): 1394 – 1395.

［48］樊代明. 医药互为师［A］//樊代明. 整合医学——理论与实践. 西安: 世界图书出版西安有限公司, 2016.

［49］Li J, Zheng S, Chen B, et al. A survey of current trends in computational drug repositioning［J］. Brief Bioinform, 2016, 17 (1): 2 – 12.

［50］Cunha L, Horvath I, Ferreira S, et al. Preclinical imaging: An essential ally in modern biosciences［J］. Mol Diagn Ther, 2014, 18: 153 – 173.

［51］Gatley SJ, Volkow ND, Wang GJ, et al. PET imaging in clinical drug abuse research［J］. Curr Pharm Des, 2005, 11 (25): 3203 – 3219.

［52］陈凯先. 新药创制: 趋势、挑战和策略思考［J］. 中国食品药品监管, 2015, 5: 24 – 25.

［53］叶祖光. 新药审评工作之管见［J］. 中国新药杂志, 2002, 11 (4): 265 – 268.

［54］曾洪. 我国不合理用药原因分析及对策探讨［J］. 中国当代医药, 2013, 20 (35): 20 – 21.

［55］张茶娣. 浅谈我国医院药学服务的现状［J］. 临床合理用药, 2011, 4 (10C): 1 – 2.

［56］邵南齐, 马记平, 高青, 等. 社区药学服务的现状分析及对策［J］. 中国医药科学, 2018, 8 (24): 251 – 253.

［57］海沙尔江·吾守尔, 王建华, 刘小玲. 我国药学服务标准与收费建议——药事管理与药物治疗学［J］. 药品评价, 2015, 12 (12): 19 – 23.

［58］Fang Y, Yang S M, Zhou S T, et al. Community pharmacy practice in China: Past, present and future［J］. Int J Clin Pharm, 2013, 35: 520 – 528.

［59］Hume AL, Kirwin J, Bieber HL, et al. Improving care transitions: Current practice and future opportunities for pharmacists［J］. Pharmacotherapy, 2012, 32 (11): e326 – e337.

［60］曾浔, 蒋微琴, 尹巍巍, 等. 基于单细胞质谱流式技术的早期肝癌区域免疫特性的研究［C］. 第十三届全国免疫学学术大会, 2018.

［61］左晖, 郭晓汐, 张宽仁. 分子靶向药物个体化肿瘤治疗与网络联合进展［J］. 中国新药与临床杂志, 2015, 5: 330 – 335.

［62］Vogelstein B, Papadopoulos N, Velculescu VE, et al. Cancer genome landscapes［J］. Science, 2013, 339 (6127): 1546 – 1558.

［63］Maher B. Exome sequencing takes center stage in cancer profiling［J］. Nature, 2009, 459 (7244): 146 – 147.

［64］Angelo M, Bendall SC, Finck, et al. Multiplexed ion beam imaging of human breast tumors［J］. Nat Med, 2014, 20 (4): 436 – 442.

［65］Molokhia M, Majeed A. Current and future perspectives on the management of polypharmacy［J］. BMC Family Practice, 2017, 18: 70.

［66］Nazar H, Nazar Z, Portlock J, et al. A systematic review of the role of community pharmacies in improving the transition from secondary to primary care［J］. British Journal of Clinical Pharmacology, 2015, 80 (5): 936 – 948.

［67］Harnett JE, Ung C, Hu H, et al. Advancing the pharmacist's role in promoting the appropriate and safe use of dietary supplements［J］. Complement Ther Med, 2019, 44: 174 – 181.

［68］Yao DN, Hu H, Harnett JE, et al. Integrating traditional Chinese medicines into professional community pharmacy practice in China—Key stakeholder perspectives ［J］. European Journal of Integrative Medicine, 2020, 34：101063.

［69］吴以岭. 络病诊治理论及药物开发中的整合医学思维［A］//樊代明. 整合医学——理论与实践④. 西安：世界图书出版西安有限公司, 2018.

［70］王广基. 整合药学大有可为［A］//樊代明. 整合医学——理论与实践④. 西安：世界图书出版西安有限公司, 2018.

［71］李锋. 整合中医药学的发展前途光明［A］//樊代明. 整合医学——理论与实践④. 西安：世界图书出版西安有限公司, 2018.

［72］吴以岭, 常丽萍. "理论 - 临床 - 新药 - 实验 - 循证"中医药创新发展新模式［C］. 第十四届国际络病学大会, 2018.

［73］Husband AK, Todd A, Fulton J. Integrating science and practice in pharmacy curricula［J］. Am J Pharm Educ, 2014, 78（3）：63.

［74］尤启冬, 姚文兵, 席晓宇, 等. 创新型药学人才培养面临的问题及对策研究［J］. 中国工程科学, 2019, 21（2）：079 - 083.

［75］汤静, 刘皋林. 论临床药学人才培养中课程的优化整合［J］. 药学教育, 2007, 23（6）：19 - 21.